Date: 12/31/20

SP 613.25 GIO
Gioffre, Daryl,
La dieta antiácida : 7 pasos
para eliminar los alimentos

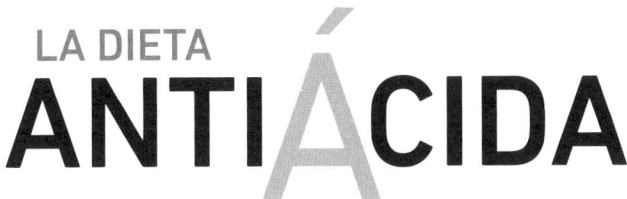

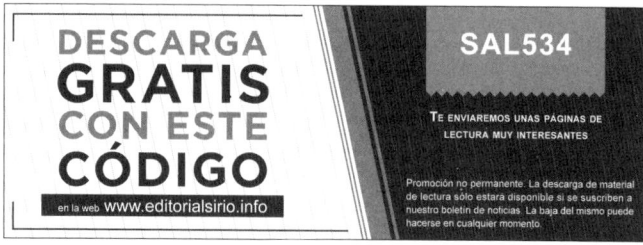

La información contenida en este libro se basa en las investigaciones y experiencias personales y profesionales del autor y no debe utilizarse como sustituto de una consulta médica. Cualquier intento de diagnóstico o tratamiento deberá realizarse bajo la dirección de un profesional de la salud.

La editorial no aboga por el uso de ningún protocolo de salud en particular, pero cree que la información contenida en este libro debe estar a disposición del público. La editorial y el autor no se hacen responsables de cualquier reacción adversa o consecuencia producidas como resultado de la puesta en práctica de las sugerencias, fórmulas o procedimientos expuestos en este libro. En caso de que el lector tenga alguna pregunta relacionada con la idoneidad de alguno de los procedimientos o tratamientos mencionados, tanto el autor como la editorial recomiendan encarecidamente consultar con un profesional de la salud.

Título original: GET OFF YOUR ACID: 7 STEPS IN 7 DAYS TO LOSE WEIGHT, FEEL GREAT, AND RECLAIM YOUR ENERGY
Traducido del inglés por Antonio Gómez Molero
Diseño de portada: Editorial Sirio, S.A.
Maquetación de interior: Toñi F. Castellón

© de la edición original
2018, Daryl Gioffre

Esta edición ha sido publicada con autorización de Da Capo Press, un sello de Perseus Books, LLC, subsidiaria de Hachette Book Group, Inc., Nueva York, USA.

© de la presente edición
EDITORIAL SIRIO, S.A.
C/ Rosa de los Vientos, 64
Pol. Ind. El Viso
29006-Málaga
España

www.editorialsirio.com
sirio@editorialsirio.com

I.S.B.N.: 978-84-18000-28-7
Depósito Legal: MA-306-2020

Impreso en Imagraf Impresores, S. A.
c/ Nabucco, 14 D - Pol. Alameda
29006 - Málaga

Impreso en España

Puedes seguirnos en Facebook, Twitter, YouTube e Instagram.

Cualquier forma de reproducción, distribución, comunicación pública o transformación de esta obra solo puede ser realizada con la autorización de sus titulares, salvo excepción prevista por la ley. Diríjase a CEDRO (Centro Español de Derechos Reprográficos, www.cedro.org) si necesita fotocopiar o escanear algún fragmento de esta obra.

Dr. Daryl Gioffre

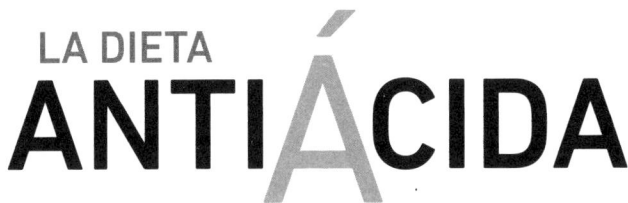
LA DIETA
ANTIÁCIDA

7 pasos para eliminar los alimentos ácidos de tu dieta.
Pierde peso, reduce la inflamación
y recupera tu salud y energía
en una semana

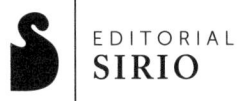
Editorial
SIRIO

Para mi padre y para todos los que luchan contra el cáncer.
Vuestra valentía es inconmensurable.
Mi obra, y este libro, son para vosotros.

ÍNDICE

Índice 9
Prólogo 11
Introducción. El mensaje de texto que me cambió la vida 13

Primera parte. ¿Qué te está comiendo por dentro? 27
   1. ¿Qué es la acidosis? 29
   2. El secreto es un pH equilibrado 53
   3. Los amortiguadores ácidos del organismo 65
   4. La acidez es la causa de la mayoría de las afecciones 75

Segunda parte. El programa de la dieta antiácida 115
   5. Eliminar lo malo: alimentos ácidos 117
   6. Cómo convertirse en una máquina de quemar grasas 157
   7. Dejar entrar lo bueno: alimentos alcalinos 179
   8. ¡Siéntete pHenomenal! Mis siete maneras de eliminar la acidez ... 209
   9. Estrés: la causa número uno del ácido 249
   10. El desafío de siete días para eliminar la acidez 257
   11. Regresar al punto de partida 275

Tercera parte. Recetas alcalinas para eliminar la acidez 277
   Recetas 279
   Apéndice 1. Ten un botiquín de salud 327
   Apéndice 2. Guía definitiva de los alimentos alcalinos y ácidos ... 333
   Apéndice 3. Contador de carbohidratos netos 341
   Agradecimientos 345
   Recursos 351
   Referencias 357
   Índice temático 373

PRÓLOGO

El doctor Daryl y su plan son extraordinarios. Nuestro pediatra familiar me lo presentó cuando mi hija regresó enferma de un campamento. Aproximadamente por esas mismas fechas yo había sentido dolores y molestias poco habituales por la noche. Era un dolor general en los codos y en las rodillas. Ni mi hija ni yo nos sentíamos bien.

Cuando el doctor Daryl nos recomendó que probáramos su programa de depuración alcalina en siete días[*] no estaba segura de qué podía esperar, pero accedí a hacerlo por solidaridad con mi hija. Lo que sí tenía claro era que el único sacrificio que no pensaba hacer era renunciar al café de la mañana. Él me aseguró que la dieta era tan eficaz que aunque solo siguiéramos el 80 % de las pautas, obtendríamos resultados importantes.

Sorprendentemente, a los tres días de empezar la depuración, mis dolores desaparecieron. Mi energía se disparó, dormía de manera más profunda e incluso me sentía más fuerte cuando hacía ejercicio. Resultaba evidente que el estado general de mi cuerpo era más saludable. El doctor Daryl me explicó que cualquier dolor y falta de energía que experimentamos se deben normalmente a la inflamación, un resultado directo de un exceso de ácido en el cuerpo. Me sorprendió lo mucho que me quedaba por aprender sobre la acidez y sus

---

[*] N. del T.: *7-Day Alkaline Cleanse*.

efectos en nuestro bienestar general. Un ejemplo que tuvo un efecto completamente transformador durante esta limpieza fue el cambio de agua, ya que a pesar de beber agua a diario y durante todo el día, estaba bebiendo agua con gas, una bebida carbonatada, que es increíblemente acídica.

Al mismo tiempo, mi hija también experimentaba resultados sorprendentes. Desaparecieron sus síntomas, su energía se incrementó y su piel y sus cabellos resplandecían. Aunque de por sí era una joven con un brillo natural, se había vuelto aún más radiante durante la depuración.

Lo que más me gusta del método del doctor Daryl es que no es una «dieta» sino un cambio de estilo de vida. No hay que contar calorías ni limitar el tamaño de las raciones; solo se trata de ser consciente de seguir una «alimentación alcalina». Una vez que aprendas a distinguir entre los ingredientes y alimentos alcalinos y ácidos, sabrás qué comer y podrás beneficiarte de mantener este equilibrio en tu cuerpo.

Ahora esto forma parte de mi rutina diaria. Si les agrego diariamente a mis batidos matutinos la proteína orgánica en polvo del doctor Daryl o tomo una de sus recetas de aguacate para el almuerzo, sé que lo que estoy comiendo me proporciona la energía que necesito para lidiar con mi apretada agenda y continuar intensificando mis entrenamientos. Al final del día, me siento sana, equilibrada y fuerte, y todavía soy capaz de prepararme alguna de sus recetas de *mousse* de chocolate y de pudín de chía. ¡Están para chuparse los dedos!

Con este plan alcanzarás tu objetivo, ya se trate de bajar de peso, dormir más profundamente, sentirte más descansado, pensar con mayor claridad o aumentar tu energía. Encontrarás una gran cantidad de información sobre la importancia de la alcalinidad y te ofrecerá los resultados que necesitas. ¡Y todo esto sin dejar de disfrutar de la comida!

KELLY RIPA[*]

---

[*] Actriz, presentadora y empresaria muy popular en Estados Unidos.

- INTRODUCCIÓN -

EL MENSAJE DE TEXTO QUE ME CAMBIÓ LA VIDA

Fue una semana antes de uno de los días más esperados en la ciudad de Nueva York: el de la maratón.* La temperatura era de veintiún grados, un tiempo soleado, sin una sola nube en el cielo. No podría haber sido un día más ideal para mi carrera final de entrenamiento de diez millas en Central Park antes de la gran carrera.

A pesar de que antes había corrido otras maratones e incluso competido en triatlones, esta carrera me parecía extraordinariamente especial.

Nueva York era mi ciudad natal y era la primera vez que corría la maratón, y lo hacía con el fin de recaudar dinero para una causa benéfica. Además, mi esposa y mi hijo de seis meses, Brayden, estarían animándome, junto a mis padres, que venían de camino para el gran evento. Tenía mucho por lo que estar agradecido.

Iba por la octava milla y me sentía estupendamente cuando me llamaron. En un instante, mi vida y las vidas de mi familia dieron un vuelco total.

Sentí la vibración del móvil en el bolsillo, lo saqué y vi una llamada perdida de uno de mis hermanos. Decidí llamarlo cuando terminara de correr,

---

* N. del T.: la maratón se celebra desde 1970 el primer domingo de noviembre, y más de cuarenta mil atletas participan en ella todos los años.

pero como soy un poco payaso no se me ocurrió otra cosa que hacerme un *selfie* en mitad de la carrera y enviárselo. Luego me guardé el móvil en el bolsillo.

Seguí corriendo, pero en cuestión de segundos, volví a sentir la vibración unas cuantas veces más. Saqué el móvil y vi otra llamada perdida y dos mensajes de texto: «¡¡¡Responde!!!! ¡¡¡Emergencia!!!». Se me cayó el alma a los pies. Sin que nadie me lo dijera sabía que aquello tenía que ver con mi padre.

Llamé a mi hermano de inmediato y me contó que se había producido un accidente. Mis padres iban por el carril para transporte colectivo de una autopista a ciento diez kilómetros por hora cuando mi madre notó que el coche se desviaba de la carretera y se dirigía hacia la mediana de hormigón. Se giró para mirar a mi padre y vio que se había desmayado mientras conducía. Tenía la cabeza apoyada contra la ventana y el pie todavía sobre el acelerador.

Su instinto tomó el control y rápidamente se inclinó hacia delante y trató de levantar el pie del pedal del acelerador, pero no pudo. El coche chocó contra la mediana de hormigón y retrocedió. Cuando volvía a dirigirse a la mediana por segunda vez, mi madre arrancó la llave de ignición. El coche redujo poco a poco la velocidad y se detuvo milagrosamente. Fue entonces cuando miró a mi padre, que parecía sin vida. Nunca olvidaré cuando ese día, unas horas más tarde, me lo contó. Ella creía que mi padre había sufrido un infarto o un derrame cerebral. No puedo ni imaginarme lo que debió de sufrir en aquel momento, pensando que había muerto. Él permaneció inconsciente durante dos minutos enteros (que parecieron una eternidad), luego volvió en sí, comenzó a sudar profusamente y se desmayó otra vez. Volvió a despertarse y para cuando la ambulancia llegó, al cabo de unos minutos, ya había recuperado por completo la consciencia.

En el hospital, le hicieron un electrocardiograma y todas las demás pruebas cardíacas. Se descartó inmediatamente que hubiera sufrido un ataque al corazón o un derrame cerebral y la tomografía computarizada de su cerebro dio unos resultados normales. Entonces los médicos descubrieron que había tenido sangre oscura en sus deposiciones durante bastante tiempo y sugirieron hacer una endoscopia para mirar el esófago y el punto donde este se une con el estómago. Mentalmente junté ambas piezas: sangrado interno, sangre digerida..., algo va mal en el tracto digestivo superior. Luego dejaron caer la bomba. La palabra que todo el mundo teme: cáncer.

Los días siguientes fueron horribles; reinaba la incertidumbre y mi mente les daba vueltas a los miedos más atroces. Por más que te esfuerzas en eliminar los pensamientos negativos, la realidad los empuja a volver a aparecer. Y me resultaba imposible mantenerme centrado en aquello que necesitaba atender: estar presente con mis pacientes, mi hijo y mi familia. Fueron los días más largos de mi vida. Pero, como ocurre con cualquier desafío, sigues adelante, sacas fuerzas de flaqueza y decides lo que hay que hacer.

Mis hermanos y yo pasamos inmediatamente a la acción. Entre los tres, logramos organizar una reunión con uno de los mejores oncólogos de Nueva York en el hospital Memorial Sloan Kettering. Tuvimos la primera cita a las ocho de la mañana. Tras ella, me fui directamente a la primera Expo Anual de Salud y Bienestar de la Cámara Holística de Nueva York, un evento que me correspondía encabezar con el discurso inaugural. Iba a ser un gran día en muchos sentidos y ahora, al mirar atrás, veo que ambos acontecimientos quedaron inextricablemente entrelazados.

La mayoría de los cánceres de esófago, al crecer en un espacio vacío, no se descubren hasta una etapa muy tardía, cuando ya no se puede tragar o comer. Para entonces, el cáncer está mucho más avanzado, resulta más difícil de tratar y es mucho más probable que se haya extendido a la linfa y otras partes del cuerpo. Teniendo en cuenta esto, la aterradora experiencia por la que habían pasado mis padres resultó ser una suerte.

Gracias al accidente, a pesar de lo terrible que fue, se había detectado a tiempo el cáncer. Era evidente que el cáncer de mi padre estaba localizado y no se había metastatizado ni extendido por el cuerpo. Al saberlo, todos experimentamos un alivio palpable. Aunque la perspectiva que teníamos por delante seguía pareciendo desalentadora, el pronóstico nos daba esperanzas.

Durante esos momentos tan duros ocurrió algo asombroso: cuando el médico habló acerca de la enfermedad de mi padre, no podíamos creer lo que estábamos oyendo. Dijo, literalmente, que la causa principal del cáncer era «¡exceso de acidez!».

Me quedé boquiabierto y todos los que estaban en la habitación se volvieron a mirarme. Yo llevaba una camiseta negra en la que podía leerse, resaltado en letras grandes, el lema de mi nueva empresa: «ELIMINA LA ACIDEZ».

Había comenzado a investigar sobre el exceso de acidez en el cuerpo y sobre la dieta alcalina muchos años antes en mi Centro de Bienestar Quiropráctico de la ciudad de Nueva York. En ese momento, contaba con un grupo muy reducido de pacientes que estaban en forma y rebosantes de energía, tenían una piel perfecta y eran realmente la imagen ideal de la salud. Venían a mi centro a hacerse un ajuste quiropráctico ocasional para mantener esa buena salud. Pero, por otro lado, también tenía pacientes que estaban cansados todo el tiempo, incluso tras una buena noche de sueño; pacientes con sobrepeso, con dolor muscular y articular; pacientes que estaban plagados de afecciones cutáneas, reflujo ácido o problemas digestivos e incluso enfermedades crónicas. Estos eran la mayoría.

Seguía pensando que debía de haber una razón para que tantos pacientes tuvieran tal cantidad de dolencias. Me comprometí a seguir las pistas de esas quejas básicas y frecuentes.

Así fue como me convertí en una especie de detective de la salud que buscaba respuestas a todo el dolor y sufrimiento de mis pacientes. Seguí las pruebas para ver a dónde conducían y descubrí que el denominador común era siempre el mismo. La pista decisiva, en todos los casos, era un exceso de acidez. Todos los miembros del grupo que se encontraba mal de salud tenían un estado acídico.

Sin embargo, aún no tenía una imagen completa de lo que eso significaba. Todavía no sabía que el ácido era uno de los responsables principales de prácticamente todas las enfermedades, comunes y crónicas, que trataba en mi consulta. Pero en los años posteriores, a medida que profundizaba en la investigación, empecé a ver tendencias y comportamientos que apuntaban a algo que constituía la raíz de muchos problemas de salud.

Ahora, tras ciento quince mil visitas de pacientes y diecisiete años de práctica, se me considera un experto en el tema de la acidez y la salud. Trabajo como asesor de bienestar y experto en longevidad especializado en los beneficios de un estilo de vida alcalino. Como durante gran parte de mi vida he lidiado con mis propios problemas de salud, el hecho de convertirme en quiropráctico y chef certificado de alimentos crudos me sirvió para entender lo que significa estar verdaderamente sano. En definitiva, recorrer este camino me ha cambiado la vida. Mi objetivo hoy en día, con este libro, consiste en ayudarte a superar tus afecciones y problemas. Si sufres de malestar, dificultades para adelgazar, migrañas, problemas con el sueño, falta de energía, problemas digestivos o cutáneos, o si sientes antojos incontrolables de azúcar, sean cuales sean los problemas a los que te estés enfrentando, quiero que sepas que siempre hay una causa específica para ello. Por lo general, el factor oculto es la acidez, y pronto entenderás lo que eso significa. Te enseñaré herramientas que te ayudarán a determinar qué tipo de acidez padeces y cómo transformar tu cuerpo en un entorno más alcalino, lo que, a su vez, te servirá para abordar tus problemas específicos de salud sin pastillas, que solo sirven para tapar el dolor y tratar únicamente los síntomas.

Si tienes una dolencia recurrente que simplemente no desaparece y piensas que «así es como son las cosas», puedo ayudarte. Y también puedo ayudarte si estás tomando medicación, si no puedes dormir o si te falta energía.

Mi trabajo consiste en descubrir lo que todo el mundo podría haber pasado por alto con respecto al origen de los problemas. Para ello investigo las tres causas más ignoradas de cualquier problema de salud: estrés, nutrición deficiente y toxicidad.

He escrito este libro con el fin de proporcionarte los recursos que te permitirán efectuar esos cambios de estilo de vida que sabes que necesitas implementar. Su premisa es que la causa subyacente de la mayoría, por no decir la totalidad, de las enfermedades es un estado ácido. Pero la fuerza de este libro radica en que su estructura está diseñada para ayudarte a identificar el tipo específico de ácido que causa tus problemas de salud. Y la verdad es que todo el mundo tiene alguno.

En todos estos años, nunca conocí a nadie que no tuviera alguna clase de problema de salud relacionado con el ácido. Como es natural, unos están en mejor estado que otros, dependiendo de su estilo de vida y de los factores ambientales, pero nadie se libra de la plaga del ácido debido a nuestro estilo de vida moderno. Tampoco nadie me enseñó la información que voy a compartir contigo en estas páginas, aunque volviendo la vista atrás, la verdad es que me habría venido muy bien saber lo que sé ahora.

SINCERÁNDOME: MI SALUD

Comencé el libro con la historia de mi padre, ese episodio terrible que nos alertó de su cáncer. Pero no fue eso lo que me llevó a convertirme en un experto en la acidez como causa de la enfermedad. La verdad es que ya llevaba bastantes años realizando investigaciones y prácticas por mí mismo porque desde mucho antes mis experiencias personales me habían llevado a investigar las causas de los diferentes problemas de salud.

Hay una vieja historia de un zapatero que no tenía zapatos; siempre estaba tan ocupado haciéndoles zapatos a los demás que no tenía tiempo de hacerse un par para sí mismo. A eso se refiere el famoso refrán: «En casa del herrero, cuchillo de palo». A menudo, estamos tan absortos en el trabajo que nos olvidamos de cuidarnos. Pues bien, durante años, yo fui esa clase de médico. Estaba muy ocupado cuidando de los demás, y mi propia salud era un desastre. Era una contradicción viviente.

¿Conoces a alguien que sea muy adicto al azúcar? Bien, pues piensa en esa persona y multiplícala por mil: ese era yo. De niño, uno de mis apodos era Caramelito. Cuando íbamos en el autobús a un partido de fútbol o de *hockey*, yo era el niño que llevaba una enorme bolsa de caramelos (esto me hizo bastante popular). Cuando desayunaba, a cada cucharada de cereales le añadía una gran cucharada de azúcar. ¡Sí, le añadía azúcar a cada cucharada, una por una!

Algunos años más tarde, tomaba una Coca-Cola para desayunar, otra para almorzar y otra para la cena. ¡Esto sí que es acidez! Los refrescos son diez mil veces más ácidos que el agua del grifo y hace falta tomar unos veinte vasos de agua para neutralizar el ácido de una bebida gaseosa.

Conforme crecía, mi apodo pasó a ser Sugar Blues.* Había comenzado a entender el problema que tenía, leí el libro *Sugar Blues* y estaba tratando de dejar de tomar azúcar. Algunos utilizan este libro para vencer su adicción al azúcar. Pero en aquel momento a mí no me funcionó. Mi hermano me tomó una foto leyendo, con el libro en una mano y una caja de Lucky Charms** en la otra. De vez en cuando, todavía me llama por ese apodo. Ahora, recordarlo solo me hace sonreír.

---

* N. del T.: el mal del azúcar.

** N. del T.: cereales cubiertos de azúcar.

El problema persistió durante los primeros años de mi edad adulta hasta que me comprometí con la que ahora es mi esposa. Solía tener pequeños frascos de M&M distribuidos por todo el apartamento. Por supuesto, había uno junto a mi cama. Una mañana mi esposa me dijo que en medio de la noche, mientras dormía, tomé un puñado enorme de M&M y me lo metí todo en la boca, empujándolos con la palma de la mano (su imitación de la escena es para partirse de risa). Lo más gracioso (o lo más triste) es que ni siquiera lo recordaba. Tampoco fue un incidente aislado. En otra ocasión, cuando dormía con un tazón lleno de ositos de gominola en la mesita de noche, encontré pruebas de mi conducta nocturna al despertarme. Tenía dos ositos pegados a la camiseta del pijama, que debían de haberse escapado de mi boca mientras comía en sueños.

La gota que colmó el vaso fue lo que ocurrió en mi Centro de Bienestar Quiropráctico. Nunca lo olvidaré, ya que fue uno de los momentos en que he pasado más vergüenza de toda mi vida. Y me complace señalar que habría sido mucho peor si alguno de mis pacientes llega a enterarse. Aunque me las arreglé para esconder mi vergüenza, por desgracia el personal de mi clínica se dio cuenta de todo.

Por aquel entonces, pesaba ochenta y siete kilos y me sobraban dieciocho. Jamás había pesado tanto. Con 1,75 de altura, eso situaba mi índice de masa corporal en la categoría de sobrepeso. El aumento de peso se había producido lentamente y era algo de lo que apenas era consciente, a pesar de que lo tenía delante de mí. Lo más extraño es que en aquel momento estaba haciendo muchas de las cosas que se consideraban «saludables». Hacía ejercicio con regularidad, participaba en triatlones, practicaba pilates, tomaba suplementos, etc. Pero nada de eso era suficiente para compensar mi adicción al azúcar (o lo que es lo mismo, al ácido).

Así que estaba junto a una de las camillas de quiropráctica y al inclinarme para trabajar con un paciente, se me rajaron los pantalones justo por la mitad de la parte posterior. No fue una rasgadura pequeña; estoy hablando de quedarte con todo el trasero al aire. Hasta el día de hoy, no tengo ni idea de cómo conseguí ocultárselo al paciente. Lo más probable es que saliera de la consulta de espaldas. Gracias a Dios, tenía otro par de pantalones en la clínica. Fue una experiencia dolorosa a nivel emocional, ¡y el dolor es un gran motivador!

En aquel momento, me juré a mí mismo que cambiaría. Sabía que mi problema era el azúcar y esa vez me tomé serio entender esta sustancia, conocer los efectos nocivos que ejercía en mi cuerpo y averiguar a qué se debía esa ansia por consumirla. Este fue el comienzo de mi trayectoria personal hacia una vida más saludable, que me hizo superar la adicción al azúcar/ácido, perder esos dieciocho kilos en menos de seis meses y aumentar mi energía a niveles que hasta entonces no conocía.

A partir de ese día, alcalinicé y energicé mi cuerpo, usando los conceptos que describo en este libro, añadiendo a mi dieta zumos y batidos alcalinos, grasas saludables y sales minerales, y adoptando rutinas de ejercicio alcalinas (sí, eso existe; lo estudiaremos más adelante). Había ciertos alimentos que reduje enseguida y que al final dejé de comer por completo. Esto lo cambió todo, desde lo que pesaba hasta mi manera de respirar.

Hoy en día, mi alimentación suele ser 80/20 –un 80 % alcalina, un 20 % ácida– a favor de los alimentos densos en nutrientes y sigo pesando dieciocho kilos menos de lo que pesaba en aquella época. A mis cuarenta y dos años corro ultramaratones y me siento más joven, más delgado y más lleno de energía que cuando tenía veinte. ¡Qué regalo tan extraordinario!

Lo mejor de todo es que esto no lo he logrado siguiendo una dieta estricta. Tan solo me comprometí con mi salud y cambié de estrategia. Todavía recuerdo el primer zumo verde que me hice: me sabía a rayos. No es que el zumo en sí estuviera malo, sino que mis papilas gustativas se encontraban muy acostumbradas a los tres refrescos que me tomaba al día y mi cerebro no podía procesar el sabor de un alimento tan saludable. Pero ocurrió algo interesante. A los pocos días, mi paladar cambió, literalmente. Empecé a desear esas bebidas verdes porque mi cuerpo las deseaba. Esa es la inteligencia corporal: tu organismo te hace desear lo que necesita.

Como añadía cambios positivos a mi estilo de vida de forma gradual, el proceso no resultó abrumador. No tenía la sensación de estar privándome de nada y la verdad es que era fácil y divertido probar cosas nuevas. Con el tiempo mi dieta 20/80 (80 % de alimentos ácidos) pasó a ser 40/60, luego 50/50, a continuación 60/40 y, por último, 80/20. Este enfoque no es un régimen que probé una vez, sino que se ha convertido en mi manera de vivir. Por eso, aunque me refiero a él como una dieta alcalina, es más que eso: es un estilo de vida. Una manera de vivir que te ofrecerá el mejor estado de salud que puedes conseguir por ti mismo.

SI QUIERES CONQUISTAR LA ISLA, PRENDE FUEGO A LAS NAVES

¿Cuántas veces has probado una dieta, has perdido algo de peso y te has sentido muy bien por tu aspecto, solo para luego tirarlo todo por la borda? Eso ya se acabó, amigo. Es hora de intensificar y defender lo que tu verdadero potencial puede llegar a ser y hacer que dure de una vez por todas. ¿Qué has estado tolerando en tu vida que ya no estás dispuesto a seguir aguantando? Comprométete y elimina los obstáculos.

Hay una historia que una vez le escuché a Tony Robbins sobre el conquistador español del siglo XVI Hernán Cortés, que conquistó Cuba y México. Al llegar a la orilla, Cortés le ordenó a su ejército que prendiera fuego a las naves. En otras palabras, no había vuelta atrás. En el caso de Cortés, eso significaba que había que luchar o morir. Y la verdad es que, en cierto sentido, la batalla por la salud es lo mismo. Pero a diferencia de Cortés, librarás y ganarás tu batalla en la tienda de comestibles y en el plato.

Cuando hablo de quemar las naves, lo que de verdad quiero decir es eliminar cualquier tentación que te haga retroceder en tu propósito. Mira lo que hay ahora mismo en la despensa y en el frigorífico. Al igual que quieres desintoxicar tu cuerpo y deshacerte del ácido, también tienes que desintoxicar la cocina y deshacerte de los azúcares y los cereales. No te engañes con la fuerza de voluntad. Solo ten en cuenta que si estos alimentos están ahí, los consumirás (¡y lo mismo harán tus hijos!).

El primer paso en el proceso para conseguir un cuerpo más alcalino es dejar de envenenarse con alimentos ácidos. Una vez que hayas empezado a hacerlo, te proporcionaré las listas y guías apropiadas para tomar aperitivos, comidas y bebidas saludables con los que reemplazar esos alimentos ácidos. Y te prometo que lo haré de una manera que resulte divertida, fácil, cómoda y, sobre todo, deliciosa.

Ten presente que mi intención no es convertirte en vegetariano ni pedirte que renuncies por completo a tus alimentos favoritos. Espero que te quedes con lo que a ti te funciona. Al añadir alimentos alcalinos a tu dieta, sigue las siete maneras de eliminar el ácido de tu vida y comprométete a cambiar. Solo te pido que pruebes este plan durante siete días, que pongas todo de tu parte durante ese tiempo y luego veas cómo te sientes. Si eres como la mayoría de mis pacientes, al final de esa semana tu experiencia hablará por sí misma. Te prometo que no vas a querer volver a como estabas antes. ¡El capítulo cinco será tu guía para comenzar este plan de siete días y renovar tu vida!

• • •

Durante mi niñez fui adicto al azúcar y padecía infecciones crónicas del oído, migrañas crónicas y síndrome del intestino irritable. Pese a ir a infinidad de médicos ninguna de estas afecciones desaparecía. Me acuerdo de mis padres dándome continuamente antibióticos, unas pequeñas píldoras amarillas y azules de amoxicilina. Ese fue un tremendo error médico que me dejó sin bacterias intestinales (veremos más sobre este tema más adelante), pero mis padres no tenían la culpa; solo estaban haciendo lo que los médicos les decían. Y cuando, durante la adolescencia, sufría infecciones de oído, migrañas o un acné espantoso, los médicos decían que era muy normal tener infecciones de oído porque «todos los chicos las tienen». Y que los dolores de cabeza y las erupciones cutáneas también eran normales. Pero la verdad es que no existen los síntomas «normales». ¡Un síntoma es el mecanismo del cuerpo para advertirte de que algo está mal! Puede que los síntomas sean comunes pero en absoluto son normales.

Lo normal es sentirse vivo, lleno de energía y vigor. Los síntomas son señales de advertencia de que algo está desequilibrado. Por eso, la pregunta es: «¿Los estás escuchando?».

Si tienes un problema de salud, podemos esforzarnos en encontrar su verdadera causa y hacer algo para solucionarlo de verdad. Cuando los pacientes acuden a mí, a menudo me dicen que los médicos convencionales no han podido ayudarlos. Mi trabajo consiste en descubrir lo que ha pasado inadvertido para todos los demás. Tras veinte años de investigación y miles de pacientes, he consolidado todo mi aprendizaje y observación en un enfoque muy eficaz que podrás poner en práctica fácilmente en tu vida.

Tal vez hayas probado varios remedios; quizá hayas acudido a muchos médicos. Mi trabajo es acompañarte en la senda que te llevará a estar bien. ¡Y una vez que te pongas bien, nos encargaremos de impedir el temible «efecto rebote» para que sigas estándolo!

Como mis métodos son únicos, suelo conseguir resultados que otros médicos no logran. Incluso aquellos que han batallado con ciertas dolencias durante años pueden tener éxito si adoptan los métodos que te presento en este libro.

A medida que nos adentremos en la materia iré compartiendo una gran cantidad de información detallada que podría parecer abrumadora al principio, pero lo bueno es que, sabiendo esto, hay pasos claros y prácticos que puedes llevar a cabo de inmediato para transformar tu salud y lograr un mayor estado de bienestar. Estos procedimientos han cambiado mi vida y las vidas de mi familia y de miles de pacientes. Ahora me gustaría compartir estos conocimientos contigo. Solo tienes que decidirte a ponerlos en práctica.

¿ESTE LIBRO ES ADECUADO PARA TI?

Estas son las primeras preguntas que tienes que hacerte:

- ¿Cómo está mi energía?
- ¿Me siento lento, pesado, agotado, confuso y amodorrado normalmente, incluso cuando duermo bien y como de una manera consciente?
- ¿Me suele entrar un bajón después de comer?

Si has respondido sí, este libro es para ti. Como pronto descubrirás, estos son los indicadores iniciales y más sencillos de un estado ácido en el cuerpo.

Siempre me ha interesado saber por qué algunas personas se sienten débiles y agotadas sin ninguna razón. Gran parte de esto es atribuible a la «ley de familiaridad», o la idea de que, una vez que llevas bastante tiempo sintiéndote de una manera determinada, empiezas a pensar que es normal. Como sociedad, estamos acostumbrados a vivir en extremos. Nuestro estado de acidez nos lleva a despertarnos sintiéndonos faltos de energía. Así que tomamos un poco de café, y añadimos así más ácido al cuerpo. Unas horas más tarde volvemos a tomar cafeína, y reforzamos aún más este proceso. Cuando nos sentimos aletargados, tomamos algo dulce, que más tarde nos provoca un bajón. Al llegar la noche hemos ingerido tantos estimulantes que no podemos dormir, de manera que tomamos pastillas para conciliar el sueño. Todo esto hace que nuestro cuerpo se vuelva más acídico y se convierte en un círculo vicioso.

IMAGÍNATE TODO LO CONTRARIO

¿No te encantaría despertar descansado y saltar de la cama inmediatamente?

¿No te encantaría sentirte lleno de energía y listo para disfrutar del nuevo día en cuanto suena el despertador o, mejor aún, despertar al amanecer con una energía infinita y sin que ni siquiera te haga falta el despertador?

¿No te encantaría ser lo más productivo posible en el trabajo y que aún te quede un montón de energía extra al final del día para disfrutar de tus hijos?

Como aprenderás en las páginas que vienen a continuación, la acidosis crónica de bajo grado o, lo que es lo mismo, un exceso de ácido en tu organismo, causada predominantemente por el estrés y la alimentación norteamericana típica, tiene consecuencias devastadoras para la salud.

Las investigaciones demuestran que el riesgo de siete de las diez enfermedades mortales más importantes puede reducirse considerablemente mediante modificaciones en la dieta.

El informe de la Organización Mundial de la Salud del año 2000 acerca de la mejora de los sistemas sanitarios clasificó al de Estados Unidos en el número treinta y siete del mundo. Estados Unidos se sitúa justo por encima de Irak en términos de inversiones en atención médica, pero en realidad no es cuidado de la salud, es cuidado de la enfermedad. En 2012, gastamos 2,6 billones de dólares en atención sanitaria y en 2018, ese número se ha duplicado hasta llegar a la increíble cantidad de 4,4 billones. Eso son quince mil dólares por persona. ¿Te imaginas si te dieran quince mil dólares cada año y te dijeran que los emplearas en cuidar de tu salud? ¿En comer alimentos orgánicos, ir al gimnasio, comprar suplementos y pagar a médicos especializados en el bienestar? ¡Puedo garantizarte que habría que tratar muchísimas menos enfermedades!

Creo que si invirtiéramos todo ese tiempo, dinero y energía en el estudio de los hábitos y comportamientos de la gente sana, en lugar de limitarnos a medicar a los enfermos, todos saldríamos ganando. Muchos creemos que estamos eligiendo opciones saludables cuando, de hecho, estamos confundidos sobre lo que es mejor para nuestro bienestar. Hay muchos mitos sobre la alimentación sana y muchos alimentos que nos confunden, como el yogur, el pan integral, el arroz integral, la leche y otros. He dedicado un capítulo a los alimentos que no nos benefician, entre ellos los que creíamos que eran buenos (consulta la página 117).

Este libro te proporcionará estrategias sencillas para eliminar la acidez y tener energía durante todo el día. A pesar de lo que puedas pensar ahora o de lo que otros digan, se trata de una meta alcanzable ¡y es mucho más fácil de lo que te imaginas!

¡Incrementar tu energía no consiste en ser perfecto ni en dejar de tomar todo lo que disfrutas durante el resto de tu vida! Se trata de equilibrio, de hacer día a día esas pequeñas cosas que a la larga crean un gran cambio. Esto te ayudará a aumentar tu longevidad y añadir calidad de vida a tus años.

Los estudios demuestran que tenemos el potencial genético para llegar a los ciento veinte años; sin embargo, aún no hemos encontrado la clave para lograr una salud óptima. Quiero creer que aumentando la educación y los conocimientos, lo lograremos.

Solo te pido que pruebes durante una semana mi dieta alcalina 80/20 y mis siete maneras de eliminar la acidez, esforzándote al cien por cien, y dejes que la experiencia hable por sí misma. Si eres como la mayoría de mis pacientes, te sentirás tan bien que no querrás volver nunca a lo de antes.

Si eres una de esas personas que quieren obtener siempre los mayores resultados, puedes sumergirte de lleno en el programa poniendo inmediatamente en práctica la dieta y los siete cambios de estilo de vida. Si te gusta tomarte las cosas con calma, genial: podrías implementar un paso cada semana y comprometerte plenamente a cumplirlo. A continuación, la semana siguiente, podrías aplicar el nuevo paso sin descuidar el anterior. Puedes seguir el orden que he propuesto o elegir libremente tu propio orden basándote en lo que crees que puede ser más adecuado para ti. De cualquier manera, recuerda siempre que el cambio duradero lleva tiempo.

Mientras tu objetivo sea «progreso, no perfección», ¡estarás en el buen camino!

No olvides que puedo decirte cómo hacerlo, pero de ti depende decidir qué hacer con esta información. Y ten en cuenta lo siguiente: en última instancia la calidad de las opciones que elijas determinará la calidad de tu salud, tu energía y tu senda vital. El solo hecho de que tus padres o abuelos sufrieran una grave enfermedad o murieran jóvenes no significa que a ti tenga que sucederte lo mismo. La apasionante ciencia de la epigenética muestra que, incluso si tienes predisposición genética a alguna afección que padezca tu familia, posees la capacidad de activar o desactivar ese gen dependiendo de las opciones de estilo de vida que elijas. Conocer los alimentos adecuados que debes consumir y, más importante aún, los que no debes consumir marcará una enorme diferencia en tu expectativa de vida. Y nunca es demasiado tarde para empezar; así de extraordinario (e indulgente) es el cuerpo humano.

Quiero que disfrutes tu viaje a la salud óptima y que los resultados sean duraderos. De manera que no te preocupes por tener que prescindir de todos los alimentos que te gusta comer. Esto nunca funciona. Te mostraré las sencillas estrategias que finalmente me permitieron vencer una de las peores adicciones al azúcar que puedas imaginar, y con la que llevaba toda una vida, y convertirme en la persona rebosante de salud que soy hoy en día. No lo digo para impresionarte, sino para convencerte de que cambiar es posible y además fácil. Lo único duro es pensar en cambiar.

Al hacer cambios en la salud, mi lema siempre ha sido la moderación, no la privación. Durante años intenté dejar el azúcar y fracasé. Lo que no entendía es que para obtener resultados a largo plazo no se puede depender únicamente de la fuerza de voluntad. Cuando te vayas acostumbrando poco a poco a la salud y a proporcionarle a tu cuerpo los nutrientes que realmente necesita, comenzarás a sentirte mejor y seguirás adelante. Mientras sigas avanzando en la dirección correcta, alcanzarás tus objetivos… y los superarás.

¿Estás listo para comenzar *La dieta antiácida*? ¡Vamos!

Primera parte

¿QUÉ TE ESTÁ COMIENDO POR DENTRO?

Haz algo hoy que tu yo del futuro te agradezca.
Sean Patrick Flanery

- 1 -
¿QUÉ ES LA ACIDOSIS?

Piensa por un momento en una sustancia química ácida. ¿Qué efecto tiene? Uno de los ácidos más fuertes, el ácido sulfúrico, por ejemplo, es tan corrosivo que atraviesa la piel inmediatamente, quemándola y exponiendo las capas inferiores. Es uno de los ácidos más potentes que se conocen y uno de los que poseen una mayor capacidad destructiva. Si te cayera un poco en los ojos, por más pequeña que fuera la cantidad, sufrirías quemaduras serias y posiblemente perderías la vista.

¿Sabías que las proteínas animales y el trigo tienen aminoácidos que contienen azufre y que al metabolizarse se convierten en ácido sulfúrico? Si puede provocar ese efecto en la piel y en los ojos, imagínate lo que un exceso de este ácido puede hacerles al sistema digestivo y al sistema cardiovascular. Muchos vivimos con un exceso crónico de ácido, inflamación y oxidación en el organismo, que en realidad es como corroerse y pudrirse lentamente por dentro.

La enfermedad viene causada por la acumulación de toxinas en el cuerpo, también conocida como acidosis. Si sufres de falta de energía, dolores y molestias musculares, reflujo ácido, problemas digestivos, trastornos del sistema inmunitario, inflamación o problemas de la piel, o si te cuesta perder esos kilos de más, deberías prestar mucha atención mientras desentrañamos la causa principal de la enfermedad crónica: el exceso de acidez como consecuencia de nuestros errores en la manera de alimentarnos, movernos y pensar. El cuerpo sufre esta especie de agresión de diferentes formas: consumo de azúcar, cereales, lácteos, exceso de proteínas animales, edulcorantes artificiales, alimentos modificados genéticamente y alcohol; tensión excesiva, y la exposición a pesticidas químicos, entre otras muchas.

Expondré las razones por las que posiblemente hacer todo lo «correcto» para tu salud no te esté sirviendo y te proporcionaré una serie de estrategias sencillas que transformarán tu salud y te llevarán al siguiente nivel.

DE ÁCIDO A ALCALINO

Pese a que muchos hemos oído hablar del pH en otros contextos, como el pH de una piscina, la mayoría de la gente no tiene idea de lo que significa cuando se trata de nuestros cuerpos. El pH significa «potencial de hidrógeno» y representa la concentración de iones de hidrógeno en una sustancia o solución, lo que indica lo ácida o básica (alcalina) que es esa sustancia. Todos los textos de fisiología médica reconocen el equilibrio del pH de la corriente sanguínea como uno de los equilibrios bioquímicos fundamentales de la composición química corporal del ser humano. Como dice el *Manual de fisiología médica* de Guyton: «La regulación de la concentración de iones de hidrógeno es uno de los aspectos más importantes de la homeostasis».

La escala de pH oscila entre 0 y 14: el 0 equivale a ácido puro (imagínatelo haciendo un agujero en un metal) y 14 a base pura, o puramente alcalina (por ejemplo, la cal tiene un pH de 12,3 y se utiliza para equilibrar el terreno cuando es demasiado ácido). Un pH de 7 es neutro. Los valores más altos significan que una sustancia tiene una naturaleza más alcalina y hay un mayor potencial para absorber más iones de hidrógeno. Los valores más bajos indican más acidez y menos potencial para absorber los iones de hidrógeno. Para el cuerpo humano lo ideal es que su entorno interno sea ligeramente alcalino. Del mismo modo, cuando su terreno se vuelve tóxico y ácido, comienza a experimentar problemas de salud.

De hecho, todo en la naturaleza depende de un equilibrio de pH adecuado. Por ejemplo, los océanos deben tener un pH de 8,2, pero el aumento de los niveles de dióxido de carbono ácido en la atmósfera lo ha bajado a 8,1. A consecuencia de esto, los arrecifes coralinos, como la gran barrera de coral que hay frente a la costa de Australia, están desapareciendo a un ritmo sin precedentes. En cuanto a la tierra, la utilización de métodos agrícolas no naturales, como el uso de pesticidas y la alteración genética de nuestros cultivos, ha perjudicado los minerales, los nutrientes y la alcalinidad de nuestros alimentos. Del mismo modo, el uso de fertilizantes sintéticos y el aumento de los niveles de lluvia ácida ha cambiado la estructura de nuestro suelo; su pH se ha vuelto más ácido. Cuando el rango de pH del suelo se sale de 6-7, las plantas mueren. Los investigadores creen que el cuerpo humano está reaccionando de manera similar a estas condiciones adversas: nos estamos volviendo más tóxicos y ácidos, lo cual provoca un aumento sin precedentes de los niveles de enfermedades crónicas. Todo esto demuestra la tremenda importancia del pH, y sin embargo, ¿cuántos médicos te han hablado de ello?

El pH se mide en una escala logarítmica, lo que significa que es exponencial. Por ejemplo, una sustancia con un pH de 6 (agua carbonatada), aunque cuenta solo con una diferencia de 1,0 con respecto al pH 7 (neutro), en realidad es diez veces más ácida. Un valor de pH de 5 (café negro) es diez veces más ácido que un pH de 6, pero cien veces más ácido que uno de 7 (neutro). Y un pH de 4 (cualquier refresco) no es el triple de ácido, ¡sino mil veces más!

Nuestro pH corporal es muy importante porque controla la velocidad de las reacciones bioquímicas del cuerpo. El pH afecta a la velocidad de la actividad enzimática, así como a la velocidad a la que se mueve la electricidad a través de nuestro organismo. En última instancia, la calidad de las opciones que elijas determinará la calidad de tu pH.

Las diversas partes de tu cuerpo requieren diferentes niveles de pH para funcionar correctamente. Por ejemplo, el pH del estómago debe estar entre 1 y 3, el de la piel alrededor de 5,5, el del intestino grueso en 8, el de la saliva entre 6,5 y 7,4 y el de las sustancias químicas pancreáticas en el rango de 7,5 a 8,8. Sin embargo, existe todo un espectro de números y los factores dietéticos y de estilo de vida modernos pueden hacer que los niveles de pH sean más ácidos de lo que deberían ser, lo que significa que los

ESCALA DEL PH

ALTAMENTE ÁCIDO	NEUTRO (7)	ALTAMENTE ALCALINO
0 1 2 3 4	5 6 7 8 9	10 11 12 13 14

sistemas naturales del cuerpo tienen que esforzarse mucho más para mantener sus niveles de pH ideales.

Puedes imaginar que tu pH es como un termostato. Si, por ejemplo, te encontraras en un iceberg, tu organismo tendría que esforzarse mucho para mantener una temperatura de 37 °C, ¿verdad? Tu cuerpo se estremecería y gastaría ingentes cantidades de energía para crear calor, la sangre se iría rápidamente de las manos y los pies para a acudir a los órganos. ¿Por qué? ¡Para mantenerte vivo! Pero llegaría un momento en el que sencillamente no serías capaz de mantener esta regulación de temperatura, por lo que tendrías que salir del iceberg para sobrevivir. Lo mismo ocurre con el pH de tu cuerpo.

Imagínatelo de la siguiente forma: cuando mides el pH en una piscina y ves que no está en el punto óptimo, agregas sustancias químicas al agua para cambiar su pH y equilibrarlo. De lo contrario, se convierte en una fosa séptica plagada de bacterias. Del mismo modo, las enfermedades proliferan en un ambiente corporal excesivamente ácido. Si deseas deshacerte de todo lo que perjudica a tu organismo, tienes que restaurar su equilibrio.

Aquí tenemos otro ejemplo: ¿qué ocurre cuando tienes una alberca con agua estancada? Aparecen los mosquitos. Puedes fumigar con insecticida para eliminarlos, pero volverán a aparecer si el agua permanece estancada. Limpia la alberca, llénala con agua limpia que fluya y los mosquitos desaparecerán. En tu caso sucede lo mismo. Si deseas recuperar la salud, debes limpiar la toxicidad que se ha estado acumulando a lo largo de los años y proporcionarle a tu cuerpo los nutrientes que le has negado. Es así de simple.

¿CÓMO SE PRODUCE UN ESTADO ÁCIDO?

Un estado ácido significa que el cuerpo es tóxico y deficiente. Cada vez estamos más expuestos a toxinas debido a las impurezas de la vida moderna, ya sean dietéticas, metabólicas, medioambientales, químicas o relacionadas con el estrés. Estas sustancias se alojan en nuestras células y envenenan nuestro cuerpo. Aunque es imposible escapar de la toxicidad por completo, puedes hacer todo lo posible para minimizarla. Al mismo tiempo, los cuerpos son deficientes, lo que significa que carecen de recursos vitales, como nutrientes, agua, minerales y oxígeno. Necesitamos llevar nuestros organismos al otro extremo del espectro para que se vuelvan más alcalinos, lo contrario de ácidos. Esto requiere un doble enfoque: reducir la toxicidad y agregar nutrientes vitales. En otras palabras, necesitamos eliminar lo malo y añadir lo bueno. Tiene sentido, ¿verdad?

Hay cinco fuentes principales de exceso de ácido en el cuerpo. ¿Alguna de estas te está devorando por dentro?

Las cinco fuentes de acidez
La alimentación

Mucha gente sigue una alimentación predominantemente ácida. Al decir «ácida», me estoy refiriendo a una dieta de formación de ácido: la digestión de estos alimentos produce sales ácidas peligrosas como subproductos y el cuerpo debe esforzarse mucho para eliminarlos rápidamente. De hecho, el 80 % de la dieta norteamericana estándar es ácida, y tendría que ser un 80 % alcalina. Cuando consumes lácteos, proteínas animales, cola y otros refrescos, café y diferentes tipos de té, se metabolizan como ácidos dañinos.

Por ejemplo, consumir azúcar produce ácido láctico. La fructosa, que tal vez sea el peor de los azúcares, crea ácido úrico (que contribuye a la gota y los problemas renales, incluso a la diabetes tipo 2). Consumir cereales, en particular trigo, produce ácido sulfúrico. Los tés y el café tienen una elevada cantidad de ácido tánico. Las grasas no saludables producen ácido acético y ácido láctico. Los refrescos tienen una cantidad elevada de ácido fosfórico y el agua con gas —una bebida que considero uno de los responsables más sorprendentes de la acidez— crea ácido carbónico. Comer un bistec produce ácido sulfúrico, ácido fosfórico y ácido nítrico, ácidos peligrosos que deben ser excretados inmediatamente por los riñones.

Todos estos ácidos son extremadamente tóxicos y bajan tu pH. Por lo general, estas toxinas se almacenan en el tejido adiposo, o en las células grasas que actúan como amortiguadores para proteger tu cuerpo de sus efectos nocivos. A corto plazo, esto te protege. Pero si las toxinas persisten durante un período más largo, comenzarán a corroer y dañar los tejidos. Para evitarlo, tu cuerpo tiene que esforzarse para eliminarlas rápidamente. Pero antes de que pueda expulsar estos ácidos, ha de neutralizarlos con la ayuda de los minerales alcalinos. Esto contribuye a evitar que hagan más daño.

Los ácidos metabólicos

En el transcurso del día a día el cuerpo produce ácido. Aunque es alcalino por naturaleza, siempre está creando ácido. Tu salud está proporcionalmente relacionada con la eficacia de tu organismo para eliminar los ácidos. Esto lo hace por el ácido úrico a través de los riñones. Cuando haces ejercicio físico, produces ácido láctico y cuando respiras, tu cuerpo exhala ácido carbónico. El organismo tiene un complicado sistema regulador integrado para neutralizar los ácidos metabólicos diarios. Pero al habernos vuelto tan ácidos por lo que comemos y bebemos, además de por el estrés y las toxinas metabólicas y ambientales, hemos sobrepasado y agotado totalmente los reguladores naturales con los que nacimos: nuestras reservas de minerales.

Los ácidos ambientales

Nuestro entorno es profundamente tóxico. Eso es cierto tanto en el mundo natural como en nuestros hogares y productos. Nuestro entorno está lleno de campos electromagnéticos que irradian desde muchos de nuestros dispositivos, tendidos eléctricos y microondas. Además de las sustancias tóxicas que emanan de estas fuentes, nuestro mundo natural también está lleno de toxinas. Por ejemplo, el suministro de agua. Probablemente entiendas, a nivel conceptual, que el agua tiene sustancias químicas; pero ¿sabías que contiene restos de fármacos como Prozac y píldoras anticonceptivas? ¡Así es! ¡Hay tanta gente medicada con Prozac que está terminando en nuestro suministro de agua a partir de su orina! El bisfenol A de las botellas de plástico de agua es cancerígeno y peligroso, y el agua del grifo no es más segura. Según un estudio de tres años de duración realizado por el Grupo de Trabajo Ambiental, en el que se efectuaron veinte millones de pruebas de calidad del agua potable, el agua del grifo contiene trescientos dieciséis contaminantes conocidos.

Luego está el aire que respiramos. El oxígeno es el nutriente más importante para el cuerpo; sin embargo, diariamente inhalamos humos nocivos y carcinógenos procedentes de las fábricas y el tubo de escape de los automóviles y toneladas de otras toxinas peligrosas. El oxígeno es el principal elemento que utiliza el cuerpo para neutralizar los ácidos y las toxinas y eliminarlos, pero el aire tóxico nos proporciona niveles inferiores a los que se necesitarían para realizar adecuadamente esta tarea.

Y si crees que el aire es más seguro en el interior de tu hogar, piensa un poco. Pasamos al menos un tercio de nuestra vida en nuestra casa, pero según la Agencia de Protección Ambiental, normalmente el aire interior es hasta setenta veces más tóxico que el exterior contaminado. Por término medio un hogar contiene entre quinientos y mil productos químicos, muchos de los cuales son indetectables porque los seres humanos no somos capaces de verlos, olerlos o distinguir su sabor.

La desgasificación de los retardadores de fuego que contienen los muebles, los colchones y las alfombras; el barniz de los armarios; las cortinas de la ducha: todo esto contiene policloruro de vinilo, o plástico PVC, que se compone de numerosos productos químicos tóxicos. Juntas, las toxinas de estos y otros productos tienen un efecto perjudicial acumulativo en el cuerpo.

Sustancias químicas ácidas

A continuación, tenemos que pensar en las sustancias químicas que ingerimos y absorbemos, a menudo voluntariamente. Los antibióticos son uno de los enemigos más peligrosos de nuestro sistema de defensa natural, seguidos de los cigarrillos, el alcohol, otros medicamentos y las drogas ilegales. Y luego están las sustancias químicas que se encuentran en los productos de cuidado personal y en los objetos cotidianos. Incluso los desodorantes que usamos a diario contienen aluminio, lo cual, para las mujeres en particular, es preocupante debido a la proximidad al tejido mamario y la posibilidad de aumentar el riesgo de cáncer.

Todo nuestro mundo es tóxico; esta es una realidad terrible. Por eso debemos prestar más atención y esforzarnos mucho para contrarrestar las sustancias ácidas de los elementos de nuestro medioambiente. Elegir productos orgánicos, no solo en la alimentación, sino también en el hogar y en el cuidado personal, debería convertirse en una necesidad, ya que nuestra salud está en juego, ¡y merece la pena cuidarla!

Estrés

Lo repetiré una y otra vez a lo largo de este libro: el estrés mental y emocional de nuestras vidas supera a cualquier cosa que podamos comer o beber en cuanto al nivel de ácido que genera en nuestro cuerpo. Nuestro estilo de vida moderno causa un estrés diario que imita a nuestra reacción prehistórica de «lucha o huida», en la que la glándula suprarrenal libera cortisol, causando estragos en nuestro organismo. Naturalmente, eso era una ventaja cuando huíamos de tigres dientes de sable, pero ahora nos estresamos mientras estamos sentados en un escritorio y hablando por teléfono. En realidad, no usamos ese cortisol para correr y salvar la vida; solo lo usamos para dañar nuestras defensas corporales.

EL INTESTINO: LA BASE DE LA SALUD

Como estas fuentes de ácido debilitan el organismo, se produce una destrucción del microbioma humano, es decir, de todo el ecosistema bacteriano, la mayor parte del cual reside en el intestino, o tracto intestinal. Así es como son las cosas: en los intestinos hay diez veces más bacterias que células en todo tu organismo. Las vellosidades, pequeñas proyecciones en forma de dedo, unidas estrechamente unas a otras, cuidan tus intestinos. Estas vellosidades son lo que permite que las sustancias beneficiosas entren y las perjudiciales se queden fuera. Gracias a estas uniones estrechas de las vellosidades el alimento parcialmente digerido permanece en el intestino, que es donde debe estar, sin filtrarse a la sangre, donde podría causar estragos.

Cuando comes, las vellosidades ayudan a la absorción de los nutrientes de los alimentos aumentando la superficie de los intestinos al tamaño de una cancha de tenis (¡unos dos mil doscientos metros cuadrados!), con el objetivo principal de transportarlos al torrente sanguíneo, donde pueden ser utilizados por el cuerpo.

Aquí es donde viene el problema. Normalmente, el intestino debe tener alrededor del 85 % de bacterias beneficiosas y no más del 15 % de perjudiciales. Cuando esta proporción

> Toda enfermedad comienza por el intestino.
> **Hipócrates**

sana existe, el intestino permanece bien regulado por sus microbios. Pero cuando el intestino está siendo atacado por un exceso de ácido, las bacterias perjudiciales comienzan a entrar y a tomar el poder. La mucosa intestinal (el revestimiento intestinal, que incluye las vellosidades) se congestiona debido a estas bacterias y a la mucosidad, las levaduras y los hongos; debido a ello, las vellosidades no pueden cumplir su función.

A medida que los microbios dañinos ocupan más espacio, desencadenan la liberación de una proteína llamada zonulina, el «portero» que controla la regulación de las uniones estrechas. Cuando, debido al estrés y a una dieta ácida, aumentan los niveles de zonulina, esas uniones comienzan a resquebrajarse.

Los microbios nocivos y el gluten (del que hablaré más adelante) son los dos desencadenantes más potentes que pueden abrir la puerta que guarda la zonulina. ¿Qué sucede entonces? Que los «guardias de seguridad» del sistema digestivo dejan las puertas abiertas de par en par, permitiendo el paso de toxinas, alérgenos, levaduras y partículas de alimentos no digeridos, que entran en el torrente sanguíneo. Esta afección se conoce también como síndrome del intestino permeable y afecta a aproximadamente el 80 % de los estadounidenses.

Para poder hacer frente a esta sucesión de reacciones negativas es fundamental reforzar las vellosidades intestinales mediante una alimentación adecuada. Las vellosidades son el ejército que defiende el organismo.

Todo comienza con lo que ingieres. Tomemos el ejemplo de un alimento problemático cuyo consumo está muy extendido: el gluten, una proteína que se encuentra en cereales como el trigo, el centeno y la cebada. El gluten es una de las causas principales del síndrome del intestino permeable; es tan ácido que crea aberturas, como cráteres, en el intestino. Debido a estas perforaciones en la pared intestinal, el ejército del cuerpo no puede impedir que el ácido penetre en el torrente sanguíneo.

Tomar antibióticos empeora las cosas. Para poner la situación en perspectiva, si el gluten crea agujeros en el intestino, un antibiótico es como una bomba: diezma la flora intestinal. En el caso de determinadas afecciones, obviamente los antibióticos pueden salvar vidas, pero algunos médicos los recetan como caramelos. Los antibióticos, por la razón que acabamos de ver, solo deben tomarse cuando sea necesario. A medida que el torrente sanguíneo se satura y se desborda de toxinas, estas se filtran en los tejidos circundantes y se quedan allí hasta que puedan eliminarse. En otras palabras, para que el pH de tu sangre permanezca regulado en el nivel óptimo de alcalinidad de 7,4, tu cuerpo enviará los ácidos y toxinas a los tejidos, normalmente a los más débiles, ya sean los riñones, la próstata, el cerebro, los pulmones, los músculos y el tejido conjuntivo, por ejemplo. (En la página 54 encontrarás más información sobre el pH sanguíneo). Los ácidos y las toxinas permanecerán en los tejidos y causarán daño hasta que tu cuerpo tenga la energía para eliminarlos por completo de una vez por todas.

Y ¿qué ocurre cuando los tejidos retienen ácidos? Que se produce una afección llamada acidosis, o acidosis crónica de bajo grado. Cuando los ácidos y las toxinas permanecen en los tejidos, comienzan a pudrir el cuerpo por dentro. Del mismo modo en que los líquidos ácidos se utilizan para ablandar la carne en el proceso de cocción, ¡esto es exactamente lo que les está sucediendo en el interior de tu organismo a los músculos, los tejidos conectivos y los órganos! Aunque nos esforcemos en cuidarnos lo mejor posible, durante todo el año se van acumulando toxinas en nuestro interior. La acidosis crónica de bajo grado es la acumulación gradual de toxinas a lo largo del tiempo. A medida que se acumulan los ácidos, te envenenan literalmente por dentro. Estar saludable consiste en no perder de vista que esta es la consecuencia de envejecer en un mundo tóxico y en convertir la alcalinización y la desintoxicación en una parte de nuestra vida cotidiana.

TODOS PADECEMOS UNA ACIDOSIS CRÓNICA DE BAJO GRADO

La acidosis crónica de bajo grado es la causa fundamental de un gran número de síntomas. Muchos tratamos de vivir saludablemente, pero hay tanta desinformación acerca de lo que constituye un alimento «saludable» que a menudo creemos que los alimentos ácidos son inocuos.

¿QUÉ ES EL MICROBIOMA?

En la comunidad médica muchos consideran al microbioma un auténtico «órgano». Se trata de uno de los sistemas más importantes del organismo, junto con el cerebro y la sangre.

De hecho, el doctor David Perlmutter, en su libro *Cerebro de pan*, afirma: «¡Lo extraordinario es que el 99% del material genético está alojado en tu microbioma! Este se encarga de mantener y nutrir la totalidad de los aspectos de la fisiología, entre ellos lo que ocurre en el cerebro. Hay incluso quienes llaman a la flora intestinal la "pacificadora" del cerebro». El microbioma, a pesar de ser un sistema del que no solemos hablar y que apenas tenemos en cuenta, es responsable de la frecuencia con la que se enferma, la propensión a la enfermedad, el estado de ánimo diario y la salud general de los órganos.

Una forma de entender el sistema digestivo es imaginarse las raíces de un árbol. Tu intestino y tu flora serían las raíces de tu salud. Lo mismo que un árbol muestra señales de agotamiento si las raíces están dañadas, el cuerpo mostrará señales de enfermedad cuando el microbioma se haya desequilibrado y el sistema digestivo esté inflamado y ácido. Así que recuerda: si quieres dar frutos sanos –tener unos órganos fuertes y un cuerpo libre de enfermedades–, has de mantener las raíces fuertes.

Consumimos alimentos como el té kombucha y el kéfir, sin saber que los alimentos fermentados vienen cargados de levaduras, azúcar, alcohol, carbonatos y ácido láctico, y que existe una elevada probabilidad de que contengan micotoxinas venenosas. Cuando hacemos ejercicio, quizá no nos demos cuenta de que la actividad de alta intensidad crea grandes cantidades de ácido láctico, lo cual, más que beneficiarnos, nos perjudica. Muchos tomamos medicamentos para trastornos como la presión arterial alta y el colesterol, pero estos medicamentos aumentan la acidez en nuestros cuerpos. Al cambiar nuestra manera de vivir para tener la menor cantidad de ácido posible en nuestro organismo, empezamos a abordar la raíz principal de la acidosis crónica de bajo grado y se producen mejorías en nuestra salud.

Si no nos enfrentamos a los estresores acídicos subyacentes en nuestra vida, estos ácidos se acumulan y tienen el potencial de convertirse en algo más grave. La acidosis lleva a la enfermedad a través de cinco etapas progresivas:

1. Fatiga/pérdida de energía

¿Sientes flojedad? Deberías observar lo que ocurre en tu interior. La primera señal de que algo no va bien es la sensación de agotamiento y debilidad. Antes de que aparezcan las señales importantes, los alimentos y las toxinas que crean el ácido se acumulan en el aparato digestivo, lo cual suele experimentarse en forma de estreñimiento o diarrea. Si estos materiales no se pueden eliminar, dañan el recubrimiento de los intestinos y el estómago, y las toxinas se filtran en la sangre y el organismo. Al mismo tiempo, cuando esto sucede, disminuye la capacidad del cuerpo para absorber los nutrientes de los alimentos alcalinos que consumes, por lo que entran en él menos sustancias beneficiosas y se acumulan más sustancias nocivas. Con toda esa toxicidad, el organismo se esfuerza desesperadamente tratando de sanar, y hace falta una gran cantidad de energía para sanar el organismo cuando se encuentra en un estado de acidosis crónica de bajo grado. ¡La suma de todo esto crea un terrible vampiro energético que además es la primera señal de advertencia de la acidosis!

2. Sensibilidades/alergias/ intolerancias alimentarias

Mientras que el primer signo de acidosis puede pasar inadvertido, experimentar sensibilidades alimentarias es una señal más clara de que las cosas no van bien internamente.

¿Hay una comida que te gusta especialmente y que no puedes dejar de comer? ¿Te sientes fatigado, hinchado y agotado todo el tiempo? Estos pueden ser signos de intolerancias alimentarias. Al contrario de lo que podría pensarse, los alimentos que creemos que más nos gustan suelen ser los que nuestros cuerpos no toleran bien, lo que nos impide adelgazar y hace que nos sintamos cansados e incluso deprimidos.

Las alergias e intolerancias alimentarias son mucho más frecuentes de lo que suele pensarse. Hay millones de adultos y niños que sufren reacciones a los alimentos ácidos; sin embargo, no lo saben porque los síntomas —hinchazón, mala digestión, problemas cutáneos, dolores de cabeza, letargo, depresión y aumento de peso— son habituales y pueden ser difíciles de diagnosticar. A la mayoría de la gente no se le ocurre que podrían ser causados por un alimento que llevan comiendo toda su vida. Lo que piensan es que deben de tener algún problema. A menudo la reacción al comer un alimento no se produce inmediatamente. Por ejemplo, puedes comer gluten un día y sentirte bien, pero luego al día siguiente te notas hinchado y cansado.

Algunos alimentos comunes que desencadenan reacciones con los que debes tener cuidado son:

- Trigo (gluten).
- Soja.
- Productos lácteos.
- Azúcar.
- Edulcorantes artificiales.
- Cafeína.

Lo ideal sería que eliminaras estos alimentos de tu dieta, ya que son todos muy ácidos y a menudo terminan siendo alimentos desencadenantes. Sin embargo, si quieres determinar si cierto alimento desencadenante es peor que otro, tendrías que consumir los que aparecen en la lista de uno en uno, prestando atención a cómo te sientes durante las veinticuatro horas siguientes. Si experimentas cualquier síntoma anormal, debes eliminar ese alimento. Una vez que hayas eliminado de tu vida estos alimentos reactivos, te sorprenderás de lo rápidamente que aumentan tu energía y tu salud.

3. Inflamación

Desafortunadamente, la mayoría llega a esta etapa tras pasar por alto las dos anteriores.

El ácido está tan incrustado y el sistema se encuentra tan sobrecargado que has empezado a sufrir un malestar crónico. Es difícil ignorar los síntomas en esta etapa porque pueden ser bastante dolorosos e incómodos: normalmente, reflujo o inflamación en las articulaciones o en el tracto digestivo (enfermedad de Crohn, síndrome del colon irritable, diverticulitis y celiaquía). Los dolores y el malestar son los gritos de tu cuerpo pidiendo ayuda y suelen empeorar a medida que avanza el día.

En esta etapa, los ejercicios de alcalinización son muy importantes. El de botar (que veremos en el capítulo

> **SÍNTOMAS CAUSADOS POR INTOLERANCIAS ALIMENTARIAS**
> - Acné/erupciones cutáneas.
> - Ansiedad.
> - Gases/distensión abdominal.
> - Metabolismo lento.
> - Depresión.
> - Dolores de cabeza.
> - Letargo.
> - Aumento de peso.
> - Problemas digestivos (diarrea, estreñimiento, calambres).
> - Antojos de comida.
> - Atracones.

ocho) es mi ejercicio linfático preferido porque es muy ligero para las articulaciones y la espalda, y constituye una de las formas más eficaces de mover el ácido que está causando la inflamación de los tejidos.

4. Esclerosis (endurecimiento del tejido) o úlceras

Aquí es donde las cosas empiezan a ponerse feas. Los tejidos responden de dos maneras diferentes a todo el ácido que están reteniendo. Algunos tipos de tejidos se endurecen, convirtiéndose en cuero, como sucede con la cirrosis en el hígado o el endurecimiento de las arterias. Otros tejidos forman úlceras porque ya no están protegidos por el delicado microbioma que ha sido destruido; por eso aparecen úlceras en el estómago o en otros órganos digestivos como el duodeno o el esófago.

Quizá las úlceras no parezcan un problema grave. Después de todo, son frecuentes, ¿no? Aun así, la mayoría de los médicos señalan como causas principales de estas el estrés, el consumo excesivo de alimentos desencadenantes y el uso de medicamentos antiinflamatorios. Entre estos últimos unos de los peores son los antiinflamatorios no esteroideos (AINE) como el Advil, el Aleve y el ibuprofeno, que se administran sin receta (en Estados Unidos pueden conseguirse en algunos supermercados), por lo que podría dar la impresión de que es seguro tomarlos. Sin embargo, los AINE son la decimoquinta causa principal de muerte en Estados Unidos.

Probablemente la mayoría de las veces que has sufrido dolor de cabeza o una resaca te los has tomado sin pensártelo dos veces. Muchos tomamos estos fármacos a menudo y no nos damos cuenta de que tienen unos efectos realmente perjudiciales. Cuando se producen las úlceras, son un síntoma de un problema mucho mayor que lleva sucediendo desde hace algún tiempo. Algunos síntomas de las úlceras son:

- Dolor o ardor en el abdomen, especialmente después de comer.
- Náuseas o vómitos, posiblemente con sangre en el vómito.
- Heces oscuras (que indican sangre digerida del tracto digestivo superior).
- Pérdida de apetito.
- Pérdida de peso inexplicable.

Por último, si no se trata de forma holística (es decir, no solo abordar los síntomas de las úlceras, sino también la verdadera causa del problema del ácido), el daño continúa, lo que lleva a la quinta etapa.

5. Enfermedades degenerativas

Si el tejido afectado se degenera mucho y no cambiamos de estilo de vida, pueden surgir enfermedades graves. Pueden aparecer muchos tipos de cáncer a lo largo del tracto digestivo: de estómago, de páncreas, de hígado, de colon o de esófago; este último fue el que sufrió mi padre. Su cáncer fue la culminación de estas cinco etapas progresivas de la acidosis. Comenzó como reflujo, que él nunca había mencionado (a mí por lo menos). Cuando el ácido le invadió de forma permanente el esófago, la inflamación se convirtió al poco tiempo en ulceración y endurecimiento. La úlcera sangrante fue lo que le hizo desmayarse en el asiento del conductor, mientras conducía a ciento diez kilómetros por hora por la autopista. Y después de realizar otras pruebas el resultado fue cáncer, la quinta etapa de la acidosis.

Muchos tipos de cáncer tienen las mismas causas. Aún recuerdo aquel día en el Memorial Sloan Kettering de Nueva York cuando el oncólogo le dijo a mi familia que la causa del cáncer de mi padre era «exceso de acidez». Echemos un vistazo a lo que eso significaba en el contexto de su diagnóstico. Es fácil ignorar las dos primeras etapas de la acidosis: pérdida de energía y sensibilidades alimentarias. ¿Quién no ha sentido alguno de estos dos síntomas y le ha restado importancia achacándolo a tener un mal día? Estos son efectos secundarios comunes, pero a menudo se pasan por alto, de manera que si te falta energía, esta podría ser la primera señal de advertencia de que hay un exceso de acidez en tu organismo. Lo mismo ocurre con las sensibilidades alimentarias. Mucha gente experimenta estos síntomas, pero no se da cuenta de que es porque están comiendo alimentos muy ácidos.

La inflamación es un gran signo revelador de acidosis, que puede examinarse mediante la prueba PCR-hs (proteína C reactiva de alta sensibilidad) en un análisis sanguíneo de rutina, y la prueba del índice de ácidos omega-3. Te hablaré sobre esta prueba más adelante. La inflamación en la fase aguda es buena, ya que es la respuesta curativa del cuerpo, que consiste en traer sangre y nutrientes al área lesionada o enferma; sin embargo, la inflamación crónica es terrible para el organismo. En el caso de mi padre, el ácido entró en el esófago, lo que causó irritación e inflamación.

Como la inflamación provocó daños y nunca se trató la causa, el ácido comenzó a ulcerarle el estómago y el esófago; tanto que le causó hemorragias internas, que es lo que provocó que se desmayara al volante. Sangraba tanto por dentro que necesitó una transfusión porque sus niveles de hemoglobina eran extremadamente bajos. A la úlcera le siguió la esclerosis: el endurecimiento de la pared que el ácido estaba corroyendo. Debido a esto el tejido enfermó, lo que en última instancia llevó a la etapa final, el cáncer.

Me estremezco cada vez que lo pienso. Pero, al mismo tiempo, ¡esto fue lo que me hizo ver que quería dedicar mi vida a llegar al mayor número de gente e informarla sobre los efectos devastadores de la acidosis y qué hacer para eliminar el ácido! Si sufres reflujo gastroesofágico (GERD) de cualquier magnitud, asegúrate de seguir los principios que expongo en este libro y consulta también con tu médico.

LA PROPORCIÓN IDEAL 80/20

Toda la salud comienza por el plato. Con objeto de mantener la salud, tienes que consumir diariamente como mínimo un 80 % de alimentos que alcalinizan el organismo y no más de un 20 % de aquellos que forman ácido. Este es el primer paso para combatir el posible desarrollo de enfermedades.

En los capítulos cinco y seis te hablaré más sobre qué alimentos son ácidos y cuáles son alcalinos. Si tienes un problema específico de salud, te recomiendo seguir una dieta cien por cien alcalina hasta que tu cuerpo se estabilice. Por ejemplo, alguien con cáncer nunca debería consumir alcohol o ni siquiera fruta moderadamente ácida, ya que ambos alimentan y perpetúan el cáncer. De hecho, todo el azúcar y los cereales, dos de los alimentos que más ácido forman, deben ser eliminados de la dieta.

Pero si estás sano, no pasa nada por tomar una copa de vino en la cena una vez a la semana, suponiendo que forme parte de tu 20 % para ese día y que no excedas la ingesta ácida asignada. El problema para la mayoría de los estadounidenses consiste en que esta proporción se invierte. Muchos seguimos un estilo de vida un 80 % ácido, y es por eso por lo que la enfermedad degenerativa crónica se ha descontrolado. ¡Y créeme, sé de lo que te estoy hablando porque seguía una dieta en la que había un 90 % de alimentos ácidos perjudiciales!

Lo bueno es que mediante la aplicación de un enfoque consistente en «añadir lo bueno» en lugar de centrarse únicamente en eliminar lo malo, es fácil cambiar la dieta para que pase a ser un 80 % alcalina. Puedes alterar tu ingesta nutricional, así como la cantidad de agua que bebes y otras variables diversas que pronto conocerás para hacer que tu cuerpo vuelva, o al menos se aproxime, a un estado más sano y equilibrado. Tu organismo siempre está fluyendo y tratando de lograr el equilibrio. A medida que conozcas mejor el pH de tu cuerpo, obtendrás más control sobre tu bienestar.

• • •

Antes de que podamos entrar de lleno en estrategias específicas que te ayuden a desintoxicarte y recobrar tu energía, tienes que saber cuál es tu estado actual de bienestar o desequilibrio. Rellena el cuestionario breve que viene a continuación para conocer en qué punto te encuentras en una escala de 1 a 100. Esto te proporcionará un patrón de referencia que podrás utilizar antes de adoptar cualquier protocolo.

LA DIETA ANTIÁCIDA

TEST: ¿TIENES UN EXCESO DE ÁCIDO?

➡ Puedes realizar este cuestionario *online* en www.getoffyouracid.com/how-acidic-are-you-quiz.

A estas alturas, probablemente estarás preguntándote hasta qué punto tienes acidez. Rellena este sencillo cuestionario para tener un punto de referencia inicial y para empezar a entender cómo de ácido o alcalino es tu estilo de vida. Junto a cada respuesta, escribe el siguiente número de puntos en función de las letras correspondientes:

A = 1 punto   C = 4 puntos
B = 2 puntos   D = 5 puntos

1. ¿Bebes café?
_____a. ¿Quieres decir litros? ¡Sí!
_____b. No puedo empezar el día sin tomar una taza por la mañana.
_____c. El café es mi placer inconfesable, pero he pasado a beber solo descafeinado y únicamente de vez en cuando.
_____d. Nunca bebo café.

2. ¿Con qué frecuencia haces ejercicio cada semana?
_____a. ¡Jajajaja, ejercicio! ¿Se admite como ejercicio cambiar de canal?
_____b. Trato de ir a clase una vez a la semana, pero no hago tanto ejercicio como debería.
_____c. Voy al gimnasio o salgo a correr un poco dos o tres veces a la semana.
_____d. Hago ejercicio cada día de una manera u otra.

3. ¿Cocinas?
_____a. Todo lo que puedo decir que cocino es una *pizza* de microondas.
_____b. Cocino unas cuantas veces a la semana, pero también como mucho en la calle.
_____c. Normalmente cocino y trato de usar ingredientes no procesados.
_____d. Cocino mucho usando alimentos orgánicos, enteros.

4. ¿Con qué frecuencia bebes vino, cerveza o licor?

_____a. Tomo una copa de vino (o dos o tres) o un par de cervezas todas las noches. ¡Es mi hora feliz!

_____b. Unas cuantas noches a la semana, me gusta disfrutar un poco.

_____c. Tomo una copa en alguna ocasión muy especial.

_____d. Nunca bebo alcohol.

5. ¿Cómo de estresado te sientes la mayoría de los días?

_____a. Muy estresado, en el trabajo, en mis desplazamientos e incluso en casa.

_____b. Mi trabajo es estresante, pero normalmente puedo relajarme por las noches.

_____c. Tengo momentos estresantes, pero son la excepción, no la regla.

_____d. Casi nunca me estreso; trato de tomarme las cosas con calma.

6. ¿Cuánto gluten (por ejemplo, pasta y pan) comes?

_____a. Los alimentos con gluten son mis favoritos.

_____b. Como gluten diariamente, pero trato de limitar mis porciones.

_____c. Con la excepción del pan Ezequiel, evito el gluten siempre que puedo.

_____d. No como nada de gluten.

7. ¿Cómo duermes?

_____a. Nunca me voy a la cama a mi hora, doy vueltas y luego me despierto agotado.

_____b. Trato de dormir lo suficiente, pero de todas maneras suelo levantarme cansado.

_____c. A veces me cuesta quedarme dormido, pero descanso lo suficiente.

_____d. Duermo mucho todas las noches y me despierto descansado y lleno de energía.

8. ¿Cuánta agua bebes al día?

_____a. Casi nada porque bebo refrescos, café, bebidas deportivas o zumos.

_____b. Algo, pero probablemente no suficiente.

_____c. Ocho vasos al día, como dice el médico.

_____d. Trato de beber cada día el número de vasos de agua resultante de dividir mi peso corporal entre siete.

9. ¿Te gusta el dulce?

_____a. ¡El azúcar es mi debilidad! No puedo decir no.

_____b. Trato de comer dulces solo en ocasiones especiales.

_____c. Como mucha fruta, pero muy poco de otros azúcares.

_____d. Casi nunca como azúcar y cuando lo hago, lo equilibro con verduras de hojas verdes y grasas saludables como el aceite de coco.

10. ¿Con qué frecuencia respiras profundamente durante el día?

_____a. Solo cuando estoy a punto de tener un ataque de pánico.

_____b. Casi nunca, solo cuando me acuerdo de hacerlo.

_____c. Tal vez una o dos veces al día.

_____d. Hago respiraciones profundas a propósito varias veces al día y en cualquier momento en que me siento estresado.

11. ¿Cuál es tu fuente habitual de proteínas?

_____a. Carne roja.

_____b. Pollo orgánico.

_____c. Pescado orgánico capturado en la naturaleza.

_____d. Cáñamo y chía, proteína de guisantes, garbanzos…

12. ¿Con qué frecuencia tomas edulcorantes?

_____a. No puedo vivir sin Coca-Cola *light* (u otras bebidas y alimentos edulcorados artificialmente).

_____b. Como muchos alimentos con edulcorantes para evitar el azúcar.

_____c. Los evito, aparte de comer chicle de vez en cuando o de tomar algún caramelo para la irritación de garganta.

_____d. Nunca tomo edulcorantes artificiales.

13. ¿Comes muchos alimentos procesados?

_____a. Prácticamente son los únicos que compro.

_____b. Compro frutas y verduras frescas, pero por comodidad sigo comiendo una buena cantidad de alimentos procesados.

_____c. Hago mis compras principalmente en la frutería y compro alimentos naturales y orgánicos.
_____d. Solo compro alimentos orgánicos y enteros, sin procesar.

14. Para limpiar la casa usas…
_____a. Cualquier producto que esté en oferta o lo más barato de la tienda.
_____b. Una mezcla de productos de marca y de productos naturales.
_____c. Generalmente vinagre, jabón para platos y otros productos que utilizaba mi abuela.
_____d. Solo productos orgánicos de limpieza y aceites esenciales.

15. Cuando comes fuera, normalmente pides…
_____a. Una hamburguesa con queso y patatas fritas.
_____b. Un plato de pasta con marisco y verduras.
_____c. Una ensalada con muchos ingredientes.
_____d. Una simple ensalada verde o un aperitivo vegetariano.

16. ¿Cuándo fue la última vez que tomaste un zumo o un batido verdes?
_____a. ¿Qué es un batido verde?
_____b. El mes pasado.
_____c. La semana pasada.
_____d. Hoy, tomo uno casi a diario.

17. ¿Qué cantidad de productos lácteos consumes cada día?
_____a. Me como todo lo que tenga queso, leche, mantequilla o nata.
_____b. Suelo comer yogur y un poco de queso de vez en cuando.
_____c. Suelo evitar los lácteos, pero a veces cocino con mantequilla orgánica de vacas criadas con pasto.
_____d. No tomo nada de lácteos.

18. ¿Qué bebida tomas durante todo el día?
_____a. Refresco o zumo de fruta.
_____b. Agua con gas.

_____c. Té verde.

_____d. Agua con limón.

19. ¿Comes frutos secos y mantequilla de frutos secos?

_____a. No, para las proteínas prefiero la carne y el queso.

_____b. Sí, me encanta la mantequilla de cacahuete.

_____c. Mis favoritos son las almendras tostadas y los anacardos.

_____d. Me encantan las almendras crudas y elaboro mi propia mantequilla de almendra.

20. ¿Cómo de cansado te sientes normalmente?

_____a. Lo siento, me quedé dormido. ¿Cuál era la pregunta?

_____b. Casi todos los días me siento más cansado de lo que quisiera.

_____c. Por lo general, tengo mucha energía. De vez en cuando estoy cansado, aunque haya dormido lo suficiente.

_____d. La energía no es un problema para mí como lo es para un gran número de personas. Tengo mucha.

_____**PUNTUACIÓN TOTAL**

RESULTADOS:

➡ **75 – 100 puntos: eres un campeón alcalino**

¡Felicidades! ¡Estás viviendo el estilo de vida alcalino! Has dominado la fórmula 80/20, en la que el 80 % de tus alimentos son alcalinos y solo el 20 % son ácidos; haces ejercicio regularmente, gestionas de forma adecuada el estrés y duermes bien. Debes de sentirte estupendamente. ¡Sigue así!

➡ **50 – 74 puntos: eres un novato alcalino**

¡Vas por el buen camino! Aunque puedes mejorar, conoces los fundamentos del estilo de vida alcalino y tratas de llevarlos a la práctica todo el día, durante todos los días.

Céntrate en beber una gran cantidad de agua pura y alcalina en lugar de otras bebidas, ingerir verduras y grasas saludables en cada comida, reducir el azúcar, incluso el de fuentes naturales, añadir más batidos verdes a tu dieta, y hacer mucho ejercicio.

➡ **25 – 49 puntos: eres un «acidhólico» en proceso de recuperación**
Tienes mucho ácido en el cuerpo y sufres de falta de energía. Aunque has tomado algunas buenas decisiones, es probable que sigas siendo adicto a uno o más alimentos ácidos: azúcar, cereales, edulcorantes artificiales, alimentos procesados, carnes o lácteos.

Desengánchate de esas adicciones y añade más productos bajos en azúcar; de esta manera conseguirás darle la vuelta a la tortilla. Pronto te sentirás mejor que nunca y con menos antojos de alimentos ácidos.

Comienza con el objetivo de unas pocas comidas más sin carne, productos lácteos ni azúcar cada semana y verás cómo te sientes mucho mejor. Y asegúrate de leer mis «Siete maneras de eliminar la acidez». En el capítulo ocho obtendrás más información sobre esto.

➡ **20 – 24 puntos: eres adicto al ácido**
¡Necesitas dejar el ácido ya! Tu estilo de vida es altamente ácido, especialmente la forma en que estás comiendo. Y sientes los efectos del ácido: desde no tener suficiente energía hasta estar plagado de dolores, malestar, inflamación y problemas de salud.

Empieza inmediatamente a implementar mis «Siete maneras de eliminar la acidez» (capítulo ocho) y adopta nuevos hábitos de salud con mi «Desafío de siete días» (capítulo diez). Mira las recetas rápidas y sabrosas que puedes preparar en casa usando alimentos enteros, llenos de nutrientes para poner en marcha un estilo de vida alcalino.

Conforme empieces a obtener más energía de la forma en que estás comiendo, añade ejercicio a tu rutina; esto te ayudará a eliminar el ácido acumulado en el cuerpo y a empezar a sentirte mejor. Para más información, consulta el capítulo ocho.

Ahora que has rellenado el cuestionario y sabes en qué punto te encuentras, estás en camino de adquirir la destreza para avanzar hacia el cambio. Si vinieras a mi consulta, te formularía estas mismas preguntas y te haría una prueba de pH de la saliva y la orina. Creo que una vez que empieces a realizar un seguimiento de tu salud, aprenderás más sobre tu cuerpo y tendrás la información y la motivación necesarias para realizar cambios en tu comportamiento y en tu vida.

- 2 -
EL SECRETO ES UN pH EQUILIBRADO

Hay ciertos parámetros a los que un cuerpo humano tiene que adherirse para estar sano y, a un nivel más básico, estar vivo. Nuestro cuerpo regula su temperatura a alrededor de 36,7 °C, la presión arterial óptima es de 120/80 mmHg y hay rangos saludables para los niveles de glucosa en sangre (azúcar en la sangre), niveles de colesterol, etc. Por lo general, examinan estos valores cuando vas a hacerte un control médico. Sin embargo, hay otro parámetro que debes conocer y que probablemente no estés analizando; en mi opinión este podría ser el más importante de todos: se trata del nivel de pH de la sangre, que se considera normal cuando está alrededor de 7,4. ¿Por qué? Porque si el pH se desviara en más de un punto, estarías muerto.

Con excesiva frecuencia, experimentamos signos reveladores de un nivel deficiente de pH, ¡pero la mayoría de la gente no sabe que el pH es la clave para una buena salud (me gusta pensar que las siglas pH significan salud perfecta*)! Si tienes problemas de energía y además experimentas dolores de cabeza, problemas digestivos, dolores en las articulaciones, reflujo y dificultad para perder peso, el pH es un parámetro que necesitas conocer mejor.

---

* N. del T.: *perfect health*.

Aunque las diversas partes de tu cuerpo tienen diferentes niveles óptimos de pH, el pH en el que más vamos a centrarnos es el de tu sangre y tus tejidos corporales (al que se puede hacer un seguimiento a través del pH de la saliva y la orina). De estos dos, el de la sangre es especialmente relevante. Si alguno de estos niveles se desvía de los valores saludables, experimentarás dolencias comunes que son la manera de tu cuerpo de decir: «¡Tengo un exceso de ácido!».

TIPOS DE pH DEL CUERPO
pH sanguíneo

El pH de la sangre está estrechamente regulado en un rango estrecho de entre 7,35 y 7,45 (el ideal se sitúa en 7,4). Tu cuerpo hará lo que sea necesario para mantener ese nivel estable porque si se desvía, no podrás sobrevivir. De manera que igual te estarás preguntando: si mi pH de la sangre está siempre autorregulado en 7,4 y no puede cambiar mucho, ¿para qué necesito seguir una dieta alcalina?

El propósito de comer y beber alimentos alcalinos no es tratar de elevar el pH de la sangre, como muchos han llegado a creer equivocadamente. Comer alcalino es importante porque impide que el cuerpo tenga que hacer la regulación por sí mismo. El hecho es que el cuerpo hará lo que sea necesario para mantener un pH sanguíneo de 7,4 constante, lo cual es una buena noticia, ¡pero también es ahí donde reside el problema! Si la alimentación no te aporta minerales esenciales para combatir el ácido, tu cuerpo encontrará otra manera de obtenerlos. Tu sangre «robará a Juan para pagarle a Pedro» en un esfuerzo por mantener el pH sanguíneo en 7,4. En otras palabras, si consumes una dieta muy ácida, tu organismo se verá obligado a usar el calcio de los huesos y el magnesio de los músculos para amortiguar el alto potencial ácido y mantener sana tu sangre e impedir que mueras. El calcio y el magnesio son «antiácidos» que actúan en cuestión de segundos para «limpiar» toxinas de la sangre y asegurar que mantengas este nivel saludable de pH.

Estamos obligando a nuestros cuerpos a esforzarse mucho y esto los desgasta y causa enfermedades crónicas degenerativas. Si tu organismo está trabajando constantemente, día y noche, para equilibrar el pH, se agotará su energía.

Comiendo más alimentos alcalinos, apoyamos nuestras funciones corporales y aumentamos su efectividad.

Nuestro cuerpo no está hecho para lidiar diariamente con cantidades tan grandes de sustancias tóxicas. Por otro lado, si el 80 % de tu dieta está repleta de verduras de hoja verde oscuro y grasas saludables ricas en minerales, vitaminas y fibra, tu cuerpo tendrá los nutrientes que necesita para regularse.

pH del cuerpo (saliva y orina)

A diferencia del pH sanguíneo, los niveles de pH de la saliva y la orina no suelen permanecer constantes. Fluctúan según la forma en que hayas vivido durante las últimas veinticuatro horas, es decir, según la forma en que hayas comido, bebido, pensado y te hayas movido. Estos niveles son una medida directa de lo ácidos que están los tejidos de tu cuerpo. Esto significa que tienes cierto control sobre el pH del tejido y puedes tomar medidas para mejorar tu salud general si le prestas atención. También es por eso por lo que las pruebas y la regulación de los niveles de pH son tan importantes: te ofrecen una visión inmediata y precisa de la salud y la energía de tu cuerpo en ese momento.

El pH de la saliva nos hace ver lo que el cuerpo está almacenando o reteniendo (reservas de minerales), mientras que el pH de la orina refleja lo que excreta (desechos ácidos). Cuando el pH de la saliva y el de la orina están en el rango óptimo, las enzimas son más eficaces y los jugos digestivos funcionan mejor. Como resultado, el cuerpo descompone adecuadamente los alimentos, de manera que absorbe y asimila óptimamente todos sus nutrientes. Pero si el pH de la orina y el de la saliva están mal, la digestión se estropeará. La comida no se descompondrá ni se absorberá adecuadamente y te faltará energía. La desnutrición provoca fatiga y, como ya sabes, esta es la primera de las cinco etapas de la acidosis.

pH de la saliva

El pH de la saliva es muy importante porque se correlaciona estrechamente con el pH sanguíneo. Esto se debe a que la saliva es el primer lugar del que tu cuerpo robará minerales para equilibrar el pH sanguíneo. Si estás bombardeando tu cuerpo con una dieta hiperácida, este hará cualquier cosa para asegurarse de obtener los minerales que necesita para neutralizar esos ácidos, ¡aunque eso signifique robarlos de otras áreas del cuerpo! Uno de los primeros elementos a los que echará mano es la saliva.

La saliva produce bicarbonato sódico (bicarbonato de sodio), un regulador alcalino que neutraliza los ácidos a medida que entran en la boca. (Esta es la razón por la que muchos tipos de pasta dentífrica contienen bicarbonato sódico).

La prueba del pH de la saliva puede ofrecer una temprana indicación o señal de advertencia si tu cuerpo, en concreto la sangre, tiene una acidez excesiva. Cuando se altera la composición de la saliva, es señal de que la sangre es ácida y está absorbiendo minerales para neutralizar cualquier acidez.

El rango general para el pH de la saliva debe situarse entre 6,5 y 7,4, para comenzar el proceso predigestivo. Por término medio, el rango ideal debe estar entre 6,5 y 6,8 (más cerca de 6,5 para quienes comen pequeñas cantidades de carne y más cerca de 6,8 o incluso más elevado para los vegetarianos sanos).

Cuando estás comiendo, el pH de la saliva debe estar entre 7,2 y 7,4. El cuerpo requiere este rango de pH para que la enzima amilasa, responsable de la digestión de los almidones, funcione óptimamente. Si haces una prueba del «pH de la saliva para comer» (justo antes de empezar la comida, cuando la boca está salivando) y se encuentra por debajo de 7,2, es señal de que tu cuerpo carece de las reservas minerales y enzimas necesarias para digerir adecuadamente los alimentos. Si las enzimas de tu boca están mal, puedes estar seguro de que también lo estarán en la parte inferior del tracto digestivo, en el páncreas y la vesícula biliar. Esta es la razón por la que la prueba del pH de la saliva es la más importante de todas las pruebas de pH.

En general, si el pH de tu saliva está por debajo de 6,5, tienes una acidez excesiva y careces de los amortiguadores minerales necesarios para controlar los ácidos en el organismo. Es hora de empezar a alcalinizar. El pH de la saliva nunca debe bajar de 6,1. Un pH de saliva de 5,5 (con un pH asociado de la orina de 4,5) indica la presencia o la posibilidad de una enfermedad crónica y es una señal clara de que se han agotado las reservas de minerales del cuerpo. Por ejemplo, casi todos los pacientes de cáncer darán como resultado una fuerte acidez en su prueba de pH de la saliva.

Desafortunadamente, la saliva no tiene una gran cantidad de reservas minerales y puede quedarse sin ellas rápidamente, sobre todo si sigues una dieta muy ácida.

Tras esto, tu cuerpo tomará cualquier mineral que pueda de la orina y de los tejidos blandos. El magnesio es un importante regulador del ácido que reside en gran parte en el tejido muscular de todo el cuerpo. El ácido drena nuestros cuerpos de magnesio y esto perjudica la función enzimática, lo cual ocasiona calambres musculares, espasmos y dolor muscular. Cuando los niveles de magnesio se agotan —y el 80 % de los estadounidenses muestra deficiencias de magnesio—, el cuerpo recurre a su mayor reserva de minerales alcalinos, los huesos. De hecho, bajo estrés dietético o emocional, el primer mineral que pierde el cuerpo es el magnesio, seguido por el potasio y el calcio.

Seguir la «dieta típica norteamericana» —altas cantidades de azúcar, cereales, lácteos, carne, cafeína y edulcorantes artificiales— le robará al esqueleto casi la mitad de su calcio en el plazo de veinte años. No es de extrañar que las empresas farmacéuticas estén ganando millones de dólares gracias a los medicamentos para la osteoporosis.

pH de la orina

El pH de la orina es diferente al de la sangre y la saliva, ya que la orina es lo que segregan los riñones. Eso significa que a menudo verás una lectura ácida más alta, especialmente por la mañana. Mientras duermes, tu cuerpo ha estado trabajando para desintoxicarte y eliminar los ácidos de tus tejidos vertiéndolos en el sistema de eliminación. Cuando se mide el pH de la orina a primera hora de la mañana, nos encontramos (generalmente) con el nivel más ácido del día.

Cuando por primera vez haces la transición a una dieta alcalina, los exámenes de orina pueden mostrar inicialmente resultados muy ácidos. Pensarás: «Pero ¿cómo puede ser? ¡Si ahora estoy comiendo alimentos alcalinos!». Tu nueva dieta está ayudando a tu cuerpo a deshacerse de todos los ácidos acumulados, por lo que durante los primeros días o semanas experimentarás cómo se van eliminando. Esto lo he visto innumerables veces cuando mis pacientes hacen la depuración alcalina de siete días de *La dieta antiácida*. Se produce un abundante vertido de ácidos y ¡eso significa que la limpieza está funcionando! Un día, despertarás con un pH urinario más elevado y sabrás que te has pasado a la vida sana. ¡Es una sensación estupenda!

El pH de la orina debe estar siempre ácido, en un rango de 5,5 a 7,0.

Este pH refleja la función de las glándulas suprarrenales, los riñones y la hidratación (o la falta de ella), ya que el cuerpo tiene que eliminar los ácidos metabólicos que resultan de la digestión de las grasas, los carbohidratos y las proteínas. Por eso es tan importante consumir alimentos con un alto índice alcalino. Notarás que el pH de la orina es un reflejo directo de lo que comes. Si comes algo de carne o cereales, los resultados de las pruebas del pH serán más ácidos, ya que tienes que eliminar esos ácidos. Del mismo modo, si comes una comida consistente en una ensalada de hojas de color verde oscuro con un poco de aguacate, el pH estará en la parte superior del rango. Como en el caso del pH de la saliva, el rango ideal es de 6,5 a 6,8. El pH de la orina nunca debe quedar por debajo de 5,0, ya que esto indica problemas digestivos graves y posibles enfermedades crónicas.

MEDIR EL pH: ¿PUEDES PASAR LA PRUEBA DEL ÁCIDO?

Una de las mejores herramientas que tenemos es la capacidad de medir el pH y obtener una instantánea de la acidez tal y como se encuentra en ese momento. El examen diario de pH es económico, extremadamente fácil ¡y puede hacerse en solo quince segundos! Todo lo que se necesita es una caja de tiras reactivas de pH y un lugar para registrar tus progresos. He creado unas tiras reactivas de pH que se pueden usar con saliva u orina; puedes adquirirlas en mi página web, www.getoffyouracid.com. También puedes comprar tiras reactivas genéricas en la farmacia. Son tiras reactivas de color dual, que son las más sensibles y precisas.

Las tres pruebas fundamentales de pH

Ahora que sabes lo que indican los números, las pruebas de pH pueden ser una manera muy útil de medir y saber objetivamente cómo progresa tu cuerpo.

El pH refleja tu dieta, cómo te mueves (o no), cómo piensas y la cantidad de estrés mental y emocional que tienes en un momento determinado. Voy a repetirlo porque tiene una importancia fundamental: el estrés es un millón de veces más perjudicial que cualquier cosa que puedas comer o beber.

Te recomiendo examinar el pH sistemáticamente, cada día a la misma hora. Es fácil hacer la prueba de la orina justo después de despertarse.

Si estás usando esta prueba, trata de hacerla a primera hora de la mañana. Si estás examinando la saliva, es mejor hacerlo entre las once de la mañana y las dos de la tarde o alrededor de la hora del almuerzo. A continuación te muestro las tres maneras más fáciles de examinar tu pH.

Prueba del pH de la saliva para comer (antes del almuerzo)

Esta es quizá la más importante de todas las pruebas de pH. Debes realizarla cuando vas a comer y la boca comienza a salivar como reacción a pensar en la comida que tienes por delante. Esta prueba determina si tienes las reservas minerales alcalinas necesarias para amortiguar o neutralizar el ácido cuando tu cuerpo lo necesite.

Cuando haces una prueba de pH de la saliva para comer, el resultado ideal del rango de pH es de 7,2 a 7,4. Puedes tener la seguridad de que si caes en este rango ligeramente alcalino, tienes suficientes reservas alcalinas. Eso significa que la boca cuenta con las enzimas y minerales necesarios para amortiguar el ácido y ayudar a descomponer y digerir la comida. Asimismo, significa que los tendrás en la parte inferior del aparato digestivo. Lo contrario también es cierto. Si una prueba de pH revela un valor menor que el rango ideal (7,2 a 7,4), los problemas de acidez son más graves y crónicos. El rango de 6,0 a 6,5 indica problemas ácidos leves. Por debajo de 6,0 es fuertemente ácido. Eso significa que el cuerpo se encuentra en un estado de acidosis crónica de bajo grado y es deficiente en reservas de minerales.

Esta prueba es significativa porque con un rango de pH de 7,2 a 7,4, la amilasa de la enzima que digiere el almidón funciona mejor. Si el pH está por debajo de este rango, es posible que tu digestión sea ineficiente, lo que puede ocasionar una serie de problemas.

Si los niveles de pH caen por debajo del rango ideal, hay tres cosas que me gustaría pedirte que hagas:

1. Supervisa estos niveles al menos una vez al día.
2. Mastica los alimentos como mínimo veinticinco veces y coloca el tenedor en el plato después de cada bocado. Así se realiza la predigestión de la comida y se favorece la buena digestión. ¡Te recomiendo que mastiques incluso los batidos!
3. Sigue rigurosamente mis «Siete maneras de eliminar la acidez»

del capítulo ocho para recomponer tus reservas alcalinas.

Instrucciones: antes de hacer esta prueba, traga saliva dos veces y coloca la tira reactiva de pH directamente en la saliva que has acumulado entre los labios o escupido en una cuchara (este es el método ideal). Una vez que hayas terminado la prueba, no esperes más de quince segundos para leer los resultados.

Rango ideal de resultados: 7,2-7,4

Un nivel inferior a 7,0 significa que te encuentras en un estado de acidosis crónica de bajo grado, lo cual quiere decir que sufres deficiencia de reservas minerales (magnesio, calcio, potasio y bicarbonato sódico) y necesitas comenzar a alcalinizarte de inmediato.

Prueba del pH de la saliva entre comidas

La prueba del pH de la saliva entre comidas debe hacerse al menos dos horas después de comer; lo ideal es entre las once de la mañana y las dos de la tarde.

Instrucciones: antes de hacer esta prueba, traga dos veces y coloca la tira reactiva de pH directamente en la saliva que has acumulado entre los labios o escupido en una cuchara (este es el método ideal). Una vez que hayas terminado la prueba, no esperes más de quince segundos para leer los resultados.

Rango ideal de resultados: 6,5-7,4
Levemente ácido: 6,0-6,5
Fuertemente ácido: 4,5-6,0

Un nivel inferior a 6,5 significa que te encuentras en un estado de acidosis crónica de bajo grado, lo cual quiere decir que sufres deficiencia de reservas minerales (magnesio, calcio, potasio y bicarbonato sódico) y necesitas comenzar a alcalinizarte de inmediato.

Examen del pH urinario entre comidas

El examen de orina entre las comidas debe realizarse al menos dos horas después de comer, idealmente entre las once de la mañana y las dos de la tarde.

Instrucciones: orina en un recipiente y moja en él la tira reactiva de pH (este es el método ideal) y luego retírala, o bien orina directamente sobre una tira reactiva de pH a media

EL SECRETO ES UN pH EQUILIBRADO

¿CUÁL ES TU PH DE ORINA Y SALIVA IDEAL?

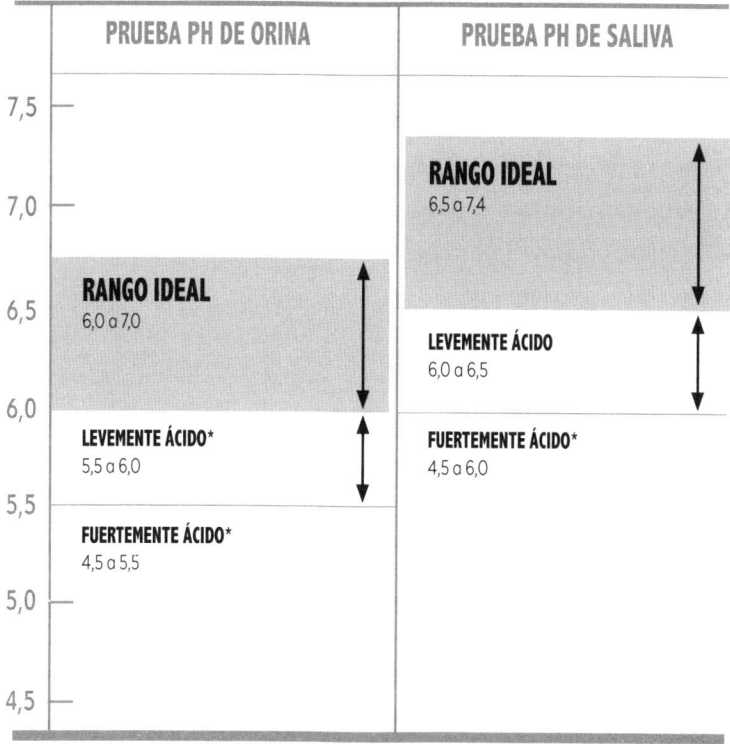

* Significa que tu cuerpo se encuentra en un estado de acidosis crónica de bajo grado y es deficiente en reservas de minerales.

- Comienza a alcalinizar tu cuerpo inmediatamente con verduras de hoja verde oscuro y grasas saludables.
- Toma un suplemento en polvo verde deshidratado con elevado contenido en clorofila.
- Toma un suplemento en polvo mineral que contenga glicinato de magnesio, citrato de calcio, bicarbonato de potasio y bicarbonato sódico.

micción. Una vez que hayas terminado la prueba, no esperes más de quince segundos para leer los resultados.

Rango ideal de resultados: 6,0-7,0
Ligeramente ácido: 5,5-6,0
Fuertemente ácido: 4,5-5,5

Los rangos aceptables de las pruebas de pH de orina deben ser siempre más ácidos que los de las pruebas de pH de la saliva, ya que este es un indicador de que los riñones están haciendo su trabajo para eliminar los ácidos dietéticos y metabólicos de tu cuerpo.

PRUEBAS DE pH PARA NIÑOS

La mayoría de los niños tienen un cuerpo alcalino, con un pH de saliva en el rango de 7,0 a 7,5. Si sus niveles son sistemáticamente inferiores a este rango, tienes que prestar mucha atención a lo que les estás dando de comer y beber. ¿Consumen alimentos ácidos comunes como zumo de naranja, lácteos, rosquillas y pan, *pizza*, galletas, patatas fritas y refrescos? Hazles una prueba diariamente a primera hora de la mañana y al menos dos horas después de comer o masticar. ¡Acuérdate de darles a tus hijos lo que necesitan, no lo que quieren!

Instrucciones: antes de realizar esta prueba, haz que tu hijo trague saliva dos veces; a continuación pon la tira reactiva de pH directamente en la saliva de su boca o en la que hayan escupido en una cuchara.

El rango ideal de resultados de la prueba del pH de la saliva matutina en los niños es de 7,0 a 7,5.

Un nivel inferior a 6,0 significa que te encuentras en un estado de acidosis crónica de bajo grado, lo cual quiere decir que sufres deficiencia de reservas de minerales (magnesio, calcio, potasio y bicarbonato sódico) y necesitas comenzar a alcalinizarte de inmediato.

Revisa el pH durante un mes

Examinar el pH es una ciencia y para evitar la subjetividad deberías hacerte la prueba repetidamente a diario; lo ideal es que te la hagas cada día a la misma hora. De este modo podrás identificar una tendencia al cabo de un período de cuatro semanas. Una prueba de pH se hace en nada, y en sí no es muy relevante.

Cuando examines sistemáticamente el pH de la saliva y la orina, comenzarás a hacerte una idea de cómo está tu cuerpo. Es el sistema definitivo de biorretroalimentación y te dirá exactamente lo que sucede en tu interior. Presta atención a las mediciones y a cómo te sientes con ese nivel específico de pH que has examinado. Pregúntate: «¿Cómo está mi energía? ¿Cómo está mi digestión? ¿Cómo están mi estado de ánimo y mi sueño?». Todo esto te ayudará a determinar dónde debe situarse la gama ideal del pH de tu saliva y orina.

Además, supervisar sistemáticamente el pH te proporciona una excelente motivación. Suele decirse que uno respeta aquello a lo que presta atención. Cuando empieces a examinar tu pH, tendrás aún más respeto por tus maravillosos sistemas corporales.

- 3 -
LOS AMORTIGUADORES*
ÁCIDOS DEL ORGANISMO

La buena noticia es que el organismo cuenta con un poderoso sistema de defensa en forma de amortiguadores químicos que trabajan al unísono para controlar el pH de la sangre. Se trata de un sistema complejo, compuesto por los riñones, los pulmones, el hígado, las glándulas suprarrenales, la piel, el colesterol y, sí, incluso la grasa, todos perfectamente diseñados para lidiar con esos ácidos diarios. Sin embargo, el cuerpo no está preparado para resistir esa tremenda cantidad de ácido cada vez mayor, debida a todos los ácidos dietéticos, metabólicos, químicos, ambientales y del estrés.

Podemos definir el amortiguador como una solución que resiste los cambios en el pH cuando se le añade una sustancia ácida o alcalina. Normalmente, los amortiguadores contienen una de las cuatro sales minerales fundamentales: calcio, magnesio, potasio o sodio. Estos amortiguadores o reguladores alcalinos mantienen el pH equilibrado y en su nivel adecuado; sin ellos, moriríamos por sobredosis acídica.

Así que si estás siguiendo una dieta muy ácida, tu sistema de amortiguación funcionará a marchas forzadas para ayudar a neutralizar los ácidos. Pero adoptando un estilo de vida

---

* N. del T.: también denominados tampones químicos, soluciones *buffer*, disoluciones amortiguadoras o disoluciones reguladoras.

más alcalino, este sistema puede funcionar eficazmente sin sobrecargarse tanto de trabajo.

Por ejemplo, cuando tu cuerpo se encuentre estresado por el ácido, agotará su reserva de minerales vitales, y acudirá a los huesos para conseguir calcio, a los músculos y las articulaciones para el magnesio y a la boca para el bicarbonato; es decir, buscará los minerales donde pueda. Hay un conjunto de «controles y contrapesos» en juego para mantener saludables las partes más importantes de tu cuerpo durante el mayor tiempo posible. Estás programado para sobrevivir. Pero con el tiempo, los malos hábitos dietéticos y de estilo de vida estresan tu cuerpo. Una dieta ácida puede dar lugar a osteoporosis, dolor articular y muscular, caries dental y debilitación de las encías, todo esto debido al esfuerzo continuo por neutralizar los ácidos en la sangre y equilibrar el pH.

TIPOS DE AMORTIGUADORES ÁCIDOS

Amortiguadores sanguíneos

Los amortiguadores sanguíneos son los primeros en acudir en defensa de tu pH y son los más importantes, ya que actúan en cuestión de segundos. Uno de los más poderosos es una sustancia alcalina llamada bicarbonato. Cuanto más alcalino comas, más bicarbonato podrá generar tu cuerpo. Pero esta sustancia no funciona sola.

Los iones bicarbonatos se combinan con sales minerales como calcio, magnesio, potasio y sodio para expulsar a los ácidos de tu cuerpo.

En su libro *Bicarbonato sódico*, el doctor Mark Sircus subraya la importancia de tener grandes cantidades de bicarbonato en la sangre en todo momento. Escribió: «Incluso en sujetos sanos, a partir de la edad de cuarenta y cinco años comienza una disminución notable del bicarbonato [...] La pérdida de bicarbonato impide que la sangre administre eficazmente el ácido que produce el cuerpo. Esta pérdida, combinada con deficiencia mineral, desencadena el conjunto de enfermedades degenerativas inducidas por ácido como el reflujo, los cálculos renales, la diabetes, la hipertensión, la osteoporosis, las enfermedades cardíacas, el cáncer y la gota».

Los minerales son fundamentales para mantener equilibrado el pH. Por eso es tan importante comer alimentos alcalinotérreos como las verduras de hoja verde oscuro, que contienen muchos minerales y fibra y poco azúcar. También es por eso por lo que les pido a mis pacientes que refuercen y alcalinicen el agua que consumen. Veremos la hidratación más específicamente en el capítulo ocho, pero por ahora todo lo que necesitas saber es esto: la función más importante de beber agua alcalina rica en minerales es aumentar los bicarbonatos de la sangre porque, a medida que envejeces, disminuyen naturalmente y esto baja tus defensas para luchar contra el ácido.

Otro amortiguador sanguíneo importante es el sistema de almacenamiento de proteínas: los glóbulos rojos y los aminoácidos sanguíneos absorberán los ácidos restantes (iones H+) de la sangre. Este es el mayor elemento de amortiguación del cuerpo y el más fuerte, ya que representa el 75 % de todo el sistema de amortiguación. Es responsable de ajustar el pH sanguíneo a un nivel saludable de 7,4.

Amortiguadores pulmonares

Además de los alimentos ácidos que comes y bebes, tu cuerpo está constantemente generando ácidos metabólicos como subproducto de su funcionamiento. Por ejemplo, la gasolina le sirve de combustible a tu coche. Al funcionar, el coche produce monóxido de carbono como residuo. Tu cuerpo funciona de la misma manera. Es alcalino por naturaleza con subproductos ácidos.

El combustible más importante para tu cuerpo es el oxígeno. En lugar de producir monóxido de carbono como un coche, el cuerpo genera un residuo ácido llamado ácido carbónico. El ácido carbónico se neutraliza en la sangre por medio de las sales minerales y bicarbonatadas o va a los pulmones, donde se convierte en el gas dióxido de carbono y es liberado mediante la respiración. De hecho, ¡el 70 % de la carga ácida total del cuerpo se elimina a través de los pulmones!

Cuando el ácido aumenta, los amortiguadores pulmonares actúan para cambiar la forma en que respiras. Aumentarán la frecuencia respiratoria (respiración más rápida y menos profunda) en un intento de eliminar el ácido del cuerpo. Mientras que los amortiguadores sanguíneos actúan en cuestión de segundos para neutralizar el ácido, los amortiguadores pulmonares necesitan de uno a tres minutos para cambiar el pH.

Es por eso por lo que es importante vigilar la frecuencia respiratoria (cómo de rápido o de lento respiras). ¿Respiras superficialmente con lospulmones? ¿O respiras profundamente utilizando el diafragma? Una tasa de cinco a seis respiraciones por minuto puede indicar que gozas de muy buena salud, mientras que una tasa de respiración de veinticuatro o más puede indicar un estado muy grave de acidez. Cuando respiras más rápido, tu cuerpo trata de expulsar al espirar cualquier exceso de dióxido de carbono que esté haciendo que tu sangre se vuelva más ácida.

Amortiguadores renales

Los riñones se encargan de completar lo iniciado por los amortiguadores sanguíneos y pulmonares. Mientras que los amortiguadores sanguíneos actúan en segundos y los pulmonares en minutos, los amortiguadores renales trabajan durante horas o días (sin embargo, tienen la capacidad de actuar en cuestión de minutos, si surge una situación peligrosa) para ayudar a mantener la sangre cerca del pH perfecto de 7,4. Una vez más, por eso es tan importante la prueba del pH de la orina, ya que muestra más directamente la función renal y tiende a ser más ácido que el de la saliva, ya que es un indicador de las toxinas que los riñones están intentando eliminar del cuerpo.

Amortiguadores dietéticos

Se trata de unos amortiguadores que se pueden controlar más directamente; por esto es tan importante comer alimentos alcalinos. Los alimentos alcalinos no solo son abundantes en minerales, que neutralizan el ácido, sino que también liberan bicarbonato en el intestino delgado para mantener un ambiente alcalino y un microbioma sano. El pH ideal del intestino delgado debe ser alcalino en un rango de 7,5 a 8,4. De este modo puede absorber mejor los nutrientes.

Lipoproteínas de baja densidad (colesterol LDL)

Un nivel elevado de lipoproteínas de baja densidad (LDL, por sus siglas en inglés) indica que tu cuerpo tiene un problema de ácido. El colesterol LDL (llamado colesterol malo) y las grasas se unen a ácidos y toxinas en la sangre, las glándulas linfáticas y el líquido extracelular. Imagina una pecera, por ejemplo. Si los peces son tus células, el colesterol LDL ayuda a limpiar el agua de la pecera para que las células se vuelvan menos tóxicas. Tus células son tan saludables como los líquidos en los que se bañan, por lo que el LDL y las grasas saludables son cruciales. Comer carbohidratos refinados como el pan y la pasta y beber refrescos aumenta el colesterol LDL. Este se unirá a estos ácidos para ayudar a minimizar su daño. Sin embargo, a menudo se considera que el LDL es una de las causas principales de las enfermedades cardíacas. No obstante, el colesterol LDL no «aprieta el gatillo» para provocar estas enfermedades, sino que simplemente es el chivo expiatorio que encontramos en la escena del crimen. Hemos de entender la importancia de la función que desempeña y comprender que en realidad es beneficioso.

Muchos médicos recetan fármacos con estatinas para reducir los niveles elevados de LDL, pero lo único que hacen estos medicamentos es destruir el mecanismo de autodefensa creado por el organismo para salvar su vida. El ácido es corrosivo y literalmente puede hacerte un agujero, ulcerando los vasos sanguíneos y los órganos. Las grasas LDL ayudan a evitar que esto suceda; le proporcionan colesterol al organismo, una sustancia sin la cual no podría funcionar. Los niveles de LDL aumentarán cuando haya muchas toxinas y actividad de radicales libres en tus tejidos, ya que el LDL transporta el colesterol a estas áreas tóxicas y sirve como antioxidante y amortiguador primordial del ácido. Por lo tanto, si tus niveles de LDL han aumentado, presta atención a la advertencia, ya que se trata de una señal seria de un problema subyacente: exceso de ácido. También deberías examinar el tamaño de las partículas de las moléculas de LDL. Esto tiene su importancia, como veremos más adelante.

Las grasas de LDL son imanes para los ácidos y una vez que se unen a estos, idealmente, se excretan a través de las cuatro vías principales: la micción, la respiración, la transpiración y la defecación. En otras palabras, los orinas, los exhalas, los sudas y los defecas. Pero si tus medios de eliminación están desbordados y colapsados, tu cuerpo los depositará en tus tejidos: alrededor de los órganos (esto se conoce como grasa visceral), así como alrededor del vientre, las caderas y las piernas. Precisamente por esto la obesidad es un problema ácido.

Los amortiguadores ácidos salvan vidas

Los sistemas de amortiguación ácida son esenciales y están diseñados para mantener el pH de la sangre tan cercano a 7,4 como sea posible. Estos amortiguadores están ahí para eliminar los ácidos diarios que tu cuerpo genera continuamente. Pero la toxicidad y el estrés que rodean a nuestras vidas en la actualidad hacen que las reservas alcalinas se nos agoten enseguida.

Como vimos antes, el gluten, el azúcar y los antibióticos están destruyendo nuestra microbiota, lo que permite que las toxinas esquiven las defensas de la pared intestinal y luego se filtren en el torrente sanguíneo. Se convierte en una cuestión de oferta y demanda. Si tienes demasiado ácido, no dispondrás de suficientes amortiguadores para neutralizarlo. Por consiguiente, tu cuerpo se verá obligado a depositar los ácidos en tejidos donde se almacenan hasta el momento en que esté mejor equipado para eliminarlos. A corto plazo, esto te salva la vida porque mantiene constante el pH de la sangre. Pero cuanto más tiempo permanezcan los ácidos en los tejidos, más probabilidades habrá de que comiencen a corroerte por dentro.

A continuación, el sistema linfático toma el control. Es otro sistema de desintoxicación muy importante que el organismo ha creado para deshacerse del ácido. El cuerpo neutralizará lo que pueda; lo que queda lo succiona el sistema linfático con el fin de extraer los ácidos restantes de los tejidos y volver a enviarlos al torrente sanguíneo para (esperemos) su eliminación. ¿Puedes advertir la pauta? Si no cambias tu estilo de vida y el ácido sigue acumulándose, entrarás en un círculo vicioso.

Aquí es donde aparece la enfermedad. Lo veo a diario en mi consulta, en la que hago pruebas de células sanguíneas vivas que nos proporcionan una imagen de lo que está sucediendo en ese preciso momento en la sangre del paciente. El protocolo me permite obtener una visión detallada de la calidad de la sangre: lo más importante de todo es el entorno interno o terreno en el que flotan las células. Si las toxinas y los ácidos se filtran en el torrente sanguíneo debido a una posible situación de permeabilidad intestinal, un microscopio de veinticinco mil aumentos lo mostrará inmediatamente.

FORTALECE TU INTESTINO: QUITAR LAS MALAS HIERBAS, SEMBRAR Y NUTRIR

Déjame hacerte una pregunta. Si una planta comienza a marchitarse, ¿qué es lo primero que se te ocurre darle? ¡Por supuesto, agua! Bien, ¿por qué no le ofreces medicamentos o cirugía? ¡Esto es lo que la mayoría de los médicos occidentales harían con alguien que se esté «marchitando»!

Es una analogía curiosa que encierra una gran verdad. Debemos acabar con el enfoque de prescribir una pastilla para cada enfermo o síntoma y comenzar a abordar la verdadera causa de las afecciones. Riega la planta con agua, proporciónale luz solar y suministra nutrientes a la tierra, y si no está excesivamente grave, se curará sola. No somos diferentes. Tenemos que deshacernos de las toxinas y darle al cuerpo lo que necesita y, si no está demasiado grave, se curará por sí mismo. El cuerpo es una máquina capaz de autorregenerarse; dale lo que necesita (y lo más importante, deja de darle lo que no necesita), luego quítate de en medio y deja que haga lo que fue diseñado para hacer: ¡curarse! ¡La salud es así de simple! Le estoy muy agradecido a la medicina moderna por haber salvado la vida de mis padres. Sin embargo, la medicina es para cuidarnos cuando tenemos una enfermedad, no para ayudarnos a estar sanos. El antiguo médico Hipócrates dijo: «Toda enfermedad comienza por el intestino». Yo añadiría: «Toda la salud comienza por el intestino».

Nuestro intestino es el hogar de cien billones de bacterias. Las bacterias saludables de nuestros intestinos producen sustancias químicas que nos ayudan a aprovechar la energía y los nutrientes de los alimentos. Sin embargo, la mayoría de las personas no tienen un entorno intestinal equilibrado. Al contrario, su microbioma es ácido, está inflamado y lleno de mucosidad, y todo esto perjudica a su salud.

Si has tomado antibióticos o recibido un tratamiento con algún tipo de medicamento inmunosupresor como prednisona, es probable que esto haya afectado a tu salud. Lo mismo puede decirse si consumes azúcar, cereales, productos lácteos y carne o si te enfrentas a una gran cantidad de estrés emocional de manera prolongada: hay muchas probabilidades de que tu salud esté afectada. Pero no te desanimes. Un método conocido como «quitar las malas hierbas, sembrar y nutrir» puede ayudarte a recobrar la salud intestinal.

La curación es muy parecida al cultivo de un jardín. Necesitas nutrir el suelo, darle las semillas apropiadas, regar y alimentarlo, y con un poco de suerte, podrías tener un jardín floreciente en pocos meses.

1. Quitar las malas hierbas: detén la intoxicación; desintoxica tu sistema digestivo y tu sangre.
2. Sembrar: dale a tu terreno —tu aparato digestivo— bacterias sanas en forma de prebióticos y probióticos.
3. Nutrir: sigue una dieta alcalina 80/20 abundante en verduras de hoja verde oscuro con minerales, clorofila y grasas saludables.

Estos tres conceptos te ofrecen una manera práctica de recordar el enfoque sistemático que debes adoptar para alcanzar un estado más alcalino y equilibrado.

Quitar las malas hierbas

Si el suelo está plagado de malas hierbas, no se pueden plantar semillas. Comer continuamente alimentos tóxicos con un intestino dañado es como caminar con un esguince en el tobillo. Tu cuerpo no puede comenzar a sanar hasta que dejes de envenenarte. En esta etapa eliminas todas las sustancias perjudiciales que no dejan espacio para que crezcan tus plantas hermosas y saludables. En el cuerpo eso significa empezar a eliminar alimentos tóxicos: azúcar, cereales, productos elaborados con almidón blanco (harina blanca, patatas blancas, arroz blanco), lácteos, sal refinada y edulcorantes artificiales (ver el capítulo cinco). Debes eliminar los agentes patógenos al mismo tiempo que refuerzas tu defensa inmunitaria.

La duración de este proceso varía en cada individuo, dependiendo de la toxicidad que tenga. Esta etapa podría durar hasta un mes, pero puede acortarse drásticamente al iniciar el proceso de desintoxicación con una limpieza como mi «Depuración alcalina en siete días» o el «Desafío de desintoxicación en dos días»* (visita www.getoffyouracid.com para más información). Además, cuanto más rigurosamente sigas mis siete maneras de eliminar la acidez (ver el capítulo ocho), antes pasarás la etapa de erradicar las malas hierbas.

Sembrar

Ahora que has limpiado el terreno, es hora de plantar todas las buenas semillas que harán crecer tu jardín. Eso significa darle al cuerpo minerales, nutrientes y abundante agua alcalina. Esta etapa también implica revivir el intestino con bacterias beneficiosas y curar el revestimiento de la pared

---

* N. del T: *7-Day Alkaline Cleanse* o *2-Day Detox Challenge*.

intestinal. Ahora es un buen momento para empezar a tomar un suplemento de probióticos. *Probiótico* proviene de una palabra griega que significa 'para la vida'. Los probióticos contienen las bacterias vivas útiles o beneficiosas que normalmente habitan en el tracto digestivo. Sin embargo, no todos los probióticos son iguales, ya que difieren en especie y cepa. Por eso, te recomiendo rotar probióticos cada treinta días y optar por los refrigerados, ya que se degradan menos (más información sobre estos y otros suplementos en el capítulo ocho).

También es un momento apropiado para comer alimentos fermentados, que son una fuente de bacterias buenas, vitaminas y antioxidantes, si lo deseas. Las mejores fuentes son la col fermentada, el chucrut, el *kimchi* y los pepinillos. Sin embargo, conviene tener en cuenta algunas advertencias. Si tienes un problema de cáncer o cándida (levadura), evita todos los alimentos fermentados. Añadir levadura a un cuerpo que ya está enfrentándose a un problema de levaduras es como echar gasolina al fuego. Además, si vas a consumir alimentos fermentados, hay algunos que debes evitar: yogur, levadura nutricional, kombucha y granos de kéfir (más información sobre estos en el capítulo cinco).

La etapa de siembra puede durar desde unas pocas semanas hasta un par de meses. Durante esta etapa, tiendo a tomar menos alimentos fermentados (aunque de vez en cuando como algunos encurtidos y kimchi) y a confiar más en un probiótico de calidad. Con un buen probiótico, sé que estoy recibiendo al menos treinta mil millones de unidades formadoras de colonias todos los días y, como mencioné anteriormente, alterno el probiótico mensualmente para estar seguro de darle a mi cuerpo las diferentes cepas que necesita mi microbioma.

Nutrir

Al adoptar un estilo de vida saludable y alcalino, sigues un régimen continuo que mantiene el cuerpo en equilibrio, dándole mucha energía, el signo revelador de una mejoría de la salud. Esta etapa final consiste en la nutrición y en el apoyo a los órganos desintoxicantes con diversas hierbas depuradoras como el perejil y el cilantro, ensaladas, zumos y batidos alcalinos verdes, sopas crudas e infusiones de hierbas como el diente de león, la gynostemma o mi infusión desintoxicante favorita (ver la receta en la página 234).

Es así de simple. No pienses que vas a emprender una senda de privaciones sino más bien un proceso gradual en el que sustituirás alimentos perjudiciales por otros más beneficiosos. Puedes hacer esto sin pasar hambre, disfrutando de comidas deliciosas y olvidando esas advertencias que has oído sobre calorías y grasas. A medida que vayas leyendo, te explicaré todo lo que tienes que saber.

- 4 -
LA ACIDEZ ES LA CAUSA DE LA MAYORÍA DE LAS AFECCIONES

Te sorprendería saber cuántas dolencias, que van desde las afecciones comunes hasta las enfermedades agudas y crónicas, están vinculadas a un estado de acidez del cuerpo. Afecciones tan frecuentes como las erupciones cutáneas, los calambres musculares y el exceso de peso son, en parte, causadas por la acidez, al igual que otras más graves como las cardiopatías, el cáncer, el alzhéimer y la osteoporosis.

Me atrae la analogía que emplea mi colega, el doctor James Chestnut, quiropráctico experto en bienestar y autor de *The Wellness Prevention Paradigm* [El paradigma de la prevención del bienestar]. En este libro utiliza la metáfora de las «piedras en la mochila» para explicar la enfermedad crónica y yo aquí la empleo para explicar el desequilibrio del pH y la acidosis crónica de bajo grado.

Quiero que te imagines lo siguiente: naces en una piscina y llevas unos flotadores en los brazos (para impedir que te hundas) y una mochila. Imagina que esos flotadores tienen una pequeña fuga, lo que significa que se quedarán sin aire en unos ciento veinte años (tu potencial de vida determinado genéticamente). En esta analogía, cualquier clase de estresor ácido que cause toxicidad o deficiencia —dietética, metabólica, química, ambiental o emocional— representa una piedra en tu mochila.

A medida que las piedras se acumulan, te hundes un poco más en el agua y tu reacción es esforzarte más para mantenerte a flote. ¿Cómo afecta esto a tus flotadores? Incrementa la presión sobre ellos. ¿Cómo afecta a la velocidad con la que se escapa el aire? La aumenta. ¿Qué le hace al proceso de envejecimiento? Lo acelera. Hay más tensión en todos los sistemas corporales. Tu cuerpo vive constantemente en «modo de compensación», drenando tu energía.

Ahora bien, algunas piedras pueden ser pequeños guijarros que representan pequeños estresores, mientras que otras pueden ser peñascos. Y claro, algunas de las piedras con las que tropezamos en la vida son inevitables. De hecho, el mundo es tan tóxico que la mochila puede contener piedrecitas que estaban allí antes de que nacieras. La pregunta que tienes que hacerte es: ¿tienes herramientas con las que ayudar a tu cuerpo a eliminar esas piedras, para que no tenga que esforzarse tanto en mantenerte a flote?

Recuerda que tienes el control absoluto sobre tu salud.

Puede que estés flotando sin necesidad de hacer muchos esfuerzos. En ese caso, te hallas en una buena posición y mis siete maneras de eliminar la acidez te elevarán al siguiente nivel; fortalecerán esos cimientos sólidos con los que ya cuentas.

En otros casos, la mochila puede ser tan pesada y estar tan sobrecargada que te estés hundiendo rápidamente, por lo que es fundamental comenzar a alcalinizar y desintoxicar tu cuerpo. Este libro te proporcionará las estrategias que necesitas para volver a poner a flote ese barco que se hunde y regresar a la senda de la salud, la energía y la vitalidad.

Tras ver esta analogía práctica, muchos se dan cuenta de por qué se agota su energía. Llevan encima más piedras de las que pueden transportar y envejecen más rápido de lo que deberían. ¿Te has sentido alguna vez mayor de lo que realmente eres? Son incontables las ocasiones en que un paciente entra en mi consulta y me dice que se siente como si estuviera viviendo en un cuerpo de noventa y cinco años, ¡y tiene treinta!

LOS TELÓMEROS PUEDEN PREDECIR LA LONGEVIDAD: EL TAMAÑO IMPORTA

En un artículo de *Science & News* de 2008, investigadores de la Universidad Duke realizaron un estudio a largo plazo sobre neozelandeses que

CÓMO ENFERMAMOS

Siempre mantendré que no «atrapamos» un resfriado: nos «comemos» el resfriado o «pensamos» en él ingiriendo alimentos deficientes en nutrientes, sobrecargando el cuerpo o estresándonos excesivamente de diversas maneras, tanto mentales como físicas. Un sistema inmunitario debilitado hace que el cuerpo sea vulnerable a los gérmenes de los que de otra manera se podría defender.

¿Por qué al acercarse el mes de enero enferma tanta gente? Porque es cuando, después de las celebraciones de Halloween y Navidad, todo el mundo se relaja. La gente está estresada, cansada y más tóxica por todos los alimentos y bebidas ácidos consumidos durante este período.

Si todos compartimos el mismo aire, ¿cómo es que no todos contraemos la gripe? ¿Por qué una persona en la oficina permanece sana mientras la que está en la recepción, justo a su lado, enferma? Algunos resisten año tras año estas afecciones, mientras que otros sucumben continuamente. Me paso el día entero rodeado de pacientes enfermos y de su respiración, pero hace más de veinte años que no he tenido un resfriado ni una gripe. En su estado óptimo, el organismo está bien equipado para defenderse de cualquier germen que pueda causar daño. Ahora bien, si lo extenúas y debilitas sus defensas, ya es otra historia.

Los gérmenes por sí solos no nos hacen enfermar; de hecho, estamos llenos de bacterias. Acuérdate del microbioma: ¡nuestro cuerpo tiene diez veces más bacterias que células! Necesitamos gérmenes porque sin ellos no estaríamos vivos.

La enfermedad no es solo cuestión de gérmenes; también tiene que ver con el terreno interno. Limpia tu entorno y conseguirás que tu sistema inmunitario se vuelva impenetrable.

reveló por qué algunas personas envejecen más rápido que otras. Descubrieron que se basa en algo llamado telómeros.

Los telómeros se encuentran en el interior de nuestras células: son las cápsulas de proteína de ADN situadas al final de los cromosomas que promueven la estabilidad cromosómica y protegen el ADN de los daños. A medida que las células se regeneran, la longitud de los telómeros se acorta naturalmente con cada ciclo celular, pero si se llega a una longitud críticamente corta, la célula ya no puede dividirse y a menudo deja de funcionar correctamente.

El estudio reflejaba una imagen de la salud de novecientas cincuenta y cuatro personas. Todas tenían treinta y ocho años en el momento en que se llevó a cabo, es decir, su edad cronológica era la misma. Sin embargo, sus edades biológicas, basadas en la salud de cada individuo comparada con la media, variaban enormemente. De hecho, según dicho estudio, las edades iban de los veintiocho a los sesenta y un años.

En otras palabras, ¡algunos de los de treinta y ocho años se asemejaban a quienes eran un par de décadas mayores que ellos, mientras que otros parecían más jóvenes! El estudio utilizó dieciocho marcadores diferentes de envejecimiento a lo largo del tiempo y un marcador significativo fue la longitud de sus telómeros. En el caso de los telómeros, ¡el tamaño importa! Cuanto más largos son, mayor es la longevidad de una persona, y cuanto más cortos son, más probabilidades hay de envejecer antes y sucumbir a una enfermedad crónica.

¿Y qué es lo que indica tener una longitud de telómero más corta? ¡La cantidad de piedras que hay en la mochila! En otras palabras, la cantidad de ácidos y toxinas que hay en el cuerpo.

La buena noticia es que lo opuesto también es cierto. Lo mismo que la toxicidad acorta los telómeros, tomar medidas positivas para la salud puede alargarlos. Por ejemplo, en un estudio de 2009 del *American Journal of Clinical Nutrition*, las mujeres que tomaron un multivitamínico diario durante más de cinco años tuvieron un aumento del 3 % en la longitud de los telómeros (en comparación con quienes no lo tomaron) y al combinarlo con un antioxidante, ese porcentaje se elevó al 8 %. Por el contrario, un estudio de científicos de la Universidad de California en San Francisco mostró que beber refrescos inhibe la longitud de los telómeros, ¡llegando a quitar años a la longevidad proyectada!

La verdadera sanación está a nuestro alcance. Tenemos la capacidad de inclinar la balanza en ambos sentidos, hacia la salud o hacia la enfermedad, según las opciones de estilo de vida que escojamos. Si, como sociedad, nos enfocáramos más en aprender de ese pequeño porcentaje de personas que están verdaderamente sanas, que se encuentran en forma y llenas de energía, y estudiáramos lo que hacen

**AFECCIONES GRAVES CAUSADAS POR UN ESTADO ACÍDICO
(EN ORDEN DE CAUSA DE FALLECIMIENTO)**

- Enfermedad cardíaca.
- Alzhéimer.
- Cáncer.
- Diabetes tipo 2.

**AFECCIONES FRECUENTES CAUSADAS
POR UN ESTADO ACÍDICO**

- Reflujo ácido, GERD (enfermedad por reflujo gastroesofágico).
- Problemas de sueño.
- Falta de energía.
- Osteoporosis.
- Problemas cutáneos.
- Obesidad/sobrepeso.
- ADD/TDAH.

para mantener su salud, habría muchas menos enfermedades que tratar.

Nunca hemos estado más enfermos y, por primera vez en la historia, la vida y la longevidad de nuestros hijos son más bajas que las de sus padres. Las enfermedades degenerativas crónicas se están disparando y convirtiéndose en una forma de vida. Un artículo del 4 de noviembre de 2015 del *San Francisco Chronicle* afirma que la mitad de las personas que lleguen a los ochenta y cinco años en la próxima década sufrirán alzhéimer, el tipo más común de demencia. Mientras tanto, muchos mueren de cáncer y enfermedades cardíacas. ¡Ni siquiera llegarán a los ochenta y cinco! ¿Qué tienen en común todas estas enfermedades degenerativas? Una acidosis crónica de bajo grado, que da lugar a toxicidad, carencias, oxidación e inflamación.

ENFERMEDADES CARDÍACAS

¿Sabes cuál es uno de los síntomas más comunes de las enfermedades cardíacas? ¡La muerte! Suena muy fuerte, pero algunas enfermedades aparecen sin advertencia y sin posibilidad de combatirlas. Cada noventa segundos, alguien sufre un infarto. En ese mismo tiempo, dos personas tienen accidentes cerebrovasculares y una muere de enfermedad cardiovascular.

La enfermedad cardíaca es la principal causa de muerte en Estados Unidos y otros países occidentales desarrollados, y hay cada vez más gente que se convierte en bombas de relojería. El 47 % de los adultos tienen al menos uno de los tres factores de riesgo para la enfermedad cardiovascular: presión arterial alta no controlada, niveles altos incontrolados de colesterol LDL (el llamado colesterol malo) y tabaquismo.

¿Por qué esta enfermedad se ha convertido en el asesino número uno en Estados Unidos? Ciertamente no se debe a la escasez de pastillas para bajar el colesterol, como las estatinas, ya que estos medicamentos se prescriben en cantidades ingentes. Y, sin embargo, el número de cardiopatías sigue aumentando.

El gran mito del colesterol

Se ha acusado al colesterol de la epidemia de enfermedades cardíacas que sufrimos desde la pasada década de los setenta. Esto se debe a que la mayoría de los médicos han observado mayores riesgos de este tipo de enfermedades en las siguientes circunstancias:

- ▸ Niveles más altos de colesterol total en la sangre.
- ▸ Niveles más altos de colesterol LDL (colesterol malo).
- ▸ Niveles más bajos de colesterol HDL (colesterol bueno).

A consecuencia de esto, la industria farmacéutica ha levantado un imperio multimillonario destinado a eliminar el exceso de colesterol. Aproximadamente el 25 % de los estadounidenses mayores de cuarenta años y el 50 % de los mayores de setenta y cinco toman estatinas para disminuir el colesterol. Por desgracia, estos medicamentos no solo enmascaran el problema real, sino que también se recetan irresponsablemente a muchos pacientes sin conocimiento de los efectos secundarios (o lo que prefiero llamar «efectos no deseados»).

Una de las principales razones por las que las estatinas son tan peligrosas es que interfieren en la capacidad del cuerpo para sintetizar la coenzima Q10 (conocida como CoQ10). La CoQ10 es una sustancia similar a una vitamina que se encuentra en todas las células corporales. Tu cuerpo genera CoQ10 y tus células la utilizan para producir trifosfato de adenosina (ATP, por sus siglas en inglés), la energía que el organismo necesita para el crecimiento y mantenimiento celular. La CoQ10 también funciona como un poderoso antioxidante, que protege contra el daño oxidativo causado por las moléculas dañinas. Cuando tomas estatinas, tu cuerpo (específicamente tu corazón) reduce su producción de ATP, aumentando así el riesgo de insuficiencia cardíaca congestiva.

Los medicamentos con estatinas también interfieren en la capacidad del organismo de convertir la vitamina K_1 (que se obtiene de comer verduras de hoja verde) en K_2, que desempeña un papel crucial para determinar dónde se deposita el calcio tras ser absorbido. La vitamina K_2 le impide depositarse en los lugares equivocados, como las articulaciones o arterias, donde aumentaría la incidencia de artritis y aterosclerosis.

Además, las estatinas agotan enormemente los niveles de magnesio, uno de los minerales alcalinos más importantes y los amortiguadores de ácido del cuerpo. Desafortunadamente, estos medicamentos no abordan la verdadera causa de los problemas de salud cardiovascular y, en realidad, ¡nos hacen enfermar más al tiempo que enriquecen a las compañías farmacéuticas!

Lo que tienes que saber sobre el colesterol alto es que no es una causa de enfermedad cardíaca, como muchos médicos te han hecho creer, sino un síntoma. De hecho, necesitas colesterol y no puedes vivir sin él, ya que es uno de los componentes más importantes de las células y el cerebro. El aumento de la producción de colesterol es una respuesta reparativa del cuerpo para salvarte de los efectos de la acidosis crónica de bajo grado. Así es: ¡la enfermedad cardíaca en todas sus formas es un problema de acidez!

El verdadero culpable

La acidez crónica en la sangre causa degeneración y ulceración de las paredes arteriales, lo que, con el tiempo, crea inflamación como respuesta curativa. Además, tu cuerpo deposita fibrina, colágeno y fosfolípidos para reparar el daño de la acidez a la pared arterial. El ácido es corrosivo y tu cuerpo, en concreto tu hígado, genera colesterol como mecanismo de autodefensa para salvarte de una arteria dañada por él.

Como puedes ver, el aumento de la producción de colesterol es el intento del cuerpo de sanarse a sí mismo.

Cuando los vasos sanguíneos se lesionan debido al ácido, además de la respuesta del colesterol, también se inicia una cascada inflamatoria. La inflamación provoca la formación de placa, que es como una costra en la pared de un vaso sanguíneo. Al final, esta acumulación de placa inflamatoria se convierte en el efecto más peligroso de la acidez. La placa tiene la capacidad de romperse y descargar todos sus componentes inflamatorios tóxicos en el torrente sanguíneo y la circulación general.

La verdad es que el colesterol no es ni bueno ni malo. Pero una cosa es segura: es esencial. Alrededor del 25 % del colesterol proviene de lo que comes y el otro 75 % lo genera el hígado, principalmente en respuesta a la toxicidad y al ácido. Las investigaciones han demostrado que unos niveles más bajos de colesterol no te vuelven más saludable. De hecho, hay pruebas que indican que, en realidad, ¡aumenta tu riesgo de mortalidad! Cuando se trata de afecciones cardiovasculares, el problema tampoco es la grasa saturada.

Un estudio de 2016 del *British Medical Journal* examinó una dieta reductora del colesterol que sustituía la grasa saturada por ácido linoleico (los nocivos ácidos grasos omega-6 del aceite de maíz y de la margarina poliinsaturada de aceite de maíz). Los resultados mostraron que por cada bajada de treinta puntos en el colesterol total, el riesgo de muerte se incrementaba en un 22 %.

Se ha demostrado que las grasas saturadas, como el aceite de coco, elevan el colesterol HDL, lo que también eleva el colesterol total. Pero ahora sabemos, basándonos en las investigaciones, que esto es algo bueno: en realidad, los niveles de colesterol total más elevados están asociados a la longevidad y a unas tasas de cáncer más bajas. Un estudio publicado en el *International Journal of Epidemiology*, en el que colaboraron cuarenta y siete mil participantes, llegó a esta conclusión: «La tasa de mortalidad más alta observada se dio entre quienes tenían el colesterol más bajo (menos de 160 mg/dl); la menor tasa de mortalidad observada se dio en aquellos cuyo colesterol era de 200-259 mg/dl».

Las grasas saturadas saludables también aumentan el colesterol LDL de partículas de gran tamaño, que son completamente benignas y no contribuyen a las enfermedades del corazón. Debes preocuparte más por el colesterol LDL denso y pequeño, que se oxida fácilmente y tiene una mayor capacidad para penetrar en las paredes de los vasos sanguíneos y contribuir así a la acumulación de placa y a la aterosclerosis.

El verdadero culpable de la enfermedad cardíaca está compuesto por dos elementos:

1. **Altos niveles de insulina en el cuerpo**, que son elevados debido a una dieta tóxica y ácida. Cuando estás quemando azúcar (carbohidratos) como fuente principal de combustible, los niveles de insulina se elevan, dando lugar a inflamación. Este es el resultado de una dieta alta en azúcar y cereales que carece de grasas saludables y verduras de hoja verde oscuro.
2. **Altos niveles de ácidos grasos omega-6 dietéticos**, que crean un importante factor de riesgo de cardiopatía coronaria, inflamación sistémica e incluso enfermedades cerebrales como la demencia y el alzhéimer. Uno de los indicadores más importantes que debes conocer es la proporción omega-6/omega-3, que se puede evaluar fácilmente (se ampliará este tema más adelante). La proporción ideal de estos ácidos grasos es de 1:1 y no más de 4:1. Sin embargo, los estudios muestran que la dieta norteamericana típica tiene una proporción de 19:1 a favor de los ácidos grasos proinflamatorios omega-6 (y a menudo alcanza 25:1 y 50:1). Ten en cuenta que se tardan unos cuatro meses en cambiar la proporción una vez que inicies el protocolo de aceite de pescado y comiences a disminuir las fuentes de grasas omega-6 en tu dieta.

LA SOLUCIÓN DE LA DIETA

Hay pruebas convincentes de que una dieta rica en verduras y frutas con bajo contenido en azúcar puede reducir el riesgo de enfermedad cardíaca e infarto cerebral.

La investigación más extensa y de mayor duración realizada hasta la fecha, que se llevó a cabo como parte del «Estudio de seguimiento de la salud de los enfermeros y profesionales de la salud», de Harvard, incluyó a casi ciento diez mil hombres y mujeres cuya salud y hábitos alimentarios fueron investigados durante catorce años. Cuanto mayor era la ingesta diaria media de frutas y verduras, menor era la probabilidad de padecer enfermedades cardiovasculares. En comparación con aquellos en la categoría más baja de ingesta de frutas y verduras (menos de una ración y media al día), aquellos que por término medio tomaron ocho o más raciones al día fueron un 30 % menos propensos a sufrir un ataque cardíaco o accidente cerebrovascular.

Otros estudios demuestran que consumir una dieta rica en verduras de hoja verde oscuro como col rizada, espinacas, acelgas, berros, hojas de remolacha y de mostaza; hortalizas crucíferas como brócoli, coliflor, col, coles de Bruselas y *bok choy*, y cítricos, como limones, limas y pomelo ¡podría prevenir el 80 % de las enfermedades cardíacas, los infartos cerebrales y la diabetes tipo 2!

¡Siete indicadores de enfermedades cardíacas que podrían salvarte la vida!

Estos análisis de sangre indicarán si estás en riesgo de enfermedad cardiovascular:

Prueba de perfil automático vertical (VAP, por sus siglas en inglés). Ahora se sabe que el LDL no es en sí un marcador de enfermedad cardíaca. Una prueba VAP examina el tamaño de las partículas de LDL, que es un factor de riesgo más preciso. En pocas palabras, las partículas mayores son buenas y las menores son malas. La prueba también proporciona una idea más acertada de la vulnerabilidad al síndrome metabólico, una combinación de factores que elevan significativamente el riesgo que tiene un individuo de llegar a padecer diabetes o enfermedades cardiovasculares.

Proteína C reactiva de alta sensibilidad (PCR-hs). Este es un marcador primario de inflamación en las arterias. Los siguientes son resultados de PCR y factores de riesgo:

Menos de 1 mg/l de sangre = riesgo bajo
1-3 mg/l = riesgo moderado
Más de 3 mg/l = alto riesgo

Homocisteína. Este es un aminoácido que se encuentra en la sangre y constituye un marcador de la inflamación y de las enfermedades cardíacas, provocadas en su mayoría por comer mucha carne. La carne es ácida y debe comerse con moderación. La homocisteína se considera elevada cuando es mayor de 8 umol/L. Los niveles

Empecé la dieta antiácida en julio de 2015. En ese momento, tenía el colesterol alto (alcanzaba los 284 mg/dl). Mis triglicéridos y LDL estaban por las nubes, lo cual es muy peligroso. Y por si fuera poco, tenía diabetes. Iba al médico cada tres meses y este me decía siempre que tenía que seguir una dieta, pero eso era todo. Yo quería ponerme bien a toda costa y no tenía idea de cómo hacerlo; en aquel momento eso me causaba mucho estrés. Fue entonces cuando comenzó mi búsqueda y cuando descubrí la dieta antiácida.

¡La dieta antiácida me cambió la vida! Ahora ya no tomo ningún medicamento para el colesterol y la diabetes. Los suplementos Alkamind Daily Greens y Daily Minerals son estupendos. He perdido peso y lo hice sin privarme de comer tanto como quería y sin preocuparme nunca de contar las calorías. Las recetas son geniales y te dejan satisfecha. ¡Mis antojos de azúcar han desaparecido por completo! ¡El programa tiene un soporte increíble; todo lo que diga sobre él es poco! ¡Gracias!

Leslie J.

ideales de homocisteína deben caer por debajo de 6 umol/L.

A1C. Normalmente es un análisis de sangre para la diabetes, un marcador primario para la oxidación del azúcar del colesterol LDL. Si este número es elevado, significa que estás comiendo una gran cantidad de alimentos ácidos ricos en carbohidratos simples y utilizando el azúcar como fuente principal de combustible en lugar de grasa (ver el capítulo siete). Idealmente, el nivel de A1C debe ser menor de 5.

Colesterol total. El rango óptimo es de 200 a 240 mg/dl. Muchos médicos se apresuran a recetar fármacos con estatinas cuando los niveles de colesterol son superiores a 200. Pero en la «Investigación a nivel mundial de nutrición y dietética sobre prevención de la enfermedad cardíaca coronaria: de la hipótesis del colesterol al equilibrio O6/O3»[*] se afirma que «no hay razón

---

[*] N. del T.: *World Review of Nutrition and Dietetics, Prevention of Coronary Heart Disease From the Cholesterol Hypothesis to O6/O3 Balance.*

> La causa principal del cáncer es el reemplazo de la respiración de oxígeno en las células normales del cuerpo por la fermentación del azúcar.
>
> **Dr. Otto Warburg, Premio Nobel 1931**

para que la mayoría de las personas tenga que bajar su colesterol total ya que, en realidad, el colesterol total alto se asocia a la longevidad».
- **Triglicéridos.** Deben estar por debajo de 100 mg/dl.
- **Proporción de ácidos grasos omega-6/omega-3**. Junto al pH de la sangre, esta proporción es quizá el dato más importante para el cuerpo. De hecho, algunos científicos han llamado a la proporción el «nuevo colesterol», ya que ofrece la medida más precisa de la inflamación sistémica. Una abundancia excesiva de omega-6 (soja, maíz, carne y huevos) y una deficiencia de omega-3 (pescado) causa un desequilibrio inflamatorio significativo en las células. A esta proporción también se la conoce como la relación AA/EPA, e idealmente debe ser 1:1 y no más de 4:1; sin embargo, el estadounidense medio tiene diecinueve veces más grasas proinflamatorias omega-6. La prueba del índice de ácido omega-3 Alkamind mide la cantidad de ácidos grasos omega-3 de las células y proporciona la dosis específica de aceite de pescado que se necesita para una salud óptima. También puede revelar los factores de riesgo específicos para sufrir un infarto cerebral o llegar a padecer una demencia.

CÁNCER

El cáncer no es una enfermedad que se contrae de pronto, como otras muchas enfermedades, sino que es un proceso que se desarrolla con el tiempo. Plantéatelo de la siguiente manera: no tienes cáncer; comes, bebes y piensas cáncer (¡eso significa una acumulación de estrés químico y emocional!).

En 1971, el presidente Nixon y el Congreso de Estados Unidos declararon la guerra contra el cáncer y prometieron que para el bicentenario de la Declaración de Independencia

¿QUIERES SABER MÁS ACERCA DE LA PROPORCIÓN OMEGA-6/OMEGA-3?

Te ofrezco una prueba sencilla, que puedes realizar en casa, llamada índice de ácido omega-3 Alkamind, que mide el cociente crítico del ácido graso omega-6/omega-3. Esta prueba puede darte una indicación temprana de tu predisposición a ciertos tipos de enfermedades. Un pinchazo indoloro en el dedo y una sola gota de sangre permiten analizar tres biomarcadores sanguíneos e indicadores de salud cerebral:

- **El índice omega-3** mide el porcentaje de EPA y DHA que se encuentra en las membranas celulares y es una medida directa de la inflamación sistémica y de la deficiencia de estos ácidos grasos antiinflamatorios fundamentales. Los ácidos grasos son tan importantes para el cerebro y el resto del cuerpo como el calcio y la proteína lo son para los músculos. Las investigaciones han asociado unos índices más altos de omega-3 (el óptimo es superior al 8 %) con hasta un 47 % menos de riesgo de demencia, mejora de la memoria a corto plazo, mejor concentración y aprendizaje en los estudios, mejora del estado de ánimo y menor ansiedad.
- **El índice de inflamación celular** verifica la proporción de ácidos grasos omega-6/omega-3, que puede indicar una inflamación perjudicial para la salud del cerebro, y también es un cuantificador fiable del estado inflamatorio de las células corporales. Las investigaciones han asociado un cociente más bajo (el ideal es 1:1) con niveles más bajos de inflamación, dolor crónico reducido, regulación hormonal e inmunitaria, y un menor riesgo de cáncer y de enfermedades cardíacas.
- **El índice de toxicidad celular** refleja la destrucción celular y la producción hormonal, que pueden afectar negativamente a la memoria y aumentar la inflamación. Este índice específico mide la cantidad de ácido palmítico en las membranas de las células: las toxinas derivadas del consumo de carbohidratos poco saludables que desplazan a los ácidos grasos omega-3. Las investigaciones han asociado los niveles más bajos de ácido palmítico de la membrana celular a un aumento de la energía, una optimización del metabolismo y de la combustión de grasas, y una normalización de la glucosa, la insulina y la leptina, que crean la sensibilidad adecuada a la sensación de saciedad.

Además de estos tres importantes biomarcadores sanguíneos, una evaluación *online* de quince minutos también te proporcionará información sobre cómo funciona tu cerebro, es decir, tu capacidad de memoria, atención sostenida, velocidad de procesamiento y flexibilidad cognitiva general. Para obtener un kit de prueba del índice de ácido omega-3 Alkamind, que puedes realizar en casa, entra en www.getoffyouracid.com o llama a 844-200-ALKA (2552).

---

del país, en 1976, los estadounidenses tendrían una cura. Sin embargo, a día de hoy, casi medio siglo después, el cáncer se ha convertido en una epidemia creciente. De hecho, ha superado a la enfermedad cardíaca como causa número uno de muerte en veintiún estados. En 2017, hubo un millón seiscientos mil nuevos diagnósticos de cáncer (uno cada tres minutos) y casi seiscientos mil estadounidenses morirán de él. Esa es una tasa de fatalidad de alrededor del 36 %. Estadísticamente, uno de cada dos hombres y una de cada tres mujeres padecerán cáncer a lo largo de su vida. Eso significa el 40 % de todas las personas, pero tú no tienes por qué ser una de ellas. La calidad de las decisiones que tomes hoy no solo mejorará tu energía, sino que también puede hacerte mucho menos propenso al cáncer.

La dieta occidental típica se ha convertido en un fertilizante para el cáncer, ya que un cuerpo ácido crea un entorno favorable para la aparición y el desarrollo de la enfermedad. De hecho, un estudio de la Universidad de Texas indicó que el 95 % de todos los cánceres se deben a la dieta y a la acumulación de toxinas, que hacen que tus células reciban menos oxígeno.

Según las investigaciones, el cáncer prospera en un entorno anaeróbico (o privado de oxígeno) y la mayoría de los cánceres (con algunas excepciones), así como muchas otras afecciones, se dan en un entorno ácido. Al recibir menos oxígeno, las células consiguen su energía adoptando un modo más primitivo de respiración llamado metabolismo anaeróbico, que se produce a través de la fermentación del azúcar. ¿Cuál es el producto residual de esa clase de energía? ¡El ácido láctico! Así que el ácido no solo ayuda a crear un ambiente favorable al cáncer, sino que además se crea un círculo vicioso de desequilibrio en el cual el cáncer genera ácido.

Aquí está la buena noticia. Si el 95 % de los cánceres se producen debido a factores de estilo de vida, ¡esto significa que podemos evitar su aparición!

Cáncer y toxinas

El cáncer es una enfermedad metabólica de las mitocondrias que se manifiesta en una toxicidad prolongada a nivel celular. Las fuentes principales de estas toxinas son cinco:

- Dietéticas (azúcar, cereales, edulcorantes artificiales, productos lácteos y alimentos procesados).
- Metabólicas (ácido láctico, ácido carbónico y ácido úrico).
- Sustancias químicas (antibióticos, tabaquismo y alcohol).
- Ambientales (contaminación del agua, atmosférica y electromagnética).
- Estrés.

¿Quién es vulnerable a la toxicidad? Todos. Una persona corriente está expuesta diariamente a ciento sesenta y siete sustancias químicas, por lo general a través del uso de productos de cuidado personal. Incluso nuestros hijos están en riesgo; de hecho, el cáncer constituye la principal causa de muerte para los niños mayores de un año. ¿Cómo es posible que esta enfermedad aparezca a una edad tan temprana? Un estudio de 2005 del Grupo de Trabajo Medioambiental podría ayudarnos a entenderlo.

Este estudio detectó doscientas ochenta y siete sustancias químicas en los cordones umbilicales de un grupo de bebés nacidos en 2004 en hospitales de Estados Unidos. Se sabe que ciento ochenta de estas sustancias causan cáncer en seres humanos o animales, doscientas diecisiete son tóxicas para el cerebro y el sistema nervioso (algunas de ellas son el mercurio y los bifenilos policlorados, también conocidos como PCB) y doscientas ocho provocan defectos congénitos o un desarrollo anormal al usarlas en las pruebas con animales. Aún no se han investigado los peligros de la exposición prenatal o posnatal a esta compleja mezcla de carcinógenos, toxinas del desarrollo y neurotoxinas. Estamos rodeados por todas partes de toxicidad y a medida que las células acumulan toxinas, eso se transforma en una deficiencia del nutriente más importante del cuerpo, el oxígeno.

En un cuerpo sano, las células funcionan quemando glucosa (azúcar) con el oxígeno para crear energía, lo que se conoce como trifosfato de adenosina (ATP). Este proceso de creación de ATP se denomina respiración aeróbica, se lleva a cabo en el interior de la mitocondria, la central de energía de las células, y es esencial para la vida.

Cuando sigues una dieta alcalina vegetariana, tienes unos niveles mínimos de estrés, reduces la exposición a toxinas, haces ejercicio habitualmente y respiras bien, estás llevando una oxigenación aeróbica a las células y creando un pH sano y equilibrado de la sangre y los tejidos. Cuando tienes un pH saludable, los glóbulos rojos mantienen una elevada capacidad de carga de oxígeno de la hemoglobina, lo que permite que se transporte más oxígeno total en el cuerpo, y el oxígeno es vida. El sistema inmunitario funcionará óptimamente y cualquier célula dudosa de cáncer que tu cuerpo genere será destruida por un proceso saludable llamado apoptosis. (Una persona corriente crea aproximadamente diez mil células cancerosas cada día, pero el sistema inmunitario está siempre funcionando para mantenerlas bajo control).

Del mismo modo, cuando sigues una dieta inflamatoria rica en alimentos procesados, azúcar, cereales, grasas omega-6, alcohol, refrescos, productos lácteos y carne, y tienes niveles elevados de estrés mental y emocional, la sangre tiende a volverse más ácida. Cuando esto sucede, disminuye la capacidad de transportar oxígeno de los glóbulos rojos. Con el fin de evitarlo, el organismo tratará de mantener el equilibrio del pH sanguíneo vertiendo el ácido de la sangre en sus tejidos; así el pH sanguíneo se mantendrá en 7,4, es decir, ligeramente alcalino.

A medida que el ácido se acumula, las células y tejidos comienzan literalmente a pudrirse (causando cáncer) y oxidarse (causando alguna enfermedad cardíaca). Muchas de estas células morirán debido a la toxicidad, pero otras encontrarán otra manera de sobrevivir. En 1931, Otto Warburg recibió el Premio Nobel por descubrir cómo metabolizan las células cuando se produce un aumento de la toxicidad, desvelando así la forma en que realmente funciona el cáncer. En su investigación, descubrió que si a una célula se la priva del 35 % de su oxígeno durante cuarenta y ocho horas, puede volverse cancerosa. Si se la priva del 60 %, sin duda se convertirá en cancerosa.

La conexión entre cáncer y azúcar

Quizá hayas oído decir que «al cáncer le encanta el azúcar». Pero ¿sabes de qué viene esto? De que las células cancerosas utilizan el azúcar como principal fuente de energía. ¡El cáncer necesita azúcar para permanecer vivo!

Si se priva a las células de oxígeno y fermentan el azúcar, se crea más ácido láctico. Este ácido se introduce en las células adyacentes y las envenena lentamente también a ellas, disminuyendo su suministro de oxígeno. Y es entonces cuando surge la metástasis del cáncer.

Cuando las células sanas usan oxígeno para la energía, una molécula de glucosa (azúcar) puede crear hasta treinta y seis moléculas de ATP (energía); de la misma forma, el proceso de respiración anaeróbica ¡crea solo dos ATP! Hay una diferencia de 18:1 en términos de la energía que una célula sana puede crear en comparación con la de una célula cancerosa. En otras palabras, para que una célula cancerosa cree la misma cantidad de energía que una célula normal, debe metabolizar dieciocho veces más glucosa (azúcar). Por eso es por lo que al cáncer le encanta el azúcar. Necesita esta sustancia para competir y mantenerse con vida.

Esto es lo que tienes que entender: el azúcar no te sienta bien a ti, sino al cáncer. El azúcar, y todos los disfraces bajo los que se esconde, es una de las sustancias más ácidas que puedes introducir en tu organismo. Tengas o no cáncer, deberías evitar el azúcar por todos los medios. Al mismo tiempo, es necesario aumentar el consumo de grasas y minerales saludables. Los minerales neutralizan el ácido láctico creado en igual medida por el ejercicio anaeróbico de alta intensidad y por las células cancerosas. Si el cuerpo no neutraliza el ácido que se produce, ¡tendrá que trabajar horas extras y agotar sus recursos para deshacerse de él! Eso drena la energía y conduce a más enfermedad y síntomas.

Cuando el médico pronuncia la palabra *cáncer*

El día que a mi padre le diagnosticaron cáncer me quedé destrozado. Pero lo que mi familia necesitaba era ánimo y también un plan de acción inmediato. Si tú o algún ser querido tenéis cáncer, ¡no perdáis la esperanza! Toda la sanación comienza por la mente y esta es más poderosa de lo que puedas soñar. Aprende todo lo que puedas, toma ahora mismo la decisión de luchar y salir adelante y toma medidas para desintoxicar y alcalinizar tu cuerpo.

Tú tienes el poder de sanar. El cáncer no tiene por qué ser una sentencia de muerte. Puede ser una senda que te lleve a una vida mejor. ¡Pero tienes que creer que puedes ponerte bien, ya que la creencia es la medicina más poderosa del mundo!

Esa misma fuerza increíble que creó tu cuerpo sigue trabajando para ti a lo largo de toda tu vida. De hecho, en ciento veinte días, tu cuerpo puede volver a regenerar por completo la totalidad de sus células sustituyéndolas por otras nuevas. Esa es una de las maravillas de la vida. Por supuesto, no hay dos enfermedades, por muy parecidas que sean, que respondan de la misma forma. Todos somos diferentes genéticamente; tenemos un historial de salud único y diferentes tipos de estrés físico, mental y emocional. Pero la cuestión es que tu cuerpo cuenta con esta fuerza milagrosa para sanar y retomar el rumbo, incluso en las circunstancias más difíciles.

Imagínate dedicarle ciento veinte días a tu cuerpo para proporcionarle el mejor entorno posible: seguir una dieta alcalina sana, vegetal, y eliminar todo el alcohol, azúcar, gluten y cafeína, mientras haces algo de ejercicio y reduces el estrés al mínimo.

Cuando le diagnosticaron el cáncer a mi padre, lo primero que hice fue ver *La verdad sobre el cáncer*, de Ty Bollinger, una serie de documentales de carácter educativo y motivador acerca de esta enfermedad. Bollinger viajó por el mundo para entrevistar a más de ciento treinta médicos que han obtenido resultados extraordinarios con pacientes de todo tipo de cáncer, incluso en su fase avanzada, aplicando protocolos de tratamiento diferentes a los tres enfoques principales que se suelen utilizar en los países occidentales: envenenar (quimioterapia), quemar (radioterapia) o extirpar (cirugía).

Las entrevistas a estos médicos revelan cómo el cáncer se desarrolla debido a la deficiencia tóxica y la falta de oxígeno. Conociendo esto, sabemos lo que debemos hacer para tener las mayores probabilidades de prevenirlo.

La desintoxicación debe formar parte de nuestro estilo de vida. Es algo que debemos hacer a diario. ¿Sabías que aumentar la ingesta de vegetales podría disminuir en un 60 o 70 % el riesgo de cáncer? Comer alimentos ricos en grasas omega-3 saludables y alcalinas y reducir la ingesta de grasas inflamatorias omega-6 puede modificar tus factores de riesgo no solo para el cáncer, sino también para las enfermedades cardíacas y la longevidad en general.

En capítulos posteriores, veremos a fondo otros tipos de desintoxicación, entre ellos los ejercicios respiratorios, el drenaje linfático y el consumo de clorofila, que desarrollan células más saludables y limpian las toxinas de la sangre y los tejidos.

ENFERMEDAD DE ALZHEIMER

El alzhéimer es ahora la tercera causa principal de muerte en Estados Unidos, justo por detrás de las enfermedades cardíacas y el cáncer. Se trata de un tipo de demencia y no solo es terrible ver a un amigo o a un ser querido pasar por ella, sino que además acorta la vida. El trastorno cerebral progresivo e irreversible destruye lentamente la memoria y la capacidad cognitiva. La acumulación de proteína betaamiloide y placa en el cerebro se considera una de las señales de la enfermedad de Alzheimer.

Cuando se diagnostica esta enfermedad, la esperanza media de vida es de ocho a diez años. Entre las personas de setenta años se espera que el 61 % de los enfermos de alzhéimer muera antes de llegar a los ochenta, en comparación con el 30 % de las personas sin alzhéimer, una tasa dos veces más elevada.

Desafortunadamente, todavía no existe una cura para el alzhéimer. Por lo tanto, hay que evitar que se desarrolle. Entre otros factores, hay dos procesos –glicación e inflamación– que han sido asociados con la enfermedad de Alzheimer.

Glicación avanzada

La regla número uno para evitar esta terrible enfermedad es reducir los carbohidratos. Hay una relación entre el consumo de azúcar y cereales y el riesgo de padecer demencia. Cuando tienes resistencia a la insulina y sigues bombardeando tu organismo con estos carbohidratos ácidos, tu factor de riesgo para la demencia aumenta un 400 %.

El azúcar y los cereales empujan al cuerpo a una espiral negativa de quema de glucosa (azúcar) como fuente principal de combustible y al final terminas comiendo más azúcar y teniendo más antojos de dulce. Cuanta más cantidad de glucosa hay en la sangre, mayor es su tendencia a unirse a las proteínas mediante un proceso peligroso conocido como glicación.

Esto rompe la barrera hematoencefálica, lo que causa demencia.

Inflamación

El doctor Sunil Pai afirma en su libro *Inflammation Nation* [Nación de la inflamación] que el alzhéimer consiste en una inflamación crónica del cerebro. La inflamación es el mecanismo de curación del cuerpo ante una lesión, de manera que haz todo lo posible por evitar un golpe en la cabeza. Cuando la inflamación aparece en un tejido cerebral sensible, puede afectar a la función cerebral, a veces irremediablemente. La inflamación es un proceso provocado por la acidosis.

La elevada homocisteína, un marcador directo de inflamación (14 umol/L o superior), también se asocia con un aumento del riesgo de alzhéimer. Si comes carne, un factor que contribuye en gran medida a la homocisteína elevada, limita el consumo a no más de dos veces por semana. Si sigues de cerca las estrategias establecidas en mis siete maneras de eliminar la acidez, no solo tendrás un cuerpo alcalino sano con un pH equilibrado, sino que además evitarás muchos, o todos, los desencadenantes que pueden aumentar tu riesgo potencial de padecer alzhéimer o cualquier otro tipo de demencia.

La prevención es lo más importante: diez pasos para reducir el riesgo de alzhéimer

Hay un viejo refrán: más vale prevenir que curar. Cuando hablamos de tratar o prevenir la enfermedad de Alzheimer, hay diez puntos específicos en los que centrarse:

1. **Elimina de tu alimentación todo el azúcar y los cereales**, incluida la fruta con un contenido entre moderado y alto en azúcar.
2. **Equilibra la proporción de ácidos grasos omega-6/omega-3**. El cerebro está formado por aproximadamente un 60 % de grasa, y las grasas, especialmente en el cerebro, siempre están compitiendo ferozmente por las enzimas. Una sobrecarga de ácidos omega-6 en relación con los omega-3 puede causar una mayor inflamación cerebral. Por eso es crucial aumentar los ácidos grasos omega-3 (tomar un suplemento de aceite de pescado de buena calidad puede ayudar) y disminuir los ácidos grasos proinflamatorios omega-6. Lo ideal sería que llegaras a una proporción 1:1, y no más de 4:1. Investigadores de la Universidad Tufts estudiaron la relación

entre el DHA de la sangre (un tipo de grasas omega-3) y el desarrollo de demencia o alzhéimer en alrededor de novecientos hombres y mujeres sanos del Estudio Framingham del Corazón. La edad media del grupo era setenta y seis años al comienzo del estudio, que tenía una duración de nueve años. El riesgo de padecer demencia de quienes presentaban los niveles más altos de DHA era un 47 % menor que el de aquellos con niveles más bajos.

3. **Toma antioxidantes**. Algunos de ellos son la cúrcuma, las vitaminas C y E, el glutatión, el ácido alfa-lipoico y el hidrógeno molecular.

4. **¡Ponle aceite de coco a todo!** Cocina con él y consume de una a dos cucharadas diariamente. El *Journal of Alzheimer* realizó un estudio sobre los efectos de los suplementos de aceite de coco directamente en las neuronas corticales tratadas con el péptido amiloide-B *in vitro*, que son los aminoácidos que forman el componente principal de las placas amiloides encontradas en los cerebros de pacientes con alzhéimer. Según dicho estudio, el consumo diario de aceite de coco impulsaba la supervivencia de las neuronas y ayudaba a mejorar los déficits asociados con la neurodegeneración.

5. **Toma un suplemento de vitamina D**. Los niveles adecuados de vitamina D están por encima de 50 ng/ml. Trata de estar al sol durante veinte minutos todos los días, con un 40 % de exposición cutánea. Evita los protectores solares tóxicos, porque la exposición moderada al sol es muy importante para nuestra salud y para tener unos niveles saludables de vitamina D.

6. **Practica diariamente la desintoxicación**. Lo ideal es que te centres cada día en seguir al menos un protocolo de desintoxicación de la lista de mis «Siete maneras de eliminar la acidez» (capítulo ocho).

7. **Haz ejercicio diariamente**. Las investigaciones muestran que hacer ejercicio puede reducir en un 50 % el riesgo de padecer alzhéimer.

8. **¡Quema grasa, no azúcar!** La sensibilidad a la insulina es un factor de riesgo de alzhéimer. En el capítulo seis aprenderás a restablecer el metabolismo de tu cuerpo para que se aleje del azúcar y

se convierta en ¡una máquina de quemar grasa!
9. **Reduce los niveles de cobre**. En los pacientes con alzhéimer se ha detectado la presencia elevada de cobre en el flujo sanguíneo. No tomes suplementos de cobre, y analiza el agua corriente, ya que el 80 % del cobre que hay en nuestros cuerpos proviene de las tuberías.
10. **Trata de aliviar el estrés de tu cerebro**. El estrés es como veneno para tu hipocampo, la parte del cerebro que se ocupa de la memoria. Además, el estrés activa la hormona cortisol, que puede causar disfunción de las células cerebrales y atrofia (encogimiento) del cerebro. Sigue los protocolos para aliviar el estrés que encontrarás en el capítulo nueve.

DIABETES TIPO 2

La diabetes tipo 2, que una vez fue relativamente rara, ha resurgido alcanzando niveles aterradores. A más de veinticinco millones de estadounidenses les diagnosticaron diabetes y a otros ochenta millones prediabetes, una afección precursora de esa enfermedad. Si la tendencia continúa, y no hay señales de que vaya a detenerse, para el año 2050 uno de cada tres adultos tendrá diabetes.

La diabetes tipo 2 es una afección crónica que afecta a la capacidad del cuerpo para procesar el azúcar (o glucosa) en la sangre. El páncreas produce una hormona llamada insulina, cuya función es extraer la glucosa de la sangre para llevarla a las células, donde se puede almacenar como grasa y más adelante utilizar para obtener energía. Sin embargo, cuando se consumen habitualmente altas cantidades de azúcar, carbohidratos y cereales, los niveles de insulina suben y, con el tiempo, la capacidad del cuerpo para producir o utilizar eficazmente esta hormona se deteriora (la llamada «resistencia a la insulina»). Todo esto da lugar a un metabolismo alterado de los carbohidratos y a un exceso de glucosa en la sangre y la orina, lo cual supone un riesgo para la salud.

En el transcurso de los últimos cincuenta años, la incidencia de la diabetes ha aumentado tremendamente, en un 700 %, y no siempre podemos echarles la culpa a nuestros genes. Nuestros genes no han cambiado en las últimas cinco décadas, ¡pero la acidez y la toxicidad de nuestras vidas sí! El consumo de azúcar y cereales ha alcanzado proporciones alarmantes.

De hecho, el estadounidense medio consume nada menos que setenta y siete kilos de azúcar al año, y esto le provoca niveles elevados de glucosa en la sangre.

El páncreas y el hígado son dos de los órganos más importantes en el mantenimiento del equilibrio alcalino debido a su capacidad para producir sales amortiguadoras que neutralizan los ácidos en el intestino y la sangre. Con el tiempo, la acidosis crónica de bajo grado incrementa la toxicidad del cuerpo y extenúa a estos órganos, volviéndote más propenso a la diabetes. También incrementa enormemente los desperdicios acídicos, una de las razones más importantes por las que la diabetes es la principal causa de insuficiencia renal, amputación y ceguera. También es una causa importante de enfermedad cardíaca e infarto cerebral.

El estadounidense medio consume de tres a cinco veces más proteínas de las que necesita, que se convertirán en azúcar cuando se metabolicen. Si vas a comer proteínas de origen animal, te recomiendo limitarlas a dos veces por semana y asegurarte de que provengan de animales alimentados orgánicamente con hierba. Si no es así, casi se puede garantizar que el animal fue alimentado con cereales y así aumentarás indirectamente no solo tus niveles de insulina, sino también los de ácidos grasos omega-6, que son poco saludables y tremendamente inflamatorios.

El ácido úrico es también un producto del metabolismo de la fructosa (¡más azúcar!). Por esta razón, es necesario eliminar por completo los llamados «alimentos» que contienen jarabe de maíz con alto contenido en fructosa, el azúcar que suele utilizarse normalmente en los refrescos. Según un estudio realizado por la New Harvard School of Public Health (HSPH), el consumo de bebidas endulzadas con azúcar está vinculado a ¡ciento treinta y tres mil muertes por diabetes a nivel mundial!

La levadura, que a menudo es el resultado de un alto consumo de azúcar, fructosa y proteína, también libera micotoxinas en la sangre, lo que produce desechos de ácido úrico. Con frecuencia cuando hago un análisis de sangre viva a los pacientes en mi Centro de Bienestar Quiropráctico, encuentro cristales de ácido úrico. El ácido úrico también se asocia con problemas cardiovasculares y renales, entre ellos las enfermedades cardíacas y los cálculos renales.

Además del ácido úrico, es importante limitar el consumo de frutas ácidas con un contenido en azúcar de moderado a alto, como los plátanos y los frutos del bosque, que contienen fructosa. El azúcar es azúcar en cualquiera de sus formas.

La fructosa pasa directamente al hígado, donde causa dos efectos perjudiciales:

1. El hígado paraliza cualquier actividad que esté realizando en ese momento para dedicarse a metabolizar la fructosa, con lo cual las toxinas se acumulan.
2. Se aumentan de manera indirecta los niveles de insulina, por lo que el azúcar se convierte directamente en grasa (y no cualquier grasa, sino grasa visceral, que es la peor). El hígado convierte inmediatamente la fructosa en fructosa-1-fosfato (F1P) y esto da lugar a la formación de ácido úrico. Casi todos los F1P se convierten en VLDL, triglicéridos y ácidos grasos libres. Estos ácidos grasos libres ocasionan resistencia a la insulina en los músculos, así como en el hígado. La resistencia a la insulina somete al páncreas a una presión excesiva, por lo que bombeará más insulina en respuesta al aumento de azúcar en la sangre, ya que las células son incapaces de extraer el azúcar del torrente sanguíneo. Así es como el consumo de fructosa en cualquier forma, entre ellas la fruta, puede llevarnos a la diabetes tipo 2.

Si vas a consumir cualquier fruta de contenido entre moderado y alto en azúcar, añádele una grasa saludable. Por ejemplo, agregar mantequilla de almendra cruda o mantequilla de coco a las rodajas de manzana no solo sabe muy bien, sino que también ralentizará la metabolización del azúcar (¡ten esto en cuenta para los batidos!). Aunque puede producirse una cierta disbiosis intestinal leve debido a la fermentación de la fruta, esta es una opción mucho mejor que tener una fuerte subida de los niveles de insulina.

La diabetes tipo 2 es un problema ácido. Para evitarla, tienes que prescindir del azúcar, los cereales, el exceso de proteínas y los carbohidratos procedentes del almidón. Si tienes antojos de azúcar, problemas de levaduras, obesidad, prediabetes o diabetes, debes eliminar estos alimentos de tu dieta y reemplazarlos con los alimentos altamente alcalinizantes que veremos en el capítulo siete.

EL REFLUJO ÁCIDO

Uno de cada dos estadounidenses sufre de reflujo ácido. ¿Puedes creer que la mitad de la población sufra de manera habitual esa sensación ardiente en el pecho? Lo que es incluso más inaceptable es que hay un gran malentendido, incluso entre los médicos, acerca de lo que causa el reflujo ácido, también conocido como enfermedad por reflujo gastroesofágico (GERD, por sus siglas en inglés) o enfermedad de úlcera péptica, y su tratamiento.

La mayoría cree que la causa del reflujo es el exceso de ácido en el estómago. Es fácil suponerlo ya que el ácido sube por el esófago; lo puedes sentir. Pero es justo lo contrario: lo que de verdad causa el reflujo es tener muy poco ácido en el estómago. Ahora bien, he de hacer una aclaración, porque normalmente te digo que el ácido es malo. Eso es porque por lo general hablo de la acidificación de la sangre y los tejidos, que es perjudicial, pero en este caso me estoy refiriendo al ácido gástrico que de forma natural deberíamos producir, ya que es vital para hacer bien la digestión.

Por regla general, a medida que envejecemos, nuestros cuerpos tienden a debilitarse y a volverse más lentos, y en lo que respecta al estómago, tendemos a producir menos ácido gástrico. Normalmente, esta falta de ácido gástrico suele malinterpretarse y puede tener consecuencias perjudiciales para nuestra salud.

Esto se agrava por el estilo de vida ácido que llevamos la mayoría. Cuando el pH está desequilibrado debido a una alimentación inadecuada como la comida basura, los alimentos procesados y el azúcar, las células del estómago producen menos gastrina, que tiene la función de estimular la producción de ácido gástrico. Esto pone en marcha una reacción en cadena. Al producirse menos ácido gástrico, la comida no se descompone ni tampoco se digiere. Con alimentos que no se digieren correctamente, la sangre no recibe tantas vitaminas esenciales (especialmente vitaminas B), minerales y aminoácidos.

A continuación, los alimentos pasan al intestino delgado para seguir con la digestión, pero como la comida no se descompuso adecuadamente en el estómago, tampoco se descompone bien aquí, por lo que se produce una deficiencia aún mayor de minerales y vitaminas. En este punto, eres más propenso a las infecciones porque el ácido gástrico es el responsable de destruir las bacterias que entran en el sistema digestivo. Pero, como el ácido gástrico no destruye por completo las bacterias, tu riesgo de contraer enfermedades se eleva.

SÍNTOMAS HABITUALES DEL REFLUJO ÁCIDO

- Ardor en la parte superior del abdomen, conocido como ardor de estómago.
- Ronquera.
- Sensación de que la comida está atascada en la garganta.
- Opresión en la garganta.
- Eructar en exceso.
- Respiración ruidosa.
- Asma.
- Problemas dentales.
- Mal aliento.

Debido a esto, el microbioma vital —los billones de células de los intestinos— pasa de estar compuesto por unas bacterias más sanas a un predominio poco saludable de bacterias nocivas. Este crecimiento excesivo de bacterias perjudiciales para la salud produce un gas que puede incrementar la presión sobre el intestino delgado y el estómago, y empujar el contenido del estómago, que incluye ácido clorhídrico, enzimas y bacterias, hasta el esófago. Esto es lo que sientes cuando experimentas ardores, también conocidos como acidez estomacal.

La acidez estomacal, el reflujo y la GERD son problemas específicos del esfínter esofágico inferior (EEI), que se deben a que se irrita o no funciona correctamente. El EEI es un músculo que separa el esófago del estómago y se abre y se cierra para dejar entrar el alimento en el estómago para su digestión. La acidez y la GERD se producen cuando el EEI se relaja inadecuadamente, lo que permite que el ácido del estómago salga (reflujo) y vuelva al esófago.

Otro factor de complicación del reflujo es una afección conocida como hernia de hiato, en la que la parte superior del estómago se hernia, o sobresale, a través del diafragma adentrándose en la cavidad torácica superior. En última instancia, esto debilita la válvula del EEI, a menudo atrapando bolsas de ácido que vuelven al esófago.

Por qué no funciona la «solución» actual

El tratamiento habitual para el reflujo es una clase de fármacos llamados inhibidores de la bomba de protones (IBP), como el Prevacid, el Zantac o el Prilosec. Y cuando digo habitual, quiero decir muy habitual.

Cientos de millones de estadounidenses toman estos medicamentos cada año; su fabricación se ha convertido en una industria multimillonaria. El problema de los IBP es que no solo no funcionan, sino que además están empeorando el problema de base al introducir una nueva serie de complicaciones de salud.

Estos fármacos tratan únicamente los síntomas. Mientras tanto, estás creando un círculo vicioso de desequilibrio en el estómago. Los IBP inhiben por completo la producción de ácido estomacal y te hacen sentir mejor temporalmente. Sin embargo, al final, la supresión de la producción de ácido gástrico es una de las cosas más perjudiciales que puedes hacerle a tu salud.

A medida que envejecemos, la producción de ácido en el estómago tiende a disminuir, no aumentar, y por lo general comienza a declinar a la edad de cuarenta y cinco años para las mujeres y después de los treinta para los hombres. El ácido gástrico es esencial para una buena digestión y lo peor que puedes hacer es agotar los pequeños niveles de ácido que tengas, y eso es exactamente lo que hacen los IBP. Cada píldora que ingieres toma cualquier ácido que tengas en la actualidad y lo baja al mínimo nivel durante un período de aproximadamente veinticuatro horas.

Otros tratamientos utilizados son los inhibidores de los receptores de la H_2 como el Tagamet, el Zantac y el Pepcid AC, pero tienen efectos secundarios digestivos perjudiciales (náuseas, diarrea, estreñimiento e incluso acidez estomacal). También interfieren en el metabolismo de ciertas hormonas, entre ellas el estradiol y la testosterona.

Tomar estas píldoras a diario puede exponerte a una serie de problemas de salud, a medida que envejeces, desde una mala digestión hasta un aumento de la infección bacteriana de *H. pylori*, pasando por acidez estomacal, GERD, úlceras e incluso cáncer. En la página 40 y siguientes, expuse las cinco etapas de la acidosis. Algo que puede parecer tan insignificante como la acidez estomacal, si no se trata, es un ejemplo perfecto de cómo puede producirse esa progresión ácida. Esto es exactamente lo que le sucedió a mi padre.

Te pido, por favor, que si tienes algún síntoma subyacente de ardor de estómago o reflujo gástrico, no te lo tomes a la ligera. Tu cuerpo te está avisando de que hay un problema. Créeme, no lo digo para asustarte sino porque me importas y no me gustaría que pasaras por lo que mi padre tuvo que pasar. Atájalo ahora que acaba de empezar mientras todavía puedes.

Dicho esto, si estás tomando IBP para el reflujo, es fundamental que no dejes de tomarlos de golpe. Si lo haces, experimentarás síntomas importantes de abstinencia, ya que tu estómago comenzará a generar más ácido. En lugar de eso, disminuye la dosis de IBP gradualmente durante varias semanas y sigue los consejos de tu médico de familia.

Emplea mi enfoque de «añadir, no quitar». Sigue mis siete maneras de eliminar la acidez del capítulo ocho y podrás detener en seco este problema antes de que te ocasione daños importantes. Una vez que hayas abordado la verdadera causa y llevado tu cuerpo a un estado más sano y equilibrado, podrás comenzar el proceso de deshabituación junto con tu médico.

Prueba de ácido gástrico bajo para realizar en casa

Aproximadamente el 90 % de los mayores de cuarenta años que van al médico, en realidad, tienen un nivel de ácido gástrico bajo. ¿Te preguntas si es este tu caso con el reflujo ácido? Hay una prueba sencilla que puedes realizar. Toma una cucharada de zumo de limón o vinagre de sidra de manzana con un poco de agua al principio de una comida. Si alivia los síntomas durante la comida y después de ella, tienes que investigar más y hacerte un análisis de los niveles de acidez estomacal. Es probable que tengas una cantidad deficiente de ácido gástrico, lo cual podría ser el factor que contribuye a que sufras de reflujo gastroesofágico. Una vez confirmado, sigue estos pasos para aumentar la producción de ácido estomacal y calmar cualquier inflamación potencial o «quemazón» debida a los efectos corrosivos del reflujo ácido:

Elimina los alimentos que elevan la acidez. La cafeína y el alcohol son dos de las principales sustancias que provocan síntomas de reflujo, y no es ninguna casualidad que sean tan ácidos.

Aumenta la producción natural de ácido estomacal de tu cuerpo. Dado que generalmente el problema del reflujo surge por tener muy poco ácido estomacal, estimula tu cuerpo para que genere suficientes cantidades de ácido clorhídrico (ácido gástrico). Puedes aumentar fácilmente el contenido ácido de tu estómago tomando una cucharada de vinagre de sidra de manzana crudo y sin filtrar en un vaso grande de agua. El ácido acético que aparece en el vinagre de sidra de manzana lucha contra las bacterias y otros cuerpos extraños en el tracto intestinal. Toma una cucharadita diaria para empezar y, si es necesario, aumenta a una cucharada en 250 ml de agua. Además, una buena sal marina, alcalina y saludable, le proporciona al cuerpo el cloruro que necesita para producir ácido clorhídrico (HCL), además de minerales.

Toma un buen suplemento mineral alcalino en forma de polvo. El bicarbonato sódico de Alkamind Daily Minerals suaviza el esófago

---

Tras un diagnóstico de reflujo gastroesofágico grave hace más de cuatro años, pensé que me pasaría la vida entera a base de inhibidores de la bomba de protones. En un principio fui al médico porque había pasado muy rápidamente de tener lo que creía que era una acidez estomacal «normal» a sentir un ardor constante en el pecho que me atravesaba y llegaba a la espalda. También experimentaba con frecuencia reflujos de ácido que me subían a la garganta. Todo esto me debilitaba y nunca me sentía bien. Me hicieron una endoscopia y descubrieron algunas pequeñas úlceras, pero nada que pudiera explicar por qué me sentía tan mal todos los días.

Como no podían darme respuestas, empecé a investigar y a leer y encontré Alkamind y la dieta antiácida. Ahí comenzó mi viaje de regreso a ser yo misma. ¡Ya ha pasado casi un año desde que tomé la última pastilla! La dieta antiácida funciona, eso es todo. Me ha cambiado la vida al devolverme el bienestar que había perdido. Ahora, cuando viajo, en lugar de llevar medicamentos, llevo suplementos Alkamind Daily Minerals y Daily Green y el conocimiento que he adquirido de este programa es verdaderamente invaluable.

Kelley O.

y estimula la producción de HCL. Es importante elegir un suplemento (en polvo) que se diluya en un líquido que pueda tener un efecto directo sobre el tejido irritado del esófago y el estómago.
- **Suplemento con probióticos.** Como el reflujo surge en parte de un desequilibrio de bacterias en el intestino, añade un buen suplemento probiótico.
- **Enzimas digestivas.** Ayudan a descomponer los alimentos que no se descomponen eficientemente debido a la disminución del ácido estomacal a medida que envejecemos. Prueba esto primero; luego, cuando pase un tiempo siempre podrás pasar a una enzima digestiva con betaína HCL (si es necesario).
- **Suplemento con hidrógeno molecular** (consulta la página 216).

Falta de energía

Si te pidiera ahora mismo que calificaras tu nivel de energía en una escala de 0 a 10, en la que 0 significa que está a punto de aparecer el *rigor mortis* y 10 que eres el conejito de las pilas energéticas Duracell, con sinceridad, ¿dónde te situarías? Y ahora que estamos siendo claros con nosotros mismos, ¿estás contento con esta situación?

Tu salud se reduce a una sola palabra: *¡energía!* Me oirás hablar mucho sobre esto porque cuando tu energía aumenta, tu salud mejora, y viceversa. Cuando tienes mucha energía, todo mejora en tu vida. Pero la realidad es que la mayoría de la gente está cansada las veinticuatro horas del día durante toda la semana, incluso tras una buena noche de sueño.

¿Eres la clase de persona que, a primera hora de la mañana, se levanta de la cama y se dirige directamente a la cocina para prepararse un café? El café es una droga, así que mucha gente no puede comenzar su día sin él. Se estimulan con café o se drogan con azúcar para contrarrestar los efectos del bajón de energía, y lo único que consiguen es volverse cada vez más ácidos. Un círculo vicioso del que es difícil salir.

El ácido es un vampiro de energía; te está chupando la vida

Quedarse sin energía es una señal de que ocurre algo más importante y preocupante. Como sucede cuando el filtro del aire acondicionado se obstruye con polvo, hace falta mucha

> Si el cuerpo es un motor, el alimento es su combustible. La comida le proporciona la energía que este necesita para funcionar. Si no nos aseguramos de que el combustible que suministramos a nuestro organismo tiene la calidad y la cantidad adecuadas, nos iremos directamente al depósito de chatarra.
>
> **Kris Carr, *Hungry for change***

más energía para tener la temperatura ambiente deseada y el aparato de aire acondicionado necesita soltar mucho más aire solo para mantenerla. A veces tiene que esforzarse tanto que se puede fundir un fusible. A tu cuerpo le sucede lo mismo.

Cuando estás estresado y siguiendo una dieta ácida llena de azúcar, cereales, cafeína, alcohol, bebidas energéticas y agua carbonatada, estás haciendo que tu cuerpo se esfuerce mucho más para neutralizar todo ese ácido, igual que el aire acondicionado.

¡El estrés y los alimentos ácidos son vampiros de energía! Si no cambias de estilo de vida ahora, al final algo tendrá que ceder. Siempre podrás comprar otro filtro para el aparato de aire acondicionado, lo que no puedes comprarte es otro cuerpo. Cuida el que tienes ahora, y te aseguro que él te cuidará a ti. Cuando estés sano, en forma y tomando alimentos alcalinos, tu cuerpo funcionará tal y como se supone que debe funcionar. ¡Tendrás energía durante todo el día y podrás dar por resuelta tu crisis energética!

Y aquí viene lo extraordinario: tu cuerpo es resistente y cuando alcalinices tu vida, recuperarás enseguida la energía. Al seguir la dieta antiácida recobrarás los niveles de energía que no experimentabas desde la adolescencia y los veintipocos años, y esa sensación y lo que le aporta a tu vida tienen un valor incalculable.

Ahora bien, si tienes una acidez y una toxicidad crónicas, quizá experimentes fatiga durante un par de días a medida que tu organismo comienza a sanar. Hazle caso a lo que tu cuerpo te dice que hagas. Descansa más y sigue tomando agua: ¡para eliminar toxinas hay que disolverlas!

Una pequeña bajada de los niveles de hidratación puede dejarte sin energía durante días. Evítalo dándole a tu cuerpo lo que necesita para ayudar al proceso de desintoxicación (consulta el capítulo ocho).

OBESIDAD

Según un informe publicado en la revista médica británica *The Lancet*, la obesidad es una crisis de salud mayor que el hambre a nivel global, y se trata de la principal causa de discapacidades en todo el mundo.

Tras permanecer relativamente estable entre los años 1960 y 1970, la prevalencia de obesidad en los adultos en Estados Unidos se ha incrementado en aproximadamente un 50 % por década durante los años ochenta y noventa. Hoy en día, Estados Unidos tiene la mayor incidencia de obesidad del mundo y se considera que el 64 % de todos los adultos tienen sobrepeso u obesidad.

Alguien que tiene sobrepeso pesa más de lo que se considera normal para su estatura, edad y sexo, y su índice de masa corporal (IMC) cae en el rango de 25 a 29,9. La obesidad, por su parte, es una enfermedad marcada por el almacenaje generalizado y excesivo de grasa, con un IMC por encima de 30. Está demostrado que la obesidad tiene un efecto negativo sustancial sobre la longevidad; se calcula que reduce de cinco a veinte años la duración de la vida de las personas que son gravemente obesas.

Para empeorar las cosas, estamos viendo el mismo aumento de cifras entre los niños, y las enormes cantidades de dinero que se emplean para tratar de combatir este problema no sirven para solucionarlo. En 2012, se dedicaron cuarenta mil millones de dólares a luchar contra la obesidad. Aun así, uno de cada tres niños tiene sobrepeso. Los niños consumen una dieta de alimentos que favorecen continuamente la acidosis: caramelos, alimentos procesados, *pizza*, patatas fritas y refrescos. De hecho, el 25 % de las «verduras» consumidas por los estadounidenses son patatas fritas. Entre los cereales y los alimentos procesados, el consumo de azúcar en los niños se ha disparado y ha alcanzado niveles sin precedentes.

La Asociación Estadounidense del Corazón recomienda no más de nueve cucharaditas y media de azúcar refinada por día; sin embargo, los niños consumen de media hasta treinta y dos cucharaditas de azúcar diarias. Para empeorar las cosas, una gran parte de este azúcar viene en la forma más ácida y peligrosa: jarabe de maíz de alta fructosa, un edulcorante que se encuentra habitualmente en los refrescos y los productos horneados. De hecho, el azúcar de los refrescos, los postres y los zumos de frutas representa la mitad de la ingesta general de azúcar añadido de los niños. Según un estudio, en Oklahoma los niños en edad escolar beben de media cuatro refrescos de 350 ml todos los días. ¡Eso es terrible!

Aparte de los refrescos y los productos horneados, hay muchos más alimentos que contienen jarabe de maíz de alta fructosa. Las frutas enlatadas en almíbar —melocotones y peras—, condimentos (como el kétchup, la jalea, el jarabe o la salsa barbacoa) y muchos aderezos para ensaladas contienen este edulcorante. Muchos tipos de pan, bollos, rollos y *bagels* fabricados comercialmente también contienen jarabe de maíz de alta fructosa. Y el edulcorante podría estar acechando también en ciertos tipos de cereales de desayuno, galletas, magdalenas, barras de granola, zumos y salsas de espagueti.

Se ha demostrado que el jarabe de maíz de alta fructosa tiene cualidades adictivas similares a las de la heroína y la cocaína y se ha relacionado con el aumento de peso y la epidemia de obesidad. Esta es la razón por la que la fructosa es más peligrosa que cualquier otro tipo de azúcar. Mientras que la glucosa se puede metabolizar en cualquier parte del cuerpo, la fructosa no. Al consumir fructosa, esta es transportada directamente al hígado, donde actúa más como una grasa (en lugar de un carbohidrato) y se convierte en triglicéridos. Una vez convertida en triglicéridos, la fructosa altera la función de los receptores de insulina de las membranas celulares, causando resistencia a la insulina. Con niveles elevados de triglicéridos a partir de la fructosa y niveles elevados de insulina en la sangre como resultado de la resistencia a la insulina, el cuerpo almacenará estos triglicéridos como grasa en lugar de quemarlos para obtener energía.

Por si todo esto fuera poco, el consumo de fructosa también causa resistencia a la leptina, que según muchos investigadores es la hormona clave vinculada a la obesidad. La leptina es la «hormona de la saciedad» fabricada por las células adiposas (grasas) que te ayuda a regular el equilibrio energético inhibiendo el hambre. Así es como funciona: cuanta más grasa acumulas, más le dicen esas células a tu cuerpo que produzca leptina. Cuanta más leptina produces, más te indica tu cuerpo que estás lleno y menos comes. Del mismo modo, cuanta menos grasa tengas, más se inhibe la leptina y la sensación de hambre se incrementa. Es un importante mecanismo de supervivencia.

Aquí es donde se produce el problema que podría ser una de las causas principales del desarrollo de la obesidad. Cuando estás consumiendo altas cantidades de azúcar, especialmente fructosa, aparece la resistencia a la leptina. A causa de esto, siempre sientes hambre y tienes antojos de comida (¡y por lo general no de alimentos verdes!). Se trata de una alteración en la composición química de tu cuerpo. No importa cuánta fuerza de voluntad tengas, la fructosa es una adicción poderosa que resulta difícil vencer.

Esto es lo que más me preocupa sobre la crianza de los hijos. Un artículo de *The New York Times* afirmó lo siguiente: «Por primera vez en dos siglos, la generación actual de niños de Estados Unidos puede tener expectativas de vida más cortas que sus padres [...] [y] el rápido aumento de la obesidad infantil, si no se controla, podría acortar la vida útil hasta en cinco años». Esto es aterrador, pero puede prevenirse. Ser obeso o tener sobrepeso es fundamentalmente un problema acídico. Cuando tu cuerpo tiene demasiado ácido, utiliza la grasa como una manera más de almacenarlo en los tejidos, para que no cause daño en la sangre. A corto plazo, la grasa está salvándote de los efectos dañinos de un estilo de vida ácido. A largo plazo, te está haciendo más tóxico y ácido. Por eso es por lo que todas las dietas de moda fallan: porque no han abordado la verdadera causa, que es el ácido. Si quieres perder algo de peso, elimina la acidez para que tu cuerpo pueda sanar y quemar los kilos.

OSTEOPOROSIS

La osteoporosis es una afección en la que los huesos se vuelven débiles y frágiles por la pérdida de tejido. En Estados Unidos, en 2017, a diez millones de hombres y mujeres les diagnosticaron osteoporosis, y otros treinta y cuatro millones están en riesgo de disminución de la densidad ósea, u osteopenia, un precursor de la osteoporosis.

Mucha gente cree que puede evitar la fragilidad ósea aumentando el consumo de leche y productos lácteos. Sin embargo, esto no es más que un mito, aunque es un mito que realmente ha llegado a imponerse gracias a la industria lechera. Sé que esto puede sorprender a muchos de los lectores. A mí me causó un gran impacto cuando do leí por primera vez la investigación.

Durante mi infancia tenía que tomar leche en la cena todas las noches. Nuestros padres hacían lo que pensaban que era lo correcto. No sabían que la leche es ácida y drena el calcio de los huesos. No se trata de mi opinión, sino de lo que muestran las investigaciones. Tras doce años de estudio, investigadores de la Universidad de Harvard observaron una correlación entre el aumento del consumo de leche y el incremento de las fracturas de cadera en mujeres. Es cierto que la leche tiene un alto contenido en calcio, pero el problema es que el cuerpo humano puede utilizar muy poco de ese mineral.

En el libro *Lessons from the Miracle Doctors* [Lecciones de los doctores milagro], Jon Barron afirma: «El problema de la leche es que debido a su alto contenido en azufre y fósforo, el cuerpo necesita amortiguar estos minerales utilizando aún más calcio interno (procedente del cuerpo) del que se obtiene de la leche misma. Además, por si el problema de absorción no fuera suficiente, la proporción de calcio/magnesio de 10:1 encontrada en la leche es excesivamente alta y devastadora para el organismo humano». Por lo tanto, la alta incidencia de la osteoporosis en los países que consumen una gran cantidad de productos lácteos como Estados Unidos es increíblemente elevada debido a estas razones. La proporción calcio/magnesio es crucial para su absorción y debería ser idealmente 1:1 para que el calcio sea absorbido en el cuerpo.

Además de la relación entre el calcio y el magnesio, la forma del calcio tiene una importancia determinante. La forma más biodisponible de calcio es el citrato de calcio; la forma más perjudicial es el carbonato de calcio, que se compone principalmente de calcio coralino. Así que si estás tomando un suplemento de calcio, fíjate siempre en la proporción de calcio/magnesio, ya que la mayoría de la gente piensa que cuanto más, mejor; sin embargo, no es así. También podría sorprenderte saber que aunque tomes un buen suplemento de calcio todos los días puedes padecer osteoporosis. Esto se debe a que la osteoporosis no solo está vinculada a una deficiencia de calcio, ¡también es un problema de exceso de ácido! Cuando tienes una acidez excesiva, tu cuerpo emprende una búsqueda de minerales para neutralizar el ácido y así mantener un pH de la sangre sano y equilibrado. Si no obtienes minerales por medio de la alimentación, tu cuerpo encontrará otra manera de conseguirlos. Tomará algunos minerales de tu boca, lo que te puede provocar caries dental. También les robará a los huesos el preciado calcio y a los músculos el magnesio, causando calambres, dolor muscular y agotamiento de energía. El pH de la sangre es tan importante que permitirá que el cuerpo se desmorone antes que dejar que su pH se descontrole.

Cuantos más lácteos, carne, azúcar y cereales comemos, más calcio se desprende de nuestros huesos y más propensos nos volvemos a la osteoporosis. El propósito de comer alimentos alcalinos, beber agua alcalina y evitar los alimentos ácidos no es tratar de elevar directamente el pH de tu sangre, sino evitar que tu cuerpo tenga que hacer por sí mismo la regulación agotando sus propios recursos, como el calcio de los huesos, para neutralizar todo ese ácido.

Una vez tuve una paciente de treinta y cuatro años llamada Andrea, que descubrió en una exploración DEXA (una exploración de densidad ósea) que había perdido el 25 % de su masa ósea total. ¿Te sorprendería saber que también tenía una adicción compulsiva al azúcar y nunca hacía ejercicio?

Estaba dispuesta a exigirse más y a cambiar de vida. Comenzamos su curación con la depuración alcalina de siete días, eliminamos todos los desencadenantes ácidos y modificamos su alimentación añadiendo una gran cantidad de verduras de hoja verde oscuro, grasas alcalinas saludables y zumos y batidos verdes. Utilizaba a diario el *rebounder** para facilitar el drenaje linfático y desintoxicar su cuerpo (consulta la página 231). Doce meses después, un análisis de seguimiento mostró que su densidad ósea era perfecta. Este es un verdadero testimonio del poder del cuerpo para sanar y de lo que es posible conseguir con una dieta alcalina rica en fitonutrientes y minerales.

PROBLEMAS DE SUEÑO

Un gran día comienza por un buen desayuno, pero incluso antes de eso, comienza por una buena noche de sueño. ¿Crees que el estrés tiene la culpa de que la mente esté agitada a la hora de acostarse? Probablemente tener una agenda apretada también influya, pero puede que pasarte la noche entera dando vueltas se deba al ácido de los alimentos que comiste ese día.

---

* N. del T.: pequeña cama circular elástica que se utiliza para botar como una modalidad de ejercicio.

Quizá ese bistec de 340 g que tomaste para la cena (o el dulce del postre) fuera lo que te hizo pasar una noche tan agitada. Consumir un exceso de proteína animal o azúcar por la noche es una manera segura de perder el sueño. La acumulación gradual de ácido durante todo el día también causará malestar nocturno e insomnio.

Tu cuerpo es más ácido a mitad de la noche; alcanza su nivel máximo de acidez a las cinco de la madrugada. Si tienes el hábito de despertarte entre la una y las tres de la mañana para ir al baño, ¡tienes acidez y el hígado y los riñones están pidiendo ayuda!

Cada ácido y toxina que ingieres debe filtrarse a través del hígado y despertarse a esas horas puede indicar que el hígado y el resto del cuerpo están sufriendo la acidez y necesitan algo de limpieza. Cuando nos levantamos a orinar durante la noche, el cuerpo está haciendo lo que puede para deshacerse del ácido que le resulta difícil manejar. Los riñones son uno de los amortiguadores ácidos más potentes que existen y la micción es una forma de mantener el pH equilibrado. Tengo un dicho: «¡A la salud por la orina!». Esa es también la razón por la que si te haces la prueba del pH de la orina a primera hora de la mañana, esta será ácida, ya que es una señal de que los riñones están funcionando bien. A medida que comas más alcalino, en pruebas adicionales esta lectura de pH subirá en la escala y se volverá más alcalina.

Al final, cuanto más alcalinos sean los alimentos que comes, mejor dormirás. Trata de limitar tu consumo de azúcar, lácteos, cafeína, bebidas carbonatadas, carnes (¡incluso la mayoría del pescado!), levadura, alcohol, cereales (especialmente pan blanco y pasta), alimentos de sabor ácido, margarina y glutamato monosódico, ya que estos son los alimentos más ácidos que contribuirán a que duermas mal.

Deberías comer verduras de hoja verde oscuro (mucho mejor si son crudas) y tomar un montón de fibra y probióticos para ayudar a mantener limpio el colon. Permite que los alimentos se digieran por lo menos tres horas antes de acostarte y ten en cuenta que la cena no debe ser la mayor comida del día.

Antes de ponerte el pijama, haz algunos ejercicios de respiración y date un baño desintoxicador para aliviar la mente del estrés del día. En la página 234 encontrarás las instrucciones para un baño de desintoxicación y en la página 213 la poderosa respiración 3.6.5, otro protocolo de desintoxicación. Una mente clara no solo conduce a una buena noche de sueño, sino que tomarte unos minutos para respirar profundamente ¡puede cambiar tu pH en el espacio de uno a tres minutos! Por último, dale a tu organismo una dosis de minerales alcalinos media hora antes de acostarte. Tomar minerales como el magnesio, el calcio, el potasio y el bicarbonato sódico es una forma rápida de neutralizar el ácido para que el cuerpo no tenga que hacerlo todo por sí mismo. Los minerales alcalinos también son muy calmantes para el sistema nervioso y te llevarán a un sueño REM* más profundo cuando más lo necesites. Verás que cuando te despiertes con el cuerpo alcalino, te sentirás lleno de energía y listo para enfrentarte al nuevo día, en lugar de dejar que el estrés te mantenga despierto toda la noche.

¡Y ahora, vete a dormir!

PROBLEMAS CUTÁNEOS

Si, como millones de estadounidenses, has tenido alguna vez problemas de acné, eczema, piel seca, psoriasis, rosácea o enrojecimiento de la piel, dermatitis o incluso solo los efectos del envejecimiento en la piel y el cabello, sabrás que los tratamientos convencionales sencillamente no funcionan muy bien. Esos problemas de piel y cabello son obstinados y no desaparecerán por más tratamientos químicos que emplees.

¿Por qué? Porque al igual que sucede con tantas otras afecciones, estos productos nunca abordan la verdadera causa, que son las toxicidades y deficiencias que se encuentran en el núcleo de estos problemas. Afortunadamente, hay una manera mejor de hacer las cosas, que consiste en cuidar tu piel, uñas y cabello de dentro hacia fuera.

Cuando la famosa autora y artista del maquillaje Bobbi Brown lanzó su libro *Beauty from the Inside Out* [Belleza de dentro afuera], una estupenda guía en la que revela los secretos de la belleza, me sentí honrado de que me eligiera como uno de sus expertos en bienestar. Y cuando se me preguntó qué tenían en común los problemas de belleza y de piel, mi respuesta fue, por supuesto, el ácido.

Puedes encontrar el origen de todos los problemas de la piel en el intestino. Los alimentos ácidos como el gluten y el azúcar, o el estrés químico en forma de antibióticos, eliminan

---

* N. del T.: también conocido como sueño de movimientos oculares rápidos (MOR).

las bacterias sanas del microbioma intestinal, permitiendo que las toxinas, las partículas de alimentos no digeridas, las levaduras y las bacterias se filtren en la sangre a través de la barrera intestinal a donde no tienen que estar. A partir de ahí, todo el organismo tiene que colaborar, ya que el cuerpo utiliza cualquier medio que sea necesario para expulsar el ácido.

La piel es el órgano más grande del cuerpo; a veces se la llama el «tercer riñón» por su capacidad de ayudar en el proceso de desintoxicación. Cuando el cuerpo se vuelve excesivamente ácido, recurre a la piel para reducir las toxinas a través de la transpiración. Aproximadamente el 20 % de la carga ácida total del cuerpo se elimina a través de ella. Sea cual sea el estado de la piel, es una señal de que tienes acidez, el hígado sufre una gran tensión y el sistema linfático está congestionado. Probablemente te encuentres deshidratado y necesites comenzar a hidratarte, botar (como veremos más adelante) y centrarte en comer alimentos alcalinos para ayudar a limpiar y desintoxicar la sangre y el cuerpo. En poco tiempo tu piel empezará a tener un aspecto más juvenil y radiante.

TDAH

La dieta deficiente también está vinculada a problemas de concentración y conducta, como el trastorno por déficit de atención e hiperactividad (TDAH). En Estados Unidos nada menos que ocho millones de niños toman a diario medicamentos para la hiperactividad. En mi opinión, el tratamiento con fármacos como Ritalin y Adderall no es la solución para la mayoría de estos niños. La Ley de Sustancias Controladas clasifica este medicamento como una sustancia controlada de la lista II, lo que significa que pertenece a la misma clase de sustancias altamente adictivas como la cocaína, la morfina, la oxiconina y el opio.

En algunos casos, se ha pasado por alto la dieta del niño y los médicos no han realizado una prueba de agotamiento de micronutrientes para buscar posibles deficiencias de estos que podrían contribuir al TDAH.

Los niños estadounidenses son más deficientes y tienen más sobrepeso que nunca, y eso está directamente relacionado con el ejercicio (o ausencia de ejercicio) que hacen y con su alimentación. La mayoría de los niños, cuando vuelven a casa, en lugar de irse a la calle a correr, se quedan pegados a sus dispositivos. Además, los niños estadounidenses consumen una media de hasta treinta y dos cucharaditas de azúcar diarias. Los refrescos, en particular, están cargados de jarabe de maíz de alta fructosa y cafeína, ambos altamente acidificantes para el cuerpo. La ingesta excesiva de azúcar y cafeína causa síntomas de hiperactividad y distracción en los niños.

Los investigadores también han observado signos de deficiencia de ácidos grasos esenciales en los niños hiperactivos. Se sabe que las deficiencias de ácidos grasos omega-3 de cadena larga afectan al comportamiento y la cognición. El cerebro humano está compuesto en un 60 % por grasa, y cuando tu hijo consume una dieta mucho más alta en omega-6 que en omega-3, se altera la integridad estructural del cerebro.

¿Sabías que el nivel de DHA en las células sanguíneas de los niños pronostica acertadamente su capacidad para concentrarse y aprender en la escuela? Un estudio de la Universidad de Oxford en el que participaron casi quinientos niños llegó a la conclusión de que los niveles sanguíneos de ácidos grasos omega-3 predecían adecuadamente su comportamiento y su habilidad para aprender. Los niveles más altos de omega-3, DHA en particular, se asociaron con una mejor habilidad de lectura y capacidad de memoria, así como con menos problemas de comportamiento, según las clasificaciones de los padres y los maestros.

Es por eso por lo que cada niño, tanto si sufre ADD/TDAH como si no, debería tener una evaluación Alkamind del índice de ácido omega-3 (con pruebas de función cognitiva), para determinar si estas deficiencias de omega-3 podrían estar contribuyendo al problema. Esta prueba lo confirmará y te permitirá saber exactamente lo que necesita tu hijo para tener un nivel suficiente de ácidos grasos omega-3. Mencioné estas pruebas en la sección «Enfermedades cardíacas», en la página 79, y puedes adquirirlas en www.getoffyouracid.com.

Esta es la razón por la que es tan importante ser modelos de una buena alimentación para nuestros hijos y enfatizar la importancia de consumir más verduras de hoja verde oscuro y grasas alcalinas saludables para ayudar a reequilibrar sus cuerpos.

Segunda parte

EL PROGRAMA DE LA DIETA ANTIÁCIDA

> El éxito solo consiste en practicar a diario unas cuantas disciplinas sencillas.
> **Jim Rohn**

- 5 -
ELIMINAR LO MALO: ALIMENTOS ÁCIDOS

¿Cómo sabes si un alimento es ácido? Recuerda, lo importante no es lo que hace la comida fuera del cuerpo, sino lo que sucede una vez que se metaboliza. La digestión de algunos alimentos produce ácidos peligrosos en el cuerpo (ver la página 33).

Cómo de «ácido» o «alcalino» es un alimento depende de tres factores: contenido en minerales, contenido en azúcar y contenido en fibra. Veamos cuatro frutas cítricas, por ejemplo: el limón, la lima, el pomelo y la naranja. Podrías pensar que todas son ácidas porque contienen ácido cítrico, pero no es así. Tres de estas crean un estado alcalino y una crea acidez: ¿cuál de las cuatro dirías que crea un estado ácido en tu cuerpo? Los limones, las limas y los pomelos tienen un contenido muy elevado en minerales y fibra, pero bajo en azúcar, por lo que su efecto es la formación alcalina. Las naranjas son ricas en minerales y fibra, pero también en azúcar, por lo que forman ácido.

En este capítulo, veremos algunos de los peores alimentos ácidos de nuestra dieta.

AZÚCAR Y EDULCORANTES ARTIFICIALES: LOS MAYORES DELINCUENTES DIETÉTICOS

Me encantan los edulcorantes, y no creo que haya una sola persona leyendo esto que no se vea afectada por el azúcar. Problemas de la piel, alergias, problemas digestivos, dolor artrítico y dificultades para dormir o fatiga son todos síntomas subyacentes de un exceso de ácido en tu dieta. El azúcar se sitúa muy probablemente en el número uno de la lista de factores por los que la mayoría de las personas tiene un problema de pH. De hecho, es una de las sustancias más ácidas que tu cuerpo puede ingerir.

Estos son algunos datos sobre la historia del consumo de azúcar que podrían sorprenderte:

- En 1700, el consumo medio de azúcar por persona estaba en cerca de 2 kg al año.
- En 1800, el consumo medio de azúcar era de alrededor de 8 kg al año.
- En 1900, el consumo individual había aumentado a 40 kg de azúcar al año.
- En 2012, más del 50 % de todos los estadounidenses consumieron unos 225 g de azúcar al día, ¡ni más ni menos que 77 kg al año!

Por muy buen sabor que tenga, el azúcar no es bueno; en cambio, es un aliado del cáncer, la diabetes tipo 2 y cualquier otra enfermedad degenerativa crónica. Aquí tienes otra serie de estadísticas alarmantes:

- En 1890 solo a tres de cada cien mil personas se les diagnosticó diabetes.
- En 2012 a casi ocho mil de cada cien mil personas se les diagnosticó diabetes.

No es coincidencia que nuestro apetito por el azúcar haya aumentado tan espectacularmente en los últimos trescientos años. Un estudio de la revista *Public Library of Science* (*PLOS one*) revisado por pares demostró que el azúcar es ¡ocho veces más adictivo que la cocaína!

La industria del azúcar es un gran negocio al que le interesa que seas adicto. Un artículo de *The New York Times* de septiembre de 2016 reveló los esfuerzos de la industria azucarera desde 1965 por alejar deliberadamente del azúcar la responsabilidad de las enfermedades cardíacas y otras dolencias crónicas mediante la financiación de estudios sesgados e intentar hacer responsable de estas afecciones a la grasa. Según el artículo: «Marion Nestle, profesora de Nutrición, Estudios alimentarios y Salud Pública en la Universidad de Nueva York [...]

afirmó que los documentos proporcionaban "pruebas fehacientes" de que la industria azucarera había iniciado una investigación "expresamente con el fin de exonerar el azúcar como factor de riesgo importante para la cardiopatía coronaria" [...] "Me parece una atrocidad –dijo–. Nunca se han visto ejemplos tan flagrantes"».

El azúcar está por todas partes

La mayor parte del azúcar de nuestra alimentación no proviene de esos sobrecitos de azúcar de las cafeterías ni de las bolsas de dos kilos del supermercado. Pese a que la compra de azúcar refinado por parte de los consumidores ha ido disminuyendo desde 1970, el consumo real de azúcar se está disparando. Las investigaciones han demostrado que la mayoría de los estadounidenses consume hasta cuarenta cucharaditas de azúcar diarias, cuando el máximo debería ser de cuatro a cinco. El azúcar está oculto, de una forma u otra, en casi todos los alimentos que compras.

¡Revisa las etiquetas: hay azúcar en casi todos los alimentos corrientes! Además de en los que cabría esperar que hubiera, como los *donuts*, los helados, los caramelos y el chocolate, esta sustancia se esconde a menudo en alimentos aparentemente saludables: el pan, los cereales, las salsas para la pasta, los aderezos para ensaladas y el yogur. Un *bagel** tiene 45 g de carbohidratos y once cucharaditas de azúcar. ¡El mismo contenido en azúcar que una lata de refresco! Este azúcar oculto se acumula y causa todos los problemas.

Cómo nos hace enfermar el azúcar

Puede que estés consumiendo carbohidratos y azúcar de muchas formas diferentes, y tanto si te das cuenta como si no, es muy probable que quemes azúcar en lugar de grasa como fuente de combustible principal. El azúcar es un combustible sucio y produce muchos desechos. En el libro del doctor Joseph Mercola *Contra el cáncer*, se afirma: «Emplear el azúcar como combustible para la energía produce de un 30 a un 40 % más de especies reactivas de oxígeno (ROS) que la quema de grasa», lo que aumenta enormemente la inflamación y el daño oxidativo en el cuerpo. El oxígeno es el nutriente alcalinizador más importante, por encima de todos

---

* N. del T.: pan elaborado tradicionalmente con harina de trigo y que suele tener un agujero en el centro.

CÓMO LEER UNA ETIQUETA NUTRICIONAL

En las etiquetas debes fijarte en tres cosas: azúcar, carbohidratos totales y fibra. El alto contenido en fibra siempre es bueno. El alto nivel de azúcar no. Evita el azúcar todo lo posible, busca que haya cantidades bajas de esta sustancia. Para determinar los carbohidratos netos, resta los gramos de fibra a los carbohidratos totales y te quedarán los carbohidratos que no son saludables (ver el apéndice 2, página 333).

---

los demás. Cuando el azúcar se metaboliza, quema oxígeno, fermenta y se convierte en ácido láctico y alcohol.

Cuando consumes azúcar, los niveles de glucosa de la sangre suben de golpe y, para mantener niveles saludables de esta sustancia, el páncreas necesita liberar cada vez más insulina. Esto puede convertirse en un problema inflamatorio crónico, que conduce a la diabetes, enfermedades del corazón, cáncer y otras. Una dieta cargada de azúcar también conlleva un aumento de peso: cuando hay una subida de los niveles de insulina, ¡el cuerpo almacena el azúcar en forma de grasa!

Además, lo curioso es que consumir azúcar te mantiene con hambre a todas horas. El azúcar altera la función hormonal, especialmente cuando se trata de dos hormonas del hambre: la leptina y la grelina. Estas son las hormonas responsables de hacerte saber cuándo tienes hambre y cuándo te encuentras satisfecho. Al tomar azúcar, los niveles de insulina experimentan una subida que anula los efectos de estas dos hormonas, con lo que sigues sintiendo hambre y nunca te sacias.

Por si no bastara con eso, el consumo de azúcar hace que el cuerpo se vuelva altamente ácido y agota por completo las reservas de uno de los minerales más importantes, el magnesio. Las investigaciones muestran que el 80 % de los estadounidenses, y probablemente aún más, tiene deficiencia de este mineral vital. El magnesio es esencial para más de seiscientas reacciones metabólicas en las que participan las enzimas y todas las células lo necesitan. Ayuda a regular la glucosa, la insulina y el neurotransmisor dopamina. Si tienes antojos de azúcar, eso significa que tu cuerpo se ha quedado por completo sin magnesio y otras sales minerales y siente deseos compulsivos de consumir esas sustancias.

Como antiguo adicto al azúcar, sé por propia experiencia lo difícil que puede ser resistir esos antojos. Te sugiero que hagas lo siguiente: no te centres en eliminar, sino en añadir. Y a medida que vayas añadiendo más alimentos beneficiosos a tu dieta, en poco tiempo desplazarán a los perjudiciales. Empieza por comer algunos alimentos alcalinos ricos en grasas sanas y saludables: aguacates, aceite de coco, semillas de lino (te recomiendo molerlas justo antes de consumirlas para evitar la oxidación), semillas de chía, semillas de cáñamo, mantequillas de frutos secos crudos y salmón salvaje. Además, opta por alimentos ricos en fibra natural y minerales, sobre todo verduras de hoja verde oscuro, como berros, col rizada, espinacas, lechuga romana y acelgas. Empieza a tomar un suplemento mineral alcalino como Alkamind Daily Minerals. Verás como enseguida desaparecen los antojos.

Edulcorantes artificiales con cero calorías

Podrías decirte: «Bien, entiendo que el azúcar es nocivo, pero ¿qué tienen de malo los sustitutos del azúcar?». Examinémoslos con atención.

Ya sabes lo que suele decirse: si suena demasiado bueno para ser verdad, probablemente no es verdad. Nuestra sociedad sigue usando edulcorantes artificiales porque parecen estupendos, ¿a que sí? Tienen toda la dulzura del azúcar sin ninguna de sus calorías. Sin embargo, los edulcorantes artificiales con cero calorías suponen un gran problema. Son altamente ácidos y pueden ser cancerígenos: muchos estudios los han vinculado con el cáncer. Y, desafortunadamente, no se sostienen las afirmaciones de las propiedades saludables de estos edulcorantes en lo referente a la pérdida de peso y la prevención de la diabetes. Los alimentos endulzados artificialmente, a menudo comercializados como «bajos en calorías», «sin azúcar» y «*light*», en realidad pueden sabotear tus esfuerzos para controlar el peso.

Según un estudio, beber refrescos *light*, a menudo endulzados con aspartamo, tiene relación con un aumento de la grasa abdominal. Otro estudio concluyó que a cada lata de refresco *light* consumida diariamente, le correspondía un aumento del 41 % del riesgo de obesidad. Comer o beber algo dulce activa una liberación de las sustancias químicas dopamina y leptina. Al principio te sientes bien con la dopamina y luego hace efecto la leptina y te proporciona la sensación de saciedad una vez que has consumido cierta cantidad de calorías. Sin embargo, con los productos dulces sin calorías, esa sensación de saciedad no aparece nunca. Entonces, ¿qué hace tu cuerpo? Siente deseos de ingerir más dulce. Por eso, quienes consumen bebidas *light* habitualmente experimentan más aumento de peso y empeora su sensibilidad a la insulina, el estado precursor de la diabetes. En 2010, el *Journal of Clinical Nutrition* estudió a cincuenta y nueve mil trescientas treinta y cuatro mujeres danesas embarazadas y asoció los refrescos endulzados artificialmente con un mayor riesgo de parto prematuro.

Vamos a analizar qué tienen de malo algunos de los edulcorantes artificiales más populares.

Aspartamo (Nutrasweet, Equal)

Sin calorías y ciento ochenta veces más dulce que el azúcar, el aspartamo viene en esos sobrecitos que normalmente vemos en las cafeterías. Pero incluso si no consumes estos sobrecitos, el aspartamo se encuentra en más de seis mil productos alimenticios y quinientos medicamentos que se venden con receta. Se esconde en lugares insospechados, como los siguientes:

- Cereales para el desayuno.
- Refrescos *light*.
- Bebidas gaseosas.
- Chicle.
- Vitaminas masticables.
- Mezclas para postres.
- Alimentos dietéticos y alimentos para diabéticos.
- Mermelada.
- Todos los alimentos sin azúcar.
- Yogur.

Esto significa que hay muchas probabilidades de que tú y tu familia estéis entre las dos terceras partes de la población adulta y el 40 % de los niños que consumen habitualmente este edulcorante artificial. El aspartamo es quizá el aditivo alimentario más controvertido de la historia. Hubo un momento en que el Pentágono lo incluyó en la lista de agentes de guerra bioquímica. Sin embargo, se ha convertido en parte integral de la dieta estadounidense moderna por sus propiedades edulcorantes.

Durante años, los estudios han vinculado el aspartamo al cáncer y ahora hay evidencia que lo vincula a la leucemia y al linfoma. Además, uno de los ingredientes del aspartamo es el metanol (alcohol de madera). Una vez consumido, el metanol se descompone para formar formaldehído, ¡la misma sustancia que se utiliza para eliminar la pintura y como líquido de embalsamar! El formaldehído es un veneno varios miles de veces más potente que el alcohol etílico. De hecho, la Agencia de Protección Ambiental ha llegado a la conclusión de que causa cáncer en los seres humanos, específicamente de mama y de próstata. No debería extrañarnos que el formaldehído sea también muy ácido. El producto de desecho final que deja en el cuerpo se denomina formiato y es una sustancia que puede causar acidosis metabólica, o acidez en la sangre. La acidosis metabólica puede provocar agotamiento masivo de nutrientes, ceguera, daño renal fatal, insuficiencia múltiple de sistemas orgánicos e incluso la muerte.

Además, el 90 % del aspartamo está compuesto por dos aminoácidos —fenilalanina y ácido aspártico— que se sabe que estimulan la liberación rápida de insulina y leptina, dos hormonas que son responsables de regular el metabolismo, el hambre y el control de peso. Cuantos más refrescos *light* o productos sin azúcar consumas, más propenso te volverás a la sensibilidad a la insulina y la leptina, al desencadenarse más almacenamiento de grasa y menos saciedad. Da igual la fuerza de voluntad que tengas, al hacerte resistente a la leptina, la señal de hambre se vuelve demasiado poderosa para ignorarla y siempre prevalecerá.

La doctora Sharon P. G. Fowler, del Centro de Ciencias de la Salud de la Universidad de Texas en San Antonio, realizó un estudio de nueve años de duración con personas mayores de sesenta y cinco años y declaró a Reuters lo siguiente acerca del consumo de refrescos *light*: «Los refrescos *light* son muy ácidos, incluso más que la lluvia ácida, y la acidez de los edulcorantes artificiales puede tener un impacto directo en cuestiones como los microbios intestinales, que influyen en la forma en que absorbemos los nutrientes».

Sacarina (Sweet'n Low)

Si te pidieran que comieras alquitrán de hulla, ¿lo harías? ¿Y si te dijeran que es trescientas cincuenta veces más dulce que el azúcar? ¿Lo harías entonces? Probablemente tampoco, porque imaginarte el alquitrán de hulla en tu cuerpo no sería muy agradable.

Bien, pues eso es exactamente lo que es la sacarina, un edulcorante sin calorías derivado del carbón, que además se encuentra prácticamente en todas las cafeterías y restaurantes.

En marzo de 1977, un estudio canadiense realizado con roedores vinculó la sacarina a un exceso de tumores de vejiga. A pesar de haber sido etiquetada como carcinógeno humano por el programa de Toxicología Nacional del Departamento de Salud de los Institutos Nacionales de Salud, ahora la Administración de Alimentos y Medicamentos declara que es segura para el consumo humano.

Sucralosa (Splenda)

Aproximadamente desde el año 2000, se empezó a consumir Splenda como una alternativa supuestamente más inocua a otros edulcorantes artificiales a los que se ha relacionado con el cáncer. Lamentablemente, la sucralosa no es mejor que el aspartamo o la sacarosa. La sucralosa, el compuesto químico que contiene la marca Splenda, está haciendo saltar cada vez más alarmas. El Center for Science in the Public Interest, un grupo de vigilancia sin ánimo de lucro, afirmó que había que adoptar una postura de «precaución» con la sucralosa, alegando que el aditivo podría suponer un riesgo para la salud pública, y justificó que se realizaran estudios y pruebas adicionales.

La publicación *International Journal of Occupational and Environmental Health* llevó a cabo un estudio en el que ratones fueron alimentados diariamente con sucralosa a lo largo de sus vidas, del mismo modo en que muchos humanos consumen el producto químico diariamente. Estos ratones sufrieron leucemia y otros cánceres de la sangre. Incluso aunque no hubiera vínculos con el cáncer u otros riesgos para la salud que van desde dolores de cabeza hasta convulsiones, al ser seiscientas veces más dulce que el azúcar, plantea la misma amenaza que el aspartamo de provocar reacciones químicas en el cuerpo que nos hacen desear más alimentos dulces. Los estudios han demostrado que la sucralosa crea altibajos en los niveles de azúcar e insulina en la sangre que podrían conducir a antojos, dolores de cabeza y cambios de humor. Una vez más, los antojos de azúcar no nos llevan a adelgazar sino a aumentar de peso.

Jarabe de maíz de alta fructosa

Estoy asombrado con la cantidad de productos que contienen este edulcorante genéticamente modificado. El jarabe de maíz de alta fructosa aparece prácticamente en todo, desde galletas hasta pan, pasando por patatas fritas, yogures y salsas. Y se ha demostrado que, debido a que daña la función inmunitaria, acelera el envejecimiento y favorece el aumento de peso.

La glucosa y la fructosa son dos tipos de azúcar. A diferencia de la glucosa, que puede ser metabolizada en cualquier parte del cuerpo, la fructosa debe ser transportada directamente al hígado para su descomposición. Y aquí radica el problema: durante este proceso de descomposición, se produce ácido úrico, un producto de desecho peligroso. El hígado debe detener cualquier función que esté realizando en esos momentos para controlar este ácido altamente perjudicial. Los cristales de ácido úrico pueden conducir a la hipertensión y la gota.

La fructosa activa el interruptor que convierte los alimentos que comemos en grasa: grasa visceral (¡la más peligrosa!), que rodea a nuestros órganos vitales. Y mucha gente vive con sensibilidad crónica a la insulina por la gran cantidad de azúcar que hay en su alimentación. Es un ciclo terrible: ¡consumir azúcar, quemarlo y ansiar más azúcar!

Además, el jarabe de maíz de alta fructosa a menudo está cargado de niveles alarmantemente elevados de mercurio. Un estudio de salud ambiental encontró mercurio en más del 50 % de las muestras probadas. La exposición a este metal puede provocar daños irreversibles en el cerebro y el sistema nervioso, especialmente en los cuerpos jóvenes y en crecimiento.

Néctar de agave

Un día estaba sentado en Pittsburgh en un gran restaurante especializado en desayunos de esos que sirven productos que van directamente «de la granja al plato» y escuché al dueño del establecimiento explicar una de las bebidas del menú. Estaba hablando de un zumo verde fresco, que habían preparado en la cocina, con todos los «ingredientes buenos para la salud», como col rizada, espinacas, pepino, apio, manzana y néctar de agave. Es maravilloso que ahora sea posible ir a comer a un restaurante y tomarte un zumo fresco como este para el desayuno. Sin embargo, el dueño del establecimiento estaba hablando de lo saludables que eran todos estos ingredientes. Bien, tenía razón respecto a todos, menos uno: el agave.

EDULCORANTES

NUNCA	MEJOR	LO MEJOR
Edulcorantes artificiales	Azúcar/néctar de coco (40 % de fructosa) Miel (52 % de fructosa) Melaza/jarabe de arce	Estevia y *Lo Han* (fruto del monje)

El agave es uno de los alimentos más ácidos que puedes ingerir, lo que sorprende a la mayoría de la gente. Aunque sea un edulcorante natural, es quizá peor que el jarabe de maíz de alta fructosa, ya que su contenido en fructosa es aún mayor. El jarabe de maíz de alta fructosa contiene un 55 % de esta sustancia, lo cual es malo, pero el néctar de agave tiene un contenido en fructosa del 70 al 97 %, ¡y esto es peligroso!

Los niveles elevados de fructosa son muy ácidos y causan afecciones como la resistencia a la insulina, la diabetes tipo 2, el aumento de peso y de los niveles de triglicéridos, ¡enfermedades del corazón e incluso cáncer!

Truvia/PureVia

Truvia y PureVia son los nuevos edulcorantes «totalmente naturales» creados a partir de la planta de estevia. El hecho de que se vendan como productos naturales ha influido a muchos consumidores conscientes de la salud haciéndoles creer que se trata de una buena alternativa al azúcar.

¡No deberían ser una alternativa y tienen muy poco de saludables! Aunque la estevia orgánica líquida está bien, Truvia y PureVia se procesan, modifican y mezclan con sustancias químicas en el laboratorio. No los consumas. Truvia contiene eritritol, que, según el fabricante, se produce mediante un proceso natural. Es un alcohol de azúcar elaborado a partir de un almidón comestible —maíz modificado genéticamente— y se descompone por fermentación (¡con el proceso de descomposición se vuelve ácido!). ¿Sigue siendo «natural» si proviene de maíz fermentado y genéticamente modificado?

Entonces, ¿qué puedes hacer?

En primer lugar, si consumes habitualmente edulcorantes artificiales, no los dejes de golpe. Estos productos químicos son altamente adictivos, quizá tanto como cualquier droga. Tienes que desintoxicarte para evitar los efectos secundarios que solo te harían ansiarlos aún más.

Dicho esto, reduce el consumo de alimentos dulces. Debido a la reacción bioquímica de la dopamina y la leptina, cuantos más dulces comas (especialmente con edulcorantes artificiales), más querrás comer. Afortunadamente, lo opuesto también es cierto. Cuanto más reduzcas su consumo, menos los querrás.

Además, cuando te entra un antojo de dulce, por lo general hay una deficiencia de minerales. Come muchas verduras de hoja verde oscuro y grasas saludables y empieza a tomar un suplemento mineral alcalino cada noche. Esto te ayudará a empezar a sentirte bien, por lo que te será más fácil prescindir cada vez más de alimentos dulces.

¿Qué hay de la fruta?

El azúcar crea ácido en todas sus formas, incluso en la mayoría de las frutas. La fruta contiene el tipo de azúcar conocido como fructosa (¿te suena familiar?). ¿Eso significa que no deberías comer fruta? No, porque la fruta también proporciona una gran cantidad de sustancias beneficiosas, como vitaminas, minerales, antioxidantes y fibra. Lo ideal es que limites su consumo a una vez al día, que elijas fruta de temporada y que no esté excesivamente madura (la excepción son las frutas alcalinas, como limones, limas, pomelos, aguacates, tomates, cocos, granadas o sandías; de estas puedes comer más).

¿Y el zumo de fruta? Recomiendo evitarlo ya que no contiene fibra y su contenido en azúcar (y ácido) es muy alto. ¡El zumo de fruta suele ser tan ácido como un refresco y puede tener más calorías totales! Por ejemplo, el zumo de naranja tiene unos 18 g de fructosa por cada 30 ml en comparación con el de una lata de refresco, que tiene 1,7 g por 30 ml.

Mira el desglose aproximado de una ración de 350 ml de Coca-Cola frente a un zumo de manzana:

Coca-Cola: 140 calorías y 40 g de azúcar (10 cucharaditas).
Zumo de manzana: 165 calorías y 39 g de azúcar (9,8 cucharaditas).

Si quieres seguir tomando zumo, limítate a los zumos caseros, prensados en frío elaborados con verduras verdes y frutas de bajo contenido en azúcar. Si estás haciendo una transición a un estilo de vida alcalino, es perfectamente aceptable añadir una manzana verde o una pera para obtener un sabor ligeramente más dulce, pero a medida que tus papilas gustativas se vuelvan más alcalinas, puedes prescindir de ellas.

Diez maneras de eliminar tus antojos de azúcar
1. Toma gran cantidad de minerales esenciales

Si tienes antojo de azúcar, la deficiencia número uno en tu cuerpo son los minerales alcalinos, específicamente el magnesio y el potasio. Lo más importante que puedes hacer es empezar a incorporar más verduras de hoja verde oscuro en tu dieta. Los alimentos con alto nivel de magnesio son los siguientes:

- Hojas verdes oscuras y frondosas.
- Brócoli.
- Cacao crudo.
- Semillas y frutos secos crudos.
- Quinoa.
- Aguacates.

Piensa en dónde puedes introducir estos alimentos en tu dieta. Por ejemplo, mi esposa añade dos tazas de espinacas a la salsa para la pasta, los curris y las sopas. También puedes añadir espinacas a cualquier desayuno elaborado con productos salados. Es genial para los batidos porque su sabor no es «verde». Puedes rallar brócoli como si fuera queso en sopas y ensaladas.

Dicho esto, solo con los alimentos es casi imposible obtener la cantidad de minerales que el cuerpo necesita y la razón es sencillamente que nuestros alimentos ya no son tan nutritivos como solían ser:

- En 2010 se realizó un estudio sobre las espinacas que demostró que harían falta sesenta raciones de espinacas para darnos el mismo contenido mineral que proporcionaba una sola ración de esta verdura en 1948.
- Desde mediados de los años noventa, el calcio del brócoli ha descendido en un 50%.
- Hoy en día, en comparación con las hortalizas cultivadas en 1975, las verduras tienen un 37% menos de hierro y un 30% menos de vitamina C.

- Para obtener la misma cantidad de vitamina C que nuestros abuelos conseguían con una naranja, tenemos que comer ocho.

¿Por qué ha cambiado tanto el contenido en minerales de estas verduras y frutas? Por los fertilizantes sintéticos y la lluvia ácida, entre otros muchos factores. Así que si quieres eliminar tus antojos de azúcar, te recomiendo tomar un suplemento mineral en polvo disuelto en agua que contenga los cuatro minerales alcalinos más esenciales: magnesio, calcio, potasio y bicarbonato sódico.

Nunca tomes magnesio solo, ya que puede agotar los otros minerales de tu cuerpo. Asegúrate de que el suplemento que elijas tiene calcio y magnesio (en una proporción de 1:1) con el fin de prevenir una deficiencia en cualquiera de los dos minerales. Mi suplemento Alkamind Daily Minerals es un producto de alta calidad que viene en un bote o en sobres de una sola toma que puedes usar sobre la marcha.

2. Condimenta tus comidas

La cúrcuma, el jengibre, la canela, la nuez moscada y el cardamomo no solo endulzan de manera natural la comida, sino que además ayudan a equilibrar los niveles de azúcar en la sangre y reducir los antojos de azúcar. ¡Se pueden añadir a zumos frescos, batidos, sopas e incluso rallarlos sobre ensaladas y postres alcalinos! Para obtener una bebida cremosa y riquísima, cuece la cúrcuma y el jengibre en leche vegetal.

3. Consume grasas saludables y TCM* en la comida

Las grasas saludables son las que se encuentran en los aguacates, las nueces y las semillas, el aceite de oliva virgen extra, el coco, el lino, el cáñamo, las semillas de chía y las mantequillas de frutos secos crudos, así como en las grasas naturales de los productos de origen animal como el salmón silvestre, las sardinas, las anchoas, el arenque y la trucha. Estas grasas sacian el apetito y ayudan a mantener estables los niveles de azúcar de la sangre. Toma un suplemento de aceite de pescado o una cucharada de aceite de coco prensado en frío de una a tres veces al día. Añade una cucharada de aceite de coco a los batidos, aderezos, salsas, sopas y salteados. A algunos les gusta ponerle aceite de coco al café de la mañana, suponiendo que

---

* N. del T.: triglicéridos de cadena media.

sigas tomando esa bebida (tan ácida). ¡Además, es una manera estupenda de luchar contra los antojos de hambre!

El objetivo es consumir a diario de siete a diez raciones de aceites saludables, como aceite de oliva virgen extra, de coco, de aguacate, de nuez de macadamia, de sésamo, de TCM y de comino negro. Evita los aceites poliinsaturados, que pueden oxidarse y ponerse rancios, como los de lino, chía y cáñamo. Las semillas están bien, y si elaboras tú mismo los aceites para su consumo inmediato, no hay ningún problema. Sin embargo, la mayoría de los aceites poliinsaturados fabricados comercialmente están rancios y oxidados para cuando abres la botella; de manera que ¡ten cuidado! El aceite de pescado, una fuente de ácidos grasos omega-3, es un potente suplemento antiinflamatorio. Sin embargo, incluso las buenas grasas poliinsaturadas como el aceite de pescado pueden oxidarse. Todos los aceites, cuando se vuelven rancios al oxidarse, se transforman en ácidos grasos trans y radicales libres, que son peligrosos. Por eso, recomiendo siempre tomar un antioxidante junto con el aceite de pescado: ácido alfalipoico, glutatión o el antioxidante por excelencia, el hidrógeno molecular (un suplemento de aceite de pescado de buena calidad llevará incorporado el antioxidante).

4. *Come más alimentos alcalinos ricos en fibra*

Hay alimentos que fomentan los antojos y alimentos que los evitan. Incorpora alimentos ricos en fibra a tu dieta habitual para evitar de raíz que surjan los antojos. Los alimentos con un alto contenido en fibra natural son los que tienen hojas de un color verde oscuro (cono los berros, la col rizada y las espinaca), además de otros como los aguacates, el brócoli, el apio, el pepino, las alcachofas, los guisantes, la ocra, el calabacín, las coles de Bruselas, el pimiento rojo, la col, la coliflor y la quinoa.

5. *Consume alimentos ricos en cromo*

El cromo regula los niveles de azúcar y colesterol en la sangre y ayuda a reducir los antojos de azúcar. Come brócoli, boniato, judías verdes, cebollas crudas, tomates y lechuga romana.

6. *Consume alimentos ricos en zinc*

El zinc es abundante en las espinacas, los garbanzos, las semillas de calabaza y las nueces de Brasil. Este mineral es necesario para la utilización de la insulina y la glucosa, y una deficiencia puede provocar antojos de azúcar.

7. Lee las etiquetas

Un día estaba en una tienda de alimentos naturales, buscando aperitivos saludables para mi padre que no contuvieran azúcar, y me resultó prácticamente imposible encontrarlos. ¡Y esto fue en una tienda de alimentos saludables! A partir de ahora tendrás que aprender a leer los datos nutricionales de las etiquetas. Cuando leas las cantidades de azúcar y carbohidratos, podrás decidir si de verdad quieres ingerir ese alimento (ver la página 120).

8. Reduce la cafeína, el alcohol, el azúcar y los alimentos procesados

La cafeína y el alcohol deshidratan el cuerpo y pueden provocar deficiencias minerales. Los alimentos procesados suelen tener un contenido muy elevado de azúcar y sal refinada, lo que ocasiona antojos de azúcar. Procura no tenerlos en casa. Sea cual sea tu favorito, no lo tengas a tu alcance cuando sientas unas ansias fuertes de comerlo. En lugar de eso, busca en la cocina algo mucho más sano para picar y satisfacer la verdadera naturaleza de esos antojos. Un batido, una mezcla casera de productos alcalinos o un aguacate con zumo de limón y semillas de cáñamo podrían servir. Pero no seas tan duro contigo mismo. No pasa nada por tomar una taza de café o una copa de vino de vez en cuando. Se trata únicamente de tener moderación.

9. Mantente hidratado con agua fresca e infusiones

La deshidratación está ligada a los antojos de alimentos. Deberías beber diariamente el número de vasos[*] de agua resultante de dividir tu peso corporal entre 7. Es decir, setenta kilos de peso corporal equivaldrían a unos diez vasos de agua por día. Añade una rodaja de limón o lima al agua para mejorar el sabor y la alcalinidad (aunque fuera del cuerpo el ácido cítrico es ácido, una vez que se ingiere el efecto de un limón es alcalino). Y el agua debe ser filtrada, idealmente con un pH de 8 a 9,5.

---

[*] N. del T.: un vaso de agua equivale aproximadamente a 250 ml.

10. Duerme bastante, gestiona el estrés y haz ejercicio habitualmente

Haz más actividades que nutran tu cuerpo, tu mente y tu alma, como la lectura, la meditación, el yoga y otros ejercicios, y recuerda que el estrés no se crea por factores externos, sino por la forma en que percibimos las situaciones de la vida. Duerme mucho. Cuando estamos cansados, tenemos tendencia a comer alimentos azucarados. El ejercicio habitual te ayudará a aumentar los niveles de energía y reducir el estrés. Toma un suplemento Alkamind Daily Minerals media hora antes de dormir para conseguir un sueño profundo REM e inmediatamente después de hacer ejercicio para reponer los minerales que hayas perdido.

GLUTEN: EL ASESINO SILENCIOSO

El gluten es una proteína formada por los péptidos gliadina y glutenina y se encuentra en muchos cereales, como el trigo, la sémola, la espelta, el kamut, el centeno y la cebada. El gluten (término derivado de la palabra latina para «pegamento») es lo que da elasticidad a la masa y una textura masticable al producto final. Pero no solo se limita al pan y la masa; también está oculto en muchos alimentos procesados: aderezos para ensaladas, la salsa de soja, muchos cereales, la pasta, la cerveza e incluso productos de belleza.

Mucha gente evita, con razón, el trigo porque sufre alergias al gluten o enfermedades autoinmunes como la celiaquía, que pueden desencadenarse con el consumo de esta proteína.

En realidad, el gluten es perjudicial para cualquiera. Es literalmente como un pegamento en el tracto digestivo que lo obstruye todo. El trigo es, junto al azúcar, uno de los alimentos más ácidos e inflamatorios de la dieta moderna. No deberías comer gluten, tanto si crees que puedes controlarlo como si no. Al comer cereales con gluten, la gliadina desencadena la producción de otra proteína del tracto digestivo, de la que hablé en el primer capítulo, llamada zonulina. Cuando se estimula la zonulina, esta afecta al revestimiento intestinal y aumenta las perforaciones en el intestino.

Tras esto, se debilita la barrera que hay en el intestino para proteger el organismo. Es lo que conocemos como síndrome del intestino permeable. De manera que todas las sustancias perjudiciales —toxinas, levaduras, mohos, bacterias nocivas y partículas no digeridas de alimentos— se filtran a la sangre; han eludido el sistema defensivo del cuerpo. Es como una brecha de seguridad, y una vez que se produce te encuentras con inflamación, enfermedades autoinmunes, artritis, etc. A continuación, los glóbulos blancos comienzan a atacar a estos intrusos, creando inflamación. Tu cuerpo extrae las toxinas de la sangre y las almacena en los tejidos. Ahora te enfrentas a problemas en las articulaciones, los músculos y la piel, así como a erupciones, artritis, osteoporosis, obesidad, etc. Antes te hablé de las cinco etapas de la acidosis (consulta la página 40 y siguientes), y aquí las tienes; surgen en todo tipo de problemas de salud.

El gluten y la enfermedad celíaca

El gluten es un instigador de la enfermedad celiaca, que se calcula que afecta a una de cada cien personas en todo el mundo (el número de casos diagnosticados se ha cuadruplicado en los últimos cincuenta años). Puede que haya dos millones y medio de estadounidenses sin diagnosticar que corren el riesgo de sufrir complicaciones de salud a largo plazo. Una de las razones principales del gran número de casos mal diagnosticados es que los síntomas de la enfermedad celiaca son comunes: hinchazón, estreñimiento, diarrea y vómitos.

La enfermedad celiaca es un trastorno grave del intestino delgado que se desencadena por una reacción importante al gluten. Se trata de un trastorno autoinmunitario en el que el cuerpo ataca equivocadamente a sus propias células intestinales. La mucosa intestinal desaparece y los intestinos quedan más permeables, con lo que estos compuestos tóxicos pueden entrar en el torrente sanguíneo, donde no deberían estar. Su entrada hace que las células inmunes comiencen a atacar indiscriminadamente. Pese a que los médicos la denominan enfermedad autoinmune, lo que de verdad sucede es que la defensa inmunitaria del cuerpo está funcionando al máximo, intentando por todos los medios deshacerse de la toxicidad que entró en la sangre y que no debería haber llegado ahí.

¿Crees que podrías ser adicto al gluten?

Cuando comes pan, *bagels* o pasta, estás comiendo carbohidratos, lo que por supuesto significa que estás comiendo azúcar. Comer carbohidratos te produce una euforia natural y un bienestar físico causados por la liberación de dopamina. Al cuerpo humano le encanta esa sensación de felicidad y comienza a anhelarla. El gluten causa una subida rápida de los niveles de azúcar en la sangre, lo que aumenta la sensibilidad a la insulina y hace que te quedes con ganas de más.

El trigo también tiene un efecto directo sobre los receptores opioides del cerebro. Pero, al contrario que la mayoría de los opiáceos (drogas), el trigo estimula los centros del hambre. Cuando intentas eliminar de tu dieta cualquier cosa que contenga trigo, puedes experimentar lo que yo llamo abstinencia de trigo: una sensación de fatiga, temblores, dificultad para concentrarte y depresión. Los síntomas pueden durar hasta una semana. Lo cierto es que todos deberíamos reducir, y a ser posible, eliminar el trigo de nuestra alimentación.

¿Por qué los cereales se han convertido de repente en un problema?

Hace cuarenta mil años, los seres humanos éramos nómadas y nos alimentábamos principalmente de plantas y carne. No comíamos cereales ni lácteos, con excepción de la leche materna. En aquel tiempo estábamos sanos. Ahora la cosa es diferente: nos estamos ahogando en azúcares y cereales.

A medida que nuestros antepasados empezaron a cultivar cereales como el trigo, pudieron cosechar e ingerir este y otros cereales con gluten sin los efectos nocivos que vemos hoy en día. Sin embargo, el trigo actual no es el mismo que comían nuestros antepasados. Desde la pasada década de los ochenta, el pasto se ha modificado genéticamente para satisfacer las exigencias de una población en crecimiento y un entorno insostenible. Se ha alterado para aumentar el rendimiento y generar más beneficios, como ha ocurrido con muchas otras industrias, y esto ha dañado nuestra salud.

William Davis escribió en 2012 un artículo titulado «Put Down That Slice of Bread: Even "Healthy" Whole Wheat is Linked to Heart Disease, Arthritis and Dementia» [No te comas esa rebanada: incluso el trigo integral «saludable» está ligado a enfermedades cardíacas, artritis y demencia], en el que afirmaba lo siguiente: «Todo el trigo que comemos hoy en día tiene poco que ver con el grano verdaderamente natural. La industria alimentaria, tras décadas de hibridación para aumentar el rendimiento de la harina y conferirle determinadas características que faciliten el horneado y mejoren su aspecto, ha creado en el trigo nuevas proteínas que el cuerpo humano no está preparado para asimilar».

¿Qué tienen en común la lluvia ácida y el trigo?

En *Sin trigo, gracias*, un libro fenomenal que te recomiendo, el doctor Davis explica la prevalencia del trigo en la dieta occidental y cómo contribuye a nuestra carga ácida general. El trigo, mucho más que cualquier carne, es una de las fuentes principales de ácido sulfúrico. En su estado natural, el ácido sulfúrico perfora agujeros en la piedra y el metal. Imagina lo que le hace a tu revestimiento intestinal. Es verdad que la cantidad de ácido sulfúrico del trigo es ínfima, pero si se ingiere en grandes cantidades durante toda la vida, causa problemas. Davis dice: «Los cereales como el trigo (gluten) representan el 38 % de la carga ácida media de los estadounidenses, más que suficiente para inclinar el equilibrio hacia el lado ácido de la balanza».

¡Eso es una locura! De hecho, el 38 % supone una proporción tan elevada que solo con eliminar por completo los cereales de tu dieta, bastaría para pasar de un estado netamente ácido a un estado completamente alcalino y eso sería genial.

Sin gluten no significa saludable

Comer sin gluten es una de las tendencias más de moda en la alimentación y hay motivos de sobra para ello. Lo malo es que, lamentablemente, una gran cantidad de alimentos procesados sin gluten están cargados de azúcares y edulcorantes artificiales, con lo que simplemente sustituyen un ácido peligroso por otro. Los fabricantes de alimentos necesitan vender el producto y tienen que mejorar su sabor. Los productos sin gluten no tienen nada de saludables. Para poder decir que algo es sin gluten basta con que carezca de una sola proteína que contiene gluten, la gliadina, pero hay muchas más. Por ejemplo, puede que la harina de avena sin gluten no contenga gliadina, pero sí avenina, una proteína del gluten de la avena que es similar al gluten del trigo.

¿Te das cuenta de a dónde vamos a parar con esto? La única manera de comer sin gluten es eliminar los alimentos con gluten de tu dieta y en su lugar comer alimentos enteros, no reemplazarlos con alimentos artificiales que intentan recrear versiones de otros alimentos que normalmente llevan gluten. Por ejemplo, es mejor dejar de comer pan por completo que comer una versión sin gluten llena de azúcares o edulcorantes. Si el pan es uno de esos alimentos a los que te niegas a renunciar, reemplázalo por una versión germinada, como el pan de Ezequiel. Aunque este sigue teniendo gluten en pequeñas cantidades, es una opción mucho mejor que el trigo blanco o el integral.

A medida que vas dejando el trigo y tal vez otros cereales, si deseas sustituir el arroz, prueba la quinoa o el «arroz» de coliflor. ¿Quieres reemplazar la pasta? Prueba los tallarines de calabaza o calabacín. Además, deberías asegurarte de añadir grasas alcalinas saludables, como aguacates, aceite de coco, chía, cáñamo, semillas de lino, mantequillas de frutos secos y grandes cantidades de verduras de hoja verde oscuro.

LOS LÁCTEOS SON TERRIBLES

Por término medio un estadounidense consume cerca de 285 kg de productos lácteos (leche, yogur, queso y helado) al año, lo que convierte a estos alimentos en los más importantes de la dieta norteamericana estándar. Beber leche de vaca no supone beneficios significativos para la salud, por más que las campañas de *marketing* afirmen lo contrario. De hecho, la leche es la principal fuente de alergia infantil. Esta leche no fue creada para los niños ni para los adultos, sino para las vacas (¡piensa en cuánto crece un bebé en un año, en comparación con un becerro!).

La leche está llena de azúcar y caseína, una proteína que se asocia a ciertos cánceres en los seres humanos, debido a su alto contenido de ácido. La leche de vaca tiene veinte veces más caseína que la leche materna, además se digiere mal y es muy perjudicial para el sistema inmunitario humano. La mayoría de los productos lácteos se fabrican a partir de leche de vacas alimentadas con cereales y cargadas de ácidos grasos proinflamatorios omega-6 y otras hormonas ácidas y residuos de pesticidas. Además, los productos lácteos contienen el azúcar lactosa que, como todos los azúcares, genera mucho ácido. El cuerpo convierte la lactosa en ácido láctico, que acidifica la sangre y los tejidos, y en última instancia extrae calcio de los huesos y magnesio de los músculos, mientras el cuerpo se esfuerza al máximo para tratar de neutralizar el ácido.

La leche es pasteurizada y homogeneizada, como los zumos de frutas, y aunque esto destruye las bacterias perjudiciales, por lo que puedes beberla sin riesgo, tiene el desafortunado efecto de eliminar con ellas la mayoría de los nutrientes. Además, la homogeneización de la leche hace que las partículas de grasa sean tan pequeñas que se absorben fácilmente, al tiempo que producen obstrucción y cicatrización de las arterias. Se trata de un proceso peligroso y no necesitas en absoluto recurrir a este producto. Hay muchas fuentes vegetales de calcio que son mucho mejores que la leche, como el brócoli, las semillas de chía y sésamo, la col china, las almendras crudas y las berzas. Hay más calcio utilizable en estas fuentes vegetales que en cualquier tipo de lácteo.

Los humanos somos la única especie que consume la leche materna de otro mamífero cuando acaba la etapa de lactancia. ¡Las vacas ni siquiera beben su propia leche después del destete! Olvídate por un segundo del hecho de que estamos consumiendo leche materna de otro mamífero. Incluso al consumir leche materna humana, los bebés la digieren de una forma diferente en cuanto comienzan a aparecer los jugos gástricos, entre los dieciocho y los veinticuatro meses. Antes de que se produzcan los jugos gástricos, la leche materna humana tiene un efecto alcalino en el cuerpo. Una vez que aparecen, la leche se convierte en ácida y crea mucosidad, alergias, congestión sinusal y posibles problemas inmunitarios.

Es por eso por lo que todos los mamíferos destetan a sus crías, excepto la especie humana, que sigue consumiendo leche casi toda su vida. ¿Qué conclusión sacamos de esto? La leche de vaca ha sido creada para las crías de vaca, no para los seres humanos. Punto.

Pero no hace falta que me creas; aquí tienes algunas estadísticas:

▸ Los hombres que toman dos o más raciones de lácteos al día tienen un 60 % más de probabilidades de contraer cáncer de próstata.
▸ Treinta millones de mujeres estadounidenses sufren de osteoporosis, a pesar de que los estadounidenses están entre los mayores consumidores de productos lácteos del mundo.
▸ Al 18 % de las vacas lecheras les han inyectado hormonas de crecimiento artificiales, que aumentan la producción de leche en un 15 %.

- Un estudio de la Universidad de Harvard examinó a niños estadounidenses (de seis a once años) antes y después de beber leche durante un mes y observó un aumento de sus niveles hormonales.
- Se ha demostrado que la hormona del factor de crecimiento insulinoide (IGF-1), que suele encontrarse en la leche tratada con la hormona de crecimiento bovino, causa pubertad precoz en las niñas. También se sabe que el IGF-1 ocasiona la mutación de células humanas sanas de mama en células cancerosas, contribuyendo al cáncer de mama y de colon.
- En la sangre de pacientes con cáncer de pulmón ha aparecido la proteína de la leche de vaca betalactoglobulina, lo que parece indicar un vínculo de esta con el cáncer.

Leche de vaca

La gente cree que la leche fortifica los huesos. ¡En realidad, es todo lo contrario! Como mencioné anteriormente, beber leche en realidad lixivia* calcio de los huesos. Además, al beber leche lo más probable es que consumas antibióticos, pesticidas, hormonas de crecimiento, pus y analgésicos. ¿Sabías que el 80 % de todos los antibióticos de Estados Unidos se destinan al ganado? Esto no solo crea un problema terrible con las bacterias resistentes, sino que además contribuye al síndrome del intestino permeable y a la destrucción de nuestro delicado microbioma.

Si tienes que beber leche de un animal (y te pediría que no lo hicieras), elige la leche cruda de cabra, ya que se asemeja más a la leche materna humana. Preferible a la leche de vaca o la leche cruda de cabra es la leche de cáñamo y la de coco (sin azúcar y sin carragenina), o la leche casera de almendras crudas, no irradiadas. No tomes leche de soja ni leche de almendras de la tienda. No solo el 95 % de toda la soja está modificada genéticamente, sino que también tiene más fitoestrógenos que casi cualquier otra fuente de alimentos. Los fitoestrógenos son estrógenos vegetales que imitan el estrógeno de nuestros cuerpos. Las habas de soja también contienen las cantidades más elevadas de ácido fítico, un antinutriente que bloquea la captación de los minerales alcalinos más esenciales, como el magnesio, el calcio y el zinc.

---

* N. del T.: la lixiviación consiste en extraer una o varias sustancias de un sólido disolviéndolas en un líquido.

¿LAS ALMENDRAS SON TÓXICAS?

El 80% de las almendras del mundo provienen de California. Tras un brote de salmonela a comienzos de la década de 2000, el Departamento de Agricultura de Estados Unidos impuso la «esterilización obligatoria» de las almendras. Los métodos de pasteurización consisten en el tostado en aceite, el tostado seco, el blanqueamiento, el procesamiento de vapor, la irradiación y, sorprendentemente, el uso de óxido de propileno (PPO, por sus siglas en inglés).

La doctora Jane Goldberg escribió que los tres primeros procesos también podrían causar una reducción de los nutrientes; además, el calor oxida los ácidos grasos omega-3 de las almendras, lo que provoca la rancidez y la creación de radicales libres. Pero lo que resulta aún más alarmante es que el PPO es un tratamiento clasificado por la Agencia de Protección Ambiental como carcinógeno de clase B2 que ha causado tumores en roedores y se utiliza para fabricar plásticos de poliuretano.

Por estas razones, recomiendo evitar las almendras y la leche de almendras de las tiendas; en lugar de eso, siempre que sea posible deberías comprar almendras orgánicas a granel directamente de una granja u otra fuente de confianza.

Queso

El queso es ácido. Se necesitan diez libras de leche para hacer una libra* de queso, por lo que tiene niveles aún más altos de los residuos que mencioné en la leche. Se trata básicamente de leche concentrada, de manera que, en la práctica, es diez veces peor. Está muy procesado y además tiene un contenido elevado de propiedades ácidas perjudiciales para la salud. Sé que la mayoría seguirá comiendo queso, por eso no es cuestión de prohibirlo, aunque sí deberías reducir significativamente su consumo: asegúrate de guiarte por la regla 80/20. En general, los quesos crudos y no pasteurizados son ligeramente menos perjudiciales, pero te recomiendo que los comas con mucha moderación.

Recuerda que el queso es moho, y eso es algo que no te conviene tomar en grandes cantidades.

---

* N. del T.: 1 libra son 453,592 gramos.

Mantequilla

En lugar de cocinar con mantequilla, te sugiero que utilices alguna de las muchas grasas saludables que existen, como el aceite de coco, la mantequilla de coco y el aceite de aguacate. Dicho esto, la mantequilla cruda o la mantequilla de vacas alimentadas con pasto es un buen alimento de transición. Para los que no podáis encontrar mantequilla cruda, la marca Kerrygold de mantequilla de vacas alimentadas con pasto es una excelente opción. También me gusta el *ghee*, que es una mantequilla clarificada popular en la cocina india. Una advertencia: algunos creen que están haciendo lo adecuado al evitar la mantequilla y usar en su lugar margarina o incluso cremas para untar a base de yogur porque estos alimentos no tienen colesterol ni grasa saturada. Pero ¿qué podría haber en ellos en lugar de grasas saturadas? Grasas trans, que son peores que las saturadas y tienen más probabilidades de provocar enfermedades cardíacas.

Incluso las marcas que afirman estar libres de grasas trans ¡pueden contenerlas en hasta el 0,05 % de los ingredientes! Evita cualquier alimento con aceites parcialmente hidrogenados en la lista de ingredientes. Esto se aplica también a los aceites vegetales y al aceite de canola. En lugar de esto, quédate con grasas saludables como el aceite de coco y el de oliva virgen extra. El aceite de coco permanece sólido cuando se conserva por debajo de 24,4 °C y se puede utilizar para untar como una estupenda alternativa a la mantequilla. La mantequilla de cacao y las mantequillas de frutos secos crudos (con la excepción de la mantequilla de cacahuete) son también excelentes opciones.

Yogur

Existe el mito muy extendido de que el yogur es bueno para la salud. En realidad, es uno de los alimentos más ácidos del mundo. La gente lo consume porque cree que está recibiendo probióticos saludables, y es posible que así sea, pero ¿a qué precio? El yogur es altamente congestivo y acidificante para el tracto digestivo y está lleno de levadura del proceso de fermentación. Puede que obtengas probióticos, pero hay mejores opciones que esta. Incluso cuando compras yogur desnatado, a menudo se le agrega azúcar en diferentes formas, como jarabe de maíz de alta fructosa o néctar de agave (que contiene un 90 % de fructosa). Y la mayoría de los yogures

LECHE

NUNCA	MEJOR	LO MEJOR
Leche de vaca y leche de soja (la leche cruda de cabra es la mejor opción de origen animal)	Leche de almendra	Leche de coco y leche de almendra/de cáñamo caseras

Nota: al comprar leche de coco o de almendra en la tienda, asegúrate de que en la lista de ingredientes no figuren estos dos: carragenina y azúcar/jarabe de caña.

---

están cargados de edulcorantes artificiales.

Kéfir

El kéfir tradicional es una bebida fermentada elaborada con leche de vaca y granos de kéfir (consisten en bacterias ácidas lácticas y levaduras). La fermentación del azúcar de la lactosa produce una bebida ácida, carbonatada, levemente alcohólica, con una consistencia y un gusto similares a los de un yogur poco espeso. Algunos fanáticos de la salud creen que están haciendo algo estupendo por haber dejado el yogur y haberse pasado al kéfir. Pero ¿sabes una cosa? Los granos de kéfir que inician la fermentación son altamente ácidos, ya que consisten en ácido láctico, bacterias, levaduras, una matriz de proteínas, lípidos y azúcares. Seguro que prefieres evitarlo.

Helado

¿A quién no le encanta tomarse un helado en un día caluroso de verano? Lamentablemente, el helado es uno de los alimentos más ácidos que existen, debido a que consiste en una combinación de azúcar y lácteos, y a menudo también aditivos. La mayoría de los helados de hoy son mezclas químicas que no deberían ser aptas para el consumo humano; sin embargo, los niños los toman habitualmente. Se necesitan doce libras* de leche para elaborar una libra de helado y sus numerosos aditivos consisten en jarabe de maíz de alta fructosa, aceites hidrogenados, colorantes alimentarios y sólidos de leche en polvo. Según el Hippocrates Health Institute, una etiqueta de helado normal y corriente podría incluir los siguientes ingredientes:

- **ALDEHÍDO C-17**, un colorante líquido inflamable que se utiliza en tintes, plásticos y caucho, que también sirve como potenciador del sabor.
- **DIETILENGLICOL**, un producto químico de bajo coste utilizado como sustituto del huevo y que también se emplea en anticongelantes y disolventes de pintura.
- **ACETATO DE ETILO**, que además limpia el cuero y los textiles, y puede causar daño crónico de pulmón, hígado y corazón.
- **POLISORBATO 80**, un surfactante que ha demostrado tener efectos perjudiciales en los sistemas reproductivo e inmunitario.

Afortunadamente, hay una solución. Si no quieres privarte del helado, hay muchas alternativas estupendas, desde postres a base de coco hasta sorbetes de frutas bajos en azúcar.

GRASAS PERJUDICIALES

La dieta estadounidense estándar tiene dos problemas principales en lo referente a la grasa. Primero, los estadounidenses han sido aleccionados por los médicos y los medios de comunicación para temerle a la grasa y por lo tanto, no consumen la suficiente cantidad de grasas adecuadas. En segundo lugar, en cambio consumen un tipo de grasas en el que existe un desequilibrio que es perjudicial para la salud.

Como he dicho, hay dos tipos de ácidos grasos esenciales, el omega-6 y el omega-3, que necesitamos, a ser posible en las mismas cantidades, para estar sanos y tener el pH equilibrado. *Esencial* significa que nuestros cuerpos lo necesitan, pero no lo fabrican, por lo que tiene que venir de fuentes dietéticas. La proporción ideal de omega-6/omega-3 debe ser 1:1 y nunca exceder de 4:1. Dicho esto, el estadounidense medio tiene un desequilibrio en la proporción de grasas de 19:1, y en muchos casos 25:1 e incluso 50:1, en favor de las grasas no saludables omega-6.

---
* N. del T.: 1 libra equivale a 453,59 ml.

Las grasas omega-6 se encuentran en casi todos los alimentos procesados que comemos. Las omega-6 y las omega-3 actúan de manera diferente. Las omega-6 son proinflamatorias, mientras que las omega-3 tienen un efecto antiinflamatorio. Las omega-3 diluyen la sangre, mientras que las omega-6 la espesan y coagulan. Ambas son esenciales para nuestra supervivencia, pero necesitan estar equilibradas.

Las grasas omega-6 son el ácido linoleico y el ácido araquidónico, que se encuentran en los productos de origen animal. Cuando sigues una dieta muy ácida alta en grasas omega-6, se produce una inflamación crónica y excesiva, y a consecuencia de esto surge la enfermedad crónica. Como el cerebro está formado principalmente por grasa, una dieta que favorece sobre todo las grasas omega-6 provoca inflamación cerebral. En la investigación médica sobre asesinos y enfermos que se encuentran en instituciones mentales, los investigadores descubrieron que la proporción omega-6/omega-3 ¡era de 70:1! Recuerda que el cerebro está formado aproximadamente por un 60 % de grasa, por lo que el comportamiento cambia radicalmente cuando se logra un equilibrio saludable de nutrientes.

Asimismo, las grasas omega-6 generan radicales libres peligrosos que contribuyen al cáncer y la aterosclerosis, o el estrechamiento y endurecimiento de las arterias. El exceso de ácido araquidónico puede desencadenar coágulos sanguíneos. Según un estudio de 1993: «El crecimiento del consumo de muchos aceites vegetales, particularmente del tipo omega-6 es [...] considerado como proinflamatorio y se sospecha que podría ser una de las posibles causas del incremento de ciertos tumores malignos, la artritis reumatoide y las enfermedades autoinmunes principalmente debido al aumento de la producción de citoquinas proinflamatorias».

Además, una dieta que favorece las grasas omega-6 desencadenará un mayor almacenamiento de grasas. Muchos estudios muestran que los animales alimentados con una dieta rica en omega-6 engordan más que los que siguen una dieta con las mismas calorías sin omega-6. Si has tratado de perder peso y no lo has logrado, puede que la solución consista en volver a equilibrar la proporción omega-6/omega-3.

No solo necesitas incrementar la grasa omega-3 saludable en tu alimentación, sino que también tienes que disminuir la omega-6 para recuperar esa proporción saludable 1:1. La dieta norteamericana típica contiene un exceso de grasas omega-6 creadoras de ácido en forma de aceites de maíz, soja, cártamo, girasol, semillas de algodón y palma, así como margarina y aceites vegetales hidrogenados. Estas grasas peligrosas están ocultas en todas partes: productos horneados, salsas para la pasta, aderezos para ensaladas, mayonesa y la mayoría de las carnes y pescados que comes. El aceite de semillas de algodón es el más ácido: en él las grasas omega-6 predominan sobre las grasas beneficiosas en una proporción de 234:1, ¡lo que supera todos los límites!

El aceite de soja es uno de los mayores responsables de la formación de ácido, ya que se añade a muchos alimentos procesados. También se les da a los animales para cebarlos, así como a los peces criados en piscifactorías, por lo que es muy importante comer carne de animales alimentados con pasto y pescado capturado en estado salvaje. Según un estudio del doctor Joe Hibbeln, se estima que el consumo per cápita de aceite de soja aumentó mil veces de 1909 a 1999. No es de extrañar que estemos tan inflamados y ácidos.

Si quieres perder la grasa tóxica, reemplázala por una grasa saludable. Comienza a comer más aguacates y salmón salvaje, y agrega aceite de coco a todo, ya que estas grasas te saciarán, lo que te hará sentir menos antojos de azúcar y te ayudará a perder peso.

Ahora bien, cuando compres un producto en una tienda, nunca verás «grasa omega-6» entre sus ingredientes, así que ¿cómo puedes identificarla para evitarla? Debes aprender a leer a conciencia las etiquetas. Consulta la lista de grasas inflamatorias/ácidas (la encontrarás en la página 145). Pregúntate: ¿tiene aceite de soja, girasol, o cártamo? ¿La carne procede de animales alimentados con hierba o con cereales? ¿El pescado es de piscifactoría? Una vez que conozcas esta información, sabrás si contiene omega-6. A medida que cambies tu dieta, no solo mejorará esta proporción, sino que tu cuerpo comenzará a reconfigurar su metabolismo: prescindirá del azúcar como fuente principal de combustible y se transformará en una máquina de quemar grasa, como verás en el siguiente capítulo.

GRASAS PERJUDICIALES

GRASAS INFLAMATORIAS/ÁCIDAS
(incluidas las grasas omega-6)

ACEITES: aceites vegetales hidrogenados, aceite de semilla de algodón, aceite de cártamo, aceite de girasol, aceite de germen de trigo, aceite de uva, aceite de nuez.
Aceite de soja (93 % de margarinas, 72 % de aderezos para ensaladas como la salsa César, italiana, Thousand Island y mayonesa).
Soja (tofu, leche de soja, soja/edamame).
Maíz, aceite de maíz, jarabe de maíz de alta fructosa.
Cacahuetes, mantequilla de cacahuete, aceite de cacahuete (los cacahuetes contienen veintiún tipos diferentes de aflatoxina, un hongo que se sabe que es cancerígeno).
Canola (un aceite refinado parcialmente hidrogenado que está modificado genéticamente en un 95 %).
Grasas trans (aceites de cocina distintos del aceite de coco / todos los frutos secos).
Margarina.
Manteca.
Aceites de lino, cáñamo y chía (sus semillas son saludables, pero cuando los fabricantes hacen aceites con ellas, estos se oxidan y se transforman en ácidos grasos trans).

FUENTES COMUNES DE GRASAS OMEGA-6

Comer carne roja, huevos, aves de corral, productos lácteos (fuente indirecta): la mayoría de los animales son alimentados con cereales poco saludables y omega-6 para «inflarlos». Estos alimentos son un factor importante que contribuye a los niveles peligrosos de las grasas inflamatorias omega-6. En mucha gente estas grasas son excesivamente altas debido a estas fuentes.
Pescado de piscifactoría, como el salmón (tiene un contenido cinco veces más alto en grasas omega-6 que el capturado en estado salvaje), sándwiches de pollo (en otras palabras, el McPollo de McDonald's), salchichas (vegetarianas, de pavo y pollo).

Semillas de girasol y cártamo (estas semillas están en ambas listas, porque son una buena fuente de omega-3, pero también tienen un contenido muy elevado de omega-6, por lo que hay que consumirlas con moderación).

Galletas, galletas saladas, caramelos, crema láctea, *pizza* congelada, granola/barras de granola, trozos de queso *mozzarella*, masa de tarta, repostería, palomitas de maíz.

Según un estudio realizado por la Escuela de Salud Pública de Harvard la deficiencia de ácidos grasos omega-3 es la sexta causa más importante de fallecimiento en Estados Unidos, incluso más mortal que el exceso de ingesta de grasas trans. El estudio utilizó más de dos mil datos del Centro Nacional de Estadísticas de Salud de Estados Unidos y reveló que cada año se producen entre setenta y dos mil y noventa y seis mil muertes prevenibles debido a la deficiencia de omega-3.

PROTEÍNAS ANIMALES

Podría pensarse que una pechuga de pollo magra o un trozo de pescado son alimentos dietéticos, pero en realidad la carne es uno de los mayores generadores de acidosis que puedes consumir. Aunque sigo una dieta principalmente vegetal y creo que es la mejor opción para mantener un cuerpo alcalino, no te pido que prescindas por completo de la carne: lo entiendo, ¡de vez en cuando te gusta tomarte un bistec o comer un poco de *sushi*! De hecho, tu cuerpo necesita proteínas, ya que los aminoácidos son los elementos esenciales de los huesos, músculos y hormonas. Pero el problema es el siguiente: la mayoría de la gente come demasiado —consume tres veces más proteína de la que verdaderamente necesita— y la mayoría de las veces la carne es de mala calidad.

La proteína es una parte necesaria de la alimentación diaria, pero en mucha menor cantidad de lo que come la mayor parte de la gente hoy en día. La verdad es que los estadounidenses comen proteína en exceso, demasiado a menudo y del tipo inadecuado. Otro elemento perjudicial para la salud, además de la cantidad y de comer en exceso, podría ser la calidad. Por ejemplo, las investigaciones han demostrado que el exceso de proteína animal está relacionado con la osteoporosis, la enfermedad renal, los cálculos de calcio en las vías urinarias y algunos cánceres. Aumentar la ingesta de carne roja en más de la mitad de una ración al día aumenta en un 48 % el riesgo de sufrir diabetes tipo 2.

Según un estudio de la Universidad de Harvard, eliminando o al menos reduciendo la cantidad de carne roja que comemos podemos vivir hasta un 20 % más. El estudio demuestra que quienes consumían las mayores cantidades de carne roja murieron más jóvenes, por lo general de cáncer de colon y enfermedades cardiovasculares. Además, el exceso de proteína se convierte en glucosa y se almacena como grasa, lo mismo que el azúcar y los cereales.

Ahora bien, si te gusta la carne, no te digo que no puedas tomarla nunca. La calidad es importante, así que opta siempre por la alimentada con hierba, orgánica y de granja. La carne está bien con moderación (no más de dos o tres veces por semana), pero se trata de un elemento ácido y hace falta mucha energía para descomponerlo. Así que, si vas a comer carne o pescado, procura que sea de acompañamiento, no de plato principal. Si comes carne roja o carne procesada todos los días y esa es la mayor parte de la comida, es posible que estés yendo de cabeza hacia un problema de salud.

ELIMINAR LO MALO: ALIMENTOS ÁCIDOS

Cuando más de la mitad de las calorías que consumes vienen de proteínas, no solo estresas el sistema digestivo y el hígado, sino que también aumentas la probabilidad de padecer patologías crónicas como el cáncer y las enfermedades cardíacas. El subproducto del metabolismo de las proteínas es el nitrógeno ureico en la sangre (BUN, por sus siglas en inglés), que se convierte en amoníaco y urea, ambos altamente tóxicos. Para empeorar las cosas, el BUN tiene un efecto diurético en el cuerpo y por lo tanto hace que los riñones se deshagan del agua. A consecuencia de esto te deshidratas. Pero el agua no es lo único que los riñones descartan: también eliminan los minerales alcalinos vitales que tienen una función amortiguadora, como el calcio, el magnesio, el potasio y el bicarbonato sódico.

La proteína es una espada de doble filo. Por sí misma, es altamente ácida y tóxica debido al ácido sulfúrico, ácido fosfórico, amoníaco y urea que produce al metabolizarse. Además, las proteínas agotan ciertos minerales al neutralizar estos ácidos que acabamos de ver. Por último, ¡consumir mucha proteína de hecho puede producir azúcar! Así es; el exceso de proteína en tu dieta hará que el hígado convierta los aminoácidos de la proteína en azúcar.

¿Cómo obtengo las proteínas?

La gente siempre pregunta si es posible obtener suficientes proteínas en una dieta alcalina. ¡La respuesta es un sí rotundo!

Una forma de limitar el consumo de carne es establecer un día vegetariano a la semana, una especie de «viernes de Cuaresma» en el que no se come carne. Pero ten cuidado: algunas de las personas menos sanas que existen son esos vegetarianos que se limitan a reemplazar la carne por pasta y carbohidratos. Muchos de los vegetarianos que conozco son «azucarianos», lo que puede ser aún peor que comer carne, y el resultado de esa manera de comer es el ácido.

No hace falta mucho para proporcionarle al cuerpo los nutrientes que necesita, incluso después de renunciar a la carne, siempre y cuando no te limites a sustituir esa parte de tu alimentación por carbohidratos vacíos. Con mi lista de siete proteínas favoritas de origen vegetal (consulta la página 202) ¡nunca tendrás problemas para satisfacer las exigencias de tu cuerpo! Si vas a comer proteínas de origen animal, opta por proteínas ricas en ácidos grasos omega-3 como el salmón silvestre, las sardinas, las anchoas, los arenques o las truchas. Además, aumenta las proteínas de origen vegetal consumiendo quinoa, verduras de hoja verde oscuro, semillas de chía y cáñamo, hummus y legumbres más pequeñas tras ponerlas en remojo y germinarlas, como los garbanzos o las alubias *adzuki*.

Unas palabras sobre el caldo de huesos

El caldo de huesos se ha puesto de moda. Te costaría trabajo creer cuántas preguntas me hacen sobre él en mi consulta. El caldo de huesos puede ser muy nutritivo y está repleto de minerales y colágeno. El inconveniente es que, por supuesto, es de origen animal, por lo que debes leer cuidadosamente la etiqueta para conocer los ingredientes.

Cuando compras caldo de huesos, si en la etiqueta no dice que es orgánico, de animales alimentados con hierba, es prácticamente seguro que contendrá una fuente indirecta de antibióticos, hormonas de crecimiento y grasas omega-6, que son inflamatorias y ácidas. Los animales de los que procede el caldo deben haber sido criados orgánicamente, en régimen de pastoreo y alimentados con hierba.

Muchas empresas utilizan vinagre en el proceso de extracción para obtener tantos minerales como sea posible, pero no te conviene nada que tenga vinagre debido a la levadura y el azúcar. Si estás pensando en tomar caldo de huesos, hazlo tú mismo y utiliza vinagre de sidra de manzana porque es una mejor opción, ya que no está filtrado ni pasteurizado.

Prefiero el caldo vegetal y alcalino. Si buscas obtener algunos de los efectos del colágeno y los minerales del caldo de huesos, prepara mi caldo vegetal altamente alcalino, al que llamo caldo sin huesos (tienes la receta en la página 306). Para reemplazar los beneficios del colágeno, toma un buen suplemento de azufre orgánico o metilsulfonilmetano (MSM) (para comprar azufre orgánico puro, consulta la sección de recursos, en la página 351). Si aun así sigues queriendo tomar caldo de huesos, ¡una vez más te recomiendo encarecidamente que lo elabores tú mismo y te asegures de conocer la procedencia de los huesos!

ELIMINAR LO MALO: ALIMENTOS ÁCIDOS

OTROS ALIMENTOS ÁCIDOS QUE DEBES EVITAR

Cuando se trata de alimentos ácidos, los peores son el azúcar, el trigo, los lácteos y las proteínas animales, pero hay otros que también le añaden ácido a tu cuerpo.

Cafeína

Si bebes café, seguramente estarás de acuerdo en que la cafeína es adictiva. Cuanto más tomes, más probable será que sufras el síntoma de abstinencia una vez que la dejes. Puede que tenga algunos buenos componentes, pero la realidad es esta: cuando consumes cafeína, quieres tomar más y es un inhibidor hepático y suprarrenal.

No me refiero solo al café; también hay cafeína en el té verde, el té *matcha*, las bebidas energéticas, los refrescos, el chocolate e incluso el café descafeinado (8-12 mg por taza).

¿Aceite de coco en el café?

¡Por supuesto! Ya que no puedo convencer a todos los bebedores de café de dejarlo, esta es la siguiente mejor opción: sustituir todos los productos lácteos (leche y nata) por aceite de coco prensado en frío. Es un poderoso neutralizador del ácido que es rico en triglicéridos de cadena media (TCM), que son unas grasas saludables. Te nutrirá y te llenará de energía durante todo el día.

Indicaciones: en primer lugar, elige un café orgánico. A continuación, después de hacerte el café, viértelo cuidadosamente en una batidora. Añade una cucharada de aceite de coco y, si necesitas un edulcorante, sustituye el azúcar refinado por estevia orgánica o Lo Han (fruta del monje). Tapa la batidora y aprieta el botón. Una vez mezclado, viértelo en tu taza y «colócate». Dicho esto, hay muchas razones por las que la gente consume café y siente antojos de esta bebida. Para algunos es el sabor; para otros, es el ritual matutino, y en otros casos es el subidón de energía. La mayoría de las veces lo peor no es tanto el café en sí como lo que le añadimos a esta bebida: leche, azúcar, sirope o nata espesa, que contribuyen a crear incluso más ácido en el cuerpo.

Si quieres dejar de beber café, procura beber mucha agua con limón durante el proceso de desintoxicación, y siempre me gusta recomendar que le añadas a esta agua una cucharada del suplemento Alkamind Daily Greens. La clorofila ayuda a acelerar el proceso de depurar el hígado de la toxicidad creada por la cafeína.

También te sugiero tomar un té *detox* en lugar del café. Mi receta (ver la página 234) es desintoxicante, energizante, deliciosa y satisface la necesidad de un ritual matutino.

Alimentos a base de soja

No como alimentos a base de soja y tú tampoco deberías hacerlo. Hay numerosas razones por las que la soja es problemática. Alrededor del año 2000, todo el mundo cantaba las alabanzas de la soja y el tofu, pero desde entonces, hemos aprendido que el 95 % de esta planta está genéticamente modificada para hacerla resistente a los herbicidas. Incluso aunque compres soja no modificada genéticamente, los alimentos de soja contienen de por sí isoflavonas, que se asemejan al estrógeno humano, de manera que bloquean los sitios naturales del receptor del estrógeno en tu cuerpo.

La soja interfiere en la función sana de la tiroides y contiene antinutrientes como las saponinas, «toxinas» naturales de la planta que pueden crear problemas digestivos, inhiben la función enzimática y dañan los glóbulos rojos. Los alimentos de soja también contienen fitatos, que pueden bloquear los minerales esenciales, como el calcio, el magnesio, el hierro y el zinc. (Algo que debes tener en cuenta es que la carne puede detener los efectos del bloqueo de minerales, por lo que si decides comer soja, comer carne con ella puede ayudar a contrarrestar los efectos. Sin embargo, deberías evitar ambos alimentos). En la siguiente lista se recogen los productos de soja comunes:

- Tofu.
- *Tempeh*, *miso*, *natto*.
- Salsa de soja.
- Edamame.
- Fórmula de soja.
- Aceite de soja.
- Soja.
- Queso de soja, helado de soja, yogur de soja.
- «Carne» de soja (productos sin carne hechos de proteínas vegetales texturizadas).
- Proteína de soja.

Sustitutos de la salsa de soja

Algunos prefieren el *tamari* (hecho de soja, pero sin trigo y sin gluten, lo cual es un plus) o los Aminos Líquidos Bragg (no fermentados, sin gluten y sin organismos genéticamentre modificados, con dieciséis aminoácidos y bicarbonato sódico). La mejor opción es con diferencia Coconut Aminos, elaborado a base de savia de coco crudo y sal marina natural y sin nada de soja; ¡además está riquísimo!

Setas, cacahuetes, maíz y vinagre
Setas

Como las setas son vegetales, se cree erróneamente que son beneficiosas para la salud. La verdad es que cualquier plato que las contenga es ácido y dañino. Evita comerlas, especialmente si tienes problemas de salud debido al cáncer, las levaduras o el moho.

Las setas son los frutos carnosos y con esporas de los hongos que suelen crecer en ambientes húmedos, mohosos y putrefactos. La mayoría de los miles de especies de setas son venenosas y solo unas pocas son comestibles.

Nunca recomiendo comer setas. Sin embargo, hay algunas investigaciones que demuestran que los suplementos de hongos medicinales (a diferencia de comer directamente las setas), como *reishi*, *cordyceps*, *maitake* y *trametes versicolor*, pueden ser muy eficaces para ciertas afecciones, entre ellas el cáncer. Si vas a elegir uno de estos suplementos, consúltalo primero con tu médico y luego asegúrate

SALSA DE SOJA

NUNCA	MEJOR	LO MEJOR
Salsa de soja	Aminos Líquidos Bragg/Tamari sin gluten*/Salsa *shoyu*	Coconut Aminos
	* Cruda, contiene trigo, pero los niveles de gluten están por debajo del límite detectable <5 ppm	

de que procedan de una fuente muy fiable.

Cacahuetes y maíz

Deberías evitar a toda costa los cacahuetes y el maíz, ya que estás expuesto a micotoxinas fúngicas venenosas. De hecho, los cacahuetes (que en realidad no son un fruto seco, sino una leguminosa) tienen veintiún tipos diferentes de hongos que producen una peligrosa micotoxina llamada aflatoxina. ¡El maíz tiene veinticinco!

La aflatoxina no aparece de forma natural en los cacahuetes, sino que es producida por un hongo que vive en el suelo en el que se cultivan los cacahuetes, sean orgánicos o no.

La aflatoxina es un potente carcinógeno (especialmente conocido por causar cáncer de hígado) y es fácilmente absorbido por los cacahuetes de cáscara blanda, así como por el maíz, por lo que los menciono como dos de los alimentos más ácidos y peligrosos.

SUSTITUTOS DE LA MANTEQUILLA DE CACAHUETE

SUSTITÚYELA POR ESTO: en lugar de mantequilla de cacahuete, utiliza mantequilla de almendra cruda, manteca de cacao o mantequilla de coco.

PRESCINDE POR COMPLETO DE LA MANTEQUILLA DE CACAHUETE

A los niños les encanta la mantequilla de cacahuete. Sin embargo, es lo último que les daría a mis hijos. Es ácida y tóxica, y debido a su elevada cantidad de aflatoxina, puede contribuir a ciertas clases de cáncer. Espero sinceramente que esto te motive a ir a la cocina ahora mismo y desprenderte de la mantequilla de cacahuete. Este producto es incluso peor que los cacahuetes enteros, ya que los fabricantes utilizan los cacahuetes con mejor aspecto, que tienen menos hongos, para venderlos enteros. De manera que trituran los que tienen más hongos (y aflatoxina) y con ellos elaboran la mantequilla de cacahuete.

Si aun así no quieres renunciar a la mantequilla de cacahuete, aquí tienes algunos consejos para disminuir la exposición a la aflatoxina:

- Mantenla siempre en el frigorífico. Al refrigerarla, impides que cualquier hongo que pueda estar presente se multiplique.
- ¡Consume más clorofila! Las investigaciones han mostrado que el consumo de clorofila reduce la absorción de la aflatoxina, lo que hace que las verduras verdes y los polvos alcalinos deshidratados del mismo color sean estupendos para disminuir sus efectos carcinógenos.

Vinagre

Se trata de un ingrediente popular, especialmente para los amantes de la ensalada. Pero el vinagre es un producto de alcohol fermentado que está lleno de azúcar, levadura y ácido acético. Evítalo y sustitúyelo por zumo fresco de limón o lima. El vinagre de sidra de manzana es una excepción (con moderación), ya que tiene un efecto de formación alcalina dentro del cuerpo. También es un gran complemento si sufres reflujo: toma una cucharada con agua todos los días con el estómago vacío (si tienes cáncer, evítalo por completo).

Sal de mesa

Las sales naturales son ricas en minerales. Sin embargo, la sal de mesa que utilizamos normalmente suele estar repleta de numerosos aditivos

ALCOHOL

NUNCA	MEJOR	LO MEJOR
Cerveza, vodka y ginebra (a base de cereales)	Vino	Chopin Vodka (exclusivamente de patata) Ciroc Vodka (de uva)

como antiaglomerantes, fluoruro y lejía entre otros. Elige sales minerales en su lugar.

Se dice que deberíamos seguir una dieta sin sal, pero eso no es cierto. El cuerpo necesita sal para vivir. Las sustancias más importantes para neutralizar los ácidos son las sales minerales: calcio, magnesio, potasio y sodio. Por eso son tan importantes las verduras de hoja verde oscuro y los cítricos bajos en azúcar como el limón, la lima y el pomelo. Todos ellos son ricos en sales minerales.

Los dos tipos de sales que necesitas son sales marinas (Celtic Grey o sal del Himalaya, que no es una sal marina pero es de igual calidad) y sales minerales. Cualquier otra sal está muy procesada y es tremendamente ácida.

Agua carbonatada

Solemos pensar que el agua carbonatada es una opción saludable, pero es —te lo habrás imaginado— ácida. Para darle a esta bebida popular el efecto carbonatado se le infunde el mismo producto residual de la respiración, el gas dióxido de carbono (CO_2). Si vas a beberla, añádele un poco de limón o lima para hacerla más alcalina. La regla de oro es: si es carbonatada, es ácida.

Alimentos fermentados

La fermentación es un proceso metabólico que utiliza levaduras y bacterias para convertir el azúcar en ácidos, gases y alcohol. Evita todos los cereales fermentados (presentes en muchos alcoholes) por su capacidad de impregnarse de micotoxinas fúngicas. Aunque mucha gente considera el kombucha como una bebida sana, evítala también, porque contiene levaduras Saccharomyces, bacterias, carbonatación, un poco de azúcar, cafeína y alcohol: ¡una pesadilla ácida!

Alcohol

El alcohol es ácido, punto. No estoy diciendo que no debas tomar una copa nunca, pero sí que lo hagas con moderación. Los fabricantes de bebidas alcohólicas utilizan a menudo cereales contaminados con micotoxinas fúngicas (venenos de hongos), por lo que es muy probable que al beber estés consumiendo algo más aparte de alcohol. Evita la cerveza, por los cereales fermentados, y el vino por la levadura y el azúcar. La mejor opción es el vodka sin cereales elaborado a base de patatas o uvas, como Ciroc y Chopin, respectivamente.

- 6 -
CÓMO CONVERTIRSE EN UNA MÁQUINA DE QUEMAR GRASAS

Me alegra haber podido compartir contigo cómo superé mi adicción al azúcar y los antojos de comer alimentos dulces. Ahora me gustaría mostrarte cómo transformé mi cuerpo en una máquina de quemar grasa y perdí diecinueve kilos en seis meses de forma segura, sana y sostenible. No lo conseguí matándome de hambre ni siguiendo alguna de las docenas de dietas de moda. Al contrario, comí tanto como quería, pero a la manera alcalina. Si sigues las estrategias que voy a enseñarte, no solo perderás todo el peso adicional no deseado, sino que además transformarás tu cuerpo en una máquina enérgica y saludable.

Esta información me cambió la vida y puede cambiar la tuya. Cuando pierdes peso con mi método, lo pierdes por una razón: porque has reducido los niveles de ácido. Hay muchas maneras de adelgazar, pero la mayoría de los métodos no abordan la verdadera causa por la que engordamos. Mientras no cambiemos los hábitos ácidos, es solo cuestión de tiempo que el cuerpo regrese a donde estaba anteriormente.

El exceso de grasa corporal es un problema de ácido. Así que para alcanzar tu peso ideal, primero tienes que pasar a seguir una dieta 80/20 a favor de los alimentos alcalinos. Este es el objetivo mínimo, y puedes seguir una dieta aún más alcalina si lo deseas. A continuación, sigue las siete maneras de eliminar la acidez que explicaré en el capítulo ocho. Al final de esta sección, sabrás qué fue exactamente lo que hice para transformar mi cuerpo en una máquina de quemar grasa en solo unos meses.

He enseñado a miles de pacientes este programa con una tasa de éxito muy elevada. La gente pierde kilos del cuerpo y centímetros de la cintura y, lo más importante, no vuelven a recuperarlos. Pero pierden peso como consecuencia de la salud y la energía que ganan. Como dijo Kelly Ripa: «¡Esto es un estilo de vida, no una dieta!». (Mira las primeras tres letras de la palabra *dieta*.* ¿Qué significan? ¡Pues eso mismo!).

La dieta antiácida y el modo de vida alcalino son tan potentes que disfrutarás de resultados «pHenomenales» aunque solo la sigas el 80 % del tiempo. A todos nos encanta la comida y privarnos de nuestros alimentos favoritos nos predispone al fracaso. La privación causa resentimiento y es por eso por lo que fallan tantas dietas. Es lo que me gusta de este programa, que no tienes que renunciar a nada por completo. Por ejemplo, nunca te diré que dejes de tomar café, si eso es algo que de verdad te gusta y a lo que no quieres renunciar.

Ahora bien, ¿el café es muy ácido? ¿Y lograrás tus objetivos de adelgazamiento más rápido sin él? ¡Seguro que sí! Pero quiero que tengas un cambio duradero y cuando te alimentas constantemente a base de alimentos altamente alcalinos, como las grasas saludables, tu cuerpo cuenta con todas las herramientas que necesita para neutralizar el ácido, por lo que deja de tener la necesidad de aferrarse al exceso de peso.

Lo que te voy a enseñar funciona. ¡Al final, se trata de resultados! Sin embargo, primero tenemos que hablar sobre cómo reajustar el organismo para que queme grasa en lugar de azúcar.

Hay una gran confusión y desinformación en lo referente a alimentos saludables y no saludables que podría estar saboteando tu objetivo de perder peso. Antes hablamos de enfermedades cardíacas y cáncer. La mayoría de las veces, no hay una causa puntual que cree esas afecciones, sino que se trata de un proceso. Hay un dicho: «Mata al monstruo mientras aún sea pequeño». Quiero que empieces a darte cuenta de todas esas pequeñas cosas

---

* N. del T.: en inglés *die* significa 'morir'.

que pueden parecer insignificantes en el momento para que no se acumulen y tengan un efecto más perjudicial en tu peso, tu salud y tu longevidad.

Dicho esto, en las páginas siguientes sabrás con qué frecuencia debes comer para quemar cuanto antes la grasa y en qué debe consistir exactamente tu comida. También he incluido un cuestionario corto para que puedas determinar si actualmente tu cuerpo se dedica principalmente a quemar la grasa o a almacenarla. Así tendrás una buena referencia para medir tus progresos. Siempre digo que las cosas que revisamos son las que nos tomamos en serio. Por último, ¡te enseñaré uno de los mejores consejos y trucos que últimamente han acelerado el proceso de convertir mi cuerpo en una máquina de quemar grasa!

SECRETO N.º 1: COME GRASA (LA ADECUADA) PARA PERDER GRASA

Si quieres quemar más grasa corporal, tienes que tomar grasas más saludables. Cuanta más grasa desees quemar, más grasa y menos carbohidratos necesitarás comer. No te preocupes; al seguir esta dieta, del 50 al 75 % de las calorías podrán venir de estas grasas saludables. Sí, nos han enseñado (por influencia de la industria azucarera) a creer que toda la grasa es perjudicial, y es cierto que algunos tipos de grasas deben evitarse, pero el cuerpo necesita grasas saludables.

«Un momento: ¿Dices que quieres que coma más grasa? Pero ¿no es eso mismo lo que estoy tratando de perder, grasa? ¿No engordaré si como más grasa?», me preguntarás. ¡No!

Consumir las grasas adecuadas es fundamental para la salud. Aumentan el metabolismo y reducen los antojos de carbohidratos y azúcar. Estas grasas combaten el estrés y la inflamación, ralentizan el envejecimiento prematuro y evitan la enfermedad crónica. Además de ayudar a perder peso, son el combustible ideal para energizar el cuerpo.

¿Has oído hablar del bajón de azúcar de los quince minutos? Esto es lo que sucede tras consumir carbohidratos, cereales y alimentos procesados. Imagina prenderle fuego a un pañuelo de papel... ¡Puf! Desapareció. Lo mismo sucede cuando el azúcar es tu fuente principal de combustible. Se prende enseguida, arde mucho y dura muy poco. Es una combustión sucia que genera más ácido. A consecuencia de esto, se agotan enormemente las reservas de minerales de tu cuerpo, especialmente el magnesio. Y como el azúcar arde tan rápido, ¿qué sustancia crees que va a pedirte tu cuerpo a continuación?

En cambio, la grasa es como el carbón de combustión lenta. Al no haber carbohidratos, tu organismo descompone la grasa (grasa dietética o grasa corporal almacenada) para generar cuerpos cetónicos, o cetonas, que proporcionan energía. Las cetonas son una fuente de energía muy limpia y la fuente combustible principal e ideal para el cerebro y el resto del cuerpo.

Cuando examinamos la carga total de calorías que pueden convertirse en energía aprovechable, vemos que el 95 % de esas calorías se almacenan como grasa y solo el 5 % como azúcar. Al entrenar nuestros cuerpos para que utilicen grasa en lugar de azúcar como combustible, podemos aprovechar este suministro casi interminable de energía y al mismo tiempo acabar para siempre con la grasa. De hecho, lo que determina en última instancia la salud y la longevidad es la proporción de grasa, en comparación con la de azúcar, que quemas en el transcurso de tu vida. Pero lo cierto es que la mayoría de la gente obtiene su energía de quemar azúcar. Dicho esto, si me encuentro con un tigre dientes de sable, no puedo esperar a que mi cuerpo acceda a sus depósitos de grasa para obtener la energía que me hace falta para escapar de esa peligrosa situación: ¡me convertiría en su comida!

Necesito energía enseguida y para eso exactamente es para lo que sirve el azúcar (glucosa). Cuando estás en modo de lucha o huida, el azúcar puede salvarte la vida. Sin embargo, el problema es el siguiente: ¡muchos estamos crónicamente estresados y vivimos en un estado perpetuo de lucha o huida, ya que nuestros cuerpos no distinguen entre eso y una situación real de peligro! Aunque siempre podremos hacer un buen uso de ambos combustibles, el objetivo es reajustar el metabolismo corporal para utilizar más grasa como combustible. ¡Solo tienes que aprender a acceder a ella!

Una vez que puedas aprovechar ese suministro ilimitado de energía, te convertirás en una especie de conejito de las pilas alcalinas Duracell. Esto se puede lograr en un período relativamente corto evitando los carbohidratos y los cereales, manteniendo las proteínas en un nivel moderado y aumentando sustancialmente los niveles de grasas saludables y de verduras de hoja verde oscuro (consulta el

TEST: ¿UTILIZAS GRASAS O AZÚCAR COMO COMBUSTIBLE?

Rellena este cuestionario para ver si es más probable que tu cuerpo esté utilizando grasa para obtener energía o bien azúcar (¡mientras acumula grasa!). Este cuestionario fue desarrollado por mi buen amigo y colega el doctor David Singer, uno de los líderes de la profesión quiropráctica.

Si respondes sí a más de tres de estas preguntas, lo más probable es que estés utilizando azúcar como combustible y al mismo tiempo estés acumulando grasa.

_____ ¿Has seguido alguna vez una dieta en la que has perdido peso, luego lo has recuperado y has vuelto a perderlo y a recuperarlo otra vez? El efecto que provoca esta especie de montaña rusa es la pérdida de masa muscular. La mayoría de la gente no hace dieta adecuadamente. La consecuencia es que el cuerpo quema músculo para obtener energía. Los músculos requieren más energía, lo cual mantiene elevado el metabolismo. Cuando se pierde masa muscular, el metabolismo se ralentiza y lo mismo le sucede a la capacidad de combustión de la grasa.

_____ ¿Alguna vez has seguido una dieta hasta el final y, aun así, has recuperado el peso que tenías antes de iniciarla? Para que el cuerpo acepte como normal un peso, necesitas mantenerlo durante aproximadamente seis meses hasta que se convierta en el nuevo peso habitual.

_____ ¿Te supera la carga emocional? ¿Comes por razones inadecuadas, es decir, usas la comida para consolarte cuando estás deprimido o para celebrar cuando estás contento? Esa conducta engorda.

_____ ¿Consumes alcohol? El alcohol activa la secreción de insulina, lo que actúa como un estímulo para que el cuerpo almacene grasa, causando así un aumento de peso.

_____ ¿Te saltas las comidas o te quedas con hambre? Saltarse comidas, reducir calorías y quedarte con hambre le da a entender a tu cuerpo que debe acumular grasa, y debido a ello adopta un modo de supervivencia.

_____ ¿Comes cereales refinados, pan blanco, pasteles, galletas, etc.? Comer carbohidratos refinados, azúcares y cereales refinados, pan blanco, pasteles,

_____ galletas, etc., estimula la producción de insulina, que activa el almacenamiento de grasas.

_____ ¿Sufres de dolores recurrentes o crónicos? El cortisol es la hormona antiinflamatoria del cuerpo. Se libera cuando sientes dolor, pero cuando es elevado, controla el cuerpo y le hace aferrarse a la grasa. Esta hormona causa el almacenamiento de la grasa abdominal, por lo que conseguir cualquier reducción del dolor corporal ayuda a que el organismo pase a utilizar la grasa como combustible.

_____ ¿Comes en exceso? Comer en exceso estimula las hormonas de almacenamiento de grasas. El cuerpo guarda lo que no necesitas.

_____ ¿Consumes bebidas con cafeína como el café o los refrescos de cola? La cafeína estimula el cortisol, lo que provoca el almacenamiento de grasas.

_____ ¿Te estresas a menudo? El estrés causa un incremento de la hormona cortisol, lo que provoca el almacenamiento de grasas.

_____ ¿Tienes malos hábitos de sueño? Si uno no está bien descansado, el metabolismo se reduce, se estimulan las glándulas adrenales y el cuerpo se pone en modo almacenamiento de grasas.

---

diagrama del plato de comida en la página 184). Sigue esta fórmula y tu cuerpo conseguirá llegar en muy poco tiempo a un estado de cetosis, en el que estará utilizando un supercombustible de combustión lenta (una vez más, las llamadas cetonas) en lugar de azúcar.

Por regla general, el cuerpo quema primero los carbohidratos. Así que adivina lo que sucede cuando se reduce la carga de carbohidratos y en lugar de ellos utilizas grasas saludables para alimentarte.

Esto es lo que te hará perder peso. Y te beneficiará incluso aunque seas delgado, ya que una las grasas más peligrosas del cuerpo es la grasa visceral, que se acumula alrededor de los órganos. El otro gran beneficio es que comer más grasa te mantendrá satisfecho, por lo que no sentirás la necesidad de picar entre comidas.

Convertirte en un quemador de grasa

¿Has contestado el cuestionario? ¿Te ha sorprendido o has obtenido el resultado que esperabas? Ahora que sabes dónde estás, ¡podemos empezar a cambiar! Vamos a llegar a un estado en el que tu cuerpo pueda darle la vuelta a la tortilla.

Aumenta las grasas saludables

Una vez que sabes cuáles son las grasas perjudiciales y cuáles las beneficiosas, puedes empezar a agregar gradualmente más grasas saludables a tu alimentación diaria. En poco tiempo, más del 50 % de tus calorías deberían proceder de grasas saludables (ver la lista en la página 190). Si el 50 % te parece una locura teniendo en cuenta tu situación actual, no te preocupes. Empieza añadiéndolas poco a poco a lo que comes normalmente y recuerda que no se trata de alcanzar la perfección, sino de avanzar. Añade grasas saludables a tus batidos, ensaladas, sopas, aperitivos y postres. Añádelas a todo lo que comas.

Reduce los carbohidratos

A medida que aumentes las calorías en forma de grasa saludable, deberás reducir también desde el principio los niveles de carbohidratos a no más de 25 a 50 g de carbohidratos netos por día (carbohidratos netos equivale a hidratos de carbono totales menos fibra). Lo ideal es que estos carbohidratos procedan de alimentos vegetales orgánicos enteros. Esto equivale a no más del 5 al 10 % de calorías totales provenientes de carbohidratos vegetales en cualquier comida. De estos 50 g de carbohidratos netos, no más de 25 g deben venir de la fruta. Eso equivale aproximadamente a un plátano.

Una vez que estés en cetosis —un estado de combustión de grasa (que se puede determinar con una tira reactiva de orina)—, podrás aumentar los niveles diarios de carbohidratos netos a entre 50 y 150 g. La razón de esto es que no te conviene estar todo el tiempo en cetosis. Nuestros antepasados estaban acostumbrados a vivir en ciclos de abundancia y hambruna y alternaban entre quemar y no quemar grasa. Nosotros no deberíamos ser distintos. Para conocer el recuento neto de carbohidratos de muchas verduras y alimentos habituales, consulta el apéndice tres.

Cuando sigues una dieta alcalina alta, rica en grasas saludables y verduras, moderada en proteínas y baja en carbohidratos vegetales, puedes quemar grasa y perder peso al tiempo que calmas tu apetito y tus antojos. Siguiendo este modelo se puede iniciar con bastante rapidez el proceso de quema de grasa. Nora Gedgaudas escribe, en su libro *Primal Fat Burner* [El quemador de grasas primigenio], lo siguiente en referencia a la producción de cetonas:

> El cuerpo comienza a producir cetonas cuando lleva aproximadamente de veinticuatro a setenta y dos horas sin carbohidratos. Al cabo de unos tres días, el cerebro ya recibe el 25 % de su energía de los cuerpos cetónicos. ¡Después de cuatro días, esto aumenta al 70 %! Pronto el cuerpo comienza a generar cetonas y ácidos grasos libres de la grasa corporal. Cuando esto sucede, el organismo ha pasado de un metabolismo glucocéntrico (centrado en el azúcar) a uno adipocéntrico (basado en la grasa). La definición básica de estar adaptado cetogénicamente es que quemas tu propia grasa corporal como combustible.

Vigila las proteínas

¿Cuántas proteínas necesitas realmente? Una persona necesita por término medio de 30 a 60 g diarios. El mayor error que podemos cometer al calcular la cantidad diaria de proteínas que debemos consumir es basarnos en nuestro peso actual, que en muchos casos es excesivo y no se corresponde con el que idealmente deberíamos tener.

Por eso quiero que pruebes con la fórmula de Gedgaudas, que es muy útil y te dará la cantidad de gramos de proteína que debes comer diariamente: primero, averigua tu peso ideal (pongamos que es 68,18 kilogramos) y luego redondéalo hasta el número más cercano, es decir, 68. Luego, multiplica esto por 0,8, que es igual a 54,4, y redondea este número otra vez al número entero más cercano. Eso significa que tu objetivo diario deben ser 54 g de proteínas de buena calidad repartidas entre todas las comidas (18 g por comida).

Una ración de 85 g de carne cocida equivale a unos 21 g de proteína. Esto tiene el tamaño de una baraja de cartas o de una pastilla de jabón. En el caso del pescado, para una ración de 85 g (21 g de proteína), las tajadas finas y planas de este alimento deben parecerse a un talonario de cheques. Recuerda, también, que las proteínas de origen vegetal son fuentes excelentes

¿CÓMO SABRÉ SI ESTOY EN CETOSIS Y QUEMANDO GRASA PARA OBTENER ENERGÍA?

Cuando estés en cetosis, los análisis de sangre mostrarán niveles de cetonas de entre 1 y 3 mmol/L. También podrías comprar Ketostix, una tira reactiva que puedes impregnar con orina y te permite saber si estás produciendo cetonas. Otra posibilidad es usar un alcoholímetro especial llamado Ketonix, que detecta las cetonas e interpreta los resultados mostrando un espectro visual de la cantidad de gases presentes en tu aliento. Ten en cuenta que la cetosis no debe confundirse con la cetoacidosis diabética, en la que los niveles de cetona son excesivamente altos, entre 15 y 25 mmol/L. La cetosis y la cetoacidosis son dos condiciones completamente diferentes: la primera es buena mientras que la segunda es peligrosa. A quienes estaban siguiendo la dieta Atkins y consumían enormes cantidades de proteína animal se les recomendaba hacerse a diario la prueba de orina con las tiras reactivas Ketostix debido al riesgo de cetoacidosis. Debían asegurarse de que sus cetonas no estaban en niveles peligrosos (y ese es el motivo por el que consumir mucha carne es tan perjudicial: es demasiado ácida). Cuando nos encontramos en un estado de cetoacidosis, es muy frecuente tener una respiración rápida (de veinte a treinta respiraciones por minuto), ya que el cuerpo expulsa enormes cantidades de CO_2, como resultado de la acidez de la sangre.

que deben formar parte de esos 54 g diarios.

Al principio, puede que todo esto te parezca muy complicado, pero créeme, a medida que empieces a añadir esas grasas saludables, comenzarás automáticamente a desear menos azúcar (ver el capítulo siete). Y eso hará que consumas menos de esta sustancia. Y cuando consumas menos azúcar, ¿qué tipo de calorías podrá utilizar tu cuerpo para obtener energía? ¡La grasa! ¿Te das cuenta de cómo funciona? Una vez más, quiero resaltar lo siguiente: no tengas miedo de la grasa, si lo que buscas es bajar de peso; créeme. Consume más grasas saludables y ganarás esta batalla.

SECRETO N.º 2: TRES COMIDAS ALCALINAS AL DÍA ELIMINAN LA GRASA

Es probable que hayas escuchado en diversas ocasiones la siguiente recomendación: «Toma cinco o seis comidas ligeras a lo largo del día y procura ingerir algo aproximadamente cada dos horas». Esto es lo que vulgarmente se conoce como picotear. He escuchado infinidad de veces este consejo. Hasta que apareció la agricultura, nuestros antepasados no disponían de comida a todas horas, como sucede en la actualidad. Aunque tener alimentos a nuestro alcance en todo momento y durante todos los días quizá sea bastante práctico, las desventajas podrían superar a las ventajas.

Cuando picoteamos, el cuerpo se acostumbra rápidamente a esta manera de comer. Al acostumbrarse, aumentan los antojos y el cuerpo espera recibir alimentos con más frecuencia. Además, se incrementa el azúcar en la sangre y se elevan los niveles de insulina y esto al final te lleva a tener sensibilidad a la insulina. Por eso te pido que dejes de picotear, si eso es lo que estás haciendo.

Lo ideal es que te limites a tres comidas al día, sin nada entre ellas. Al centrarte en tres comidas alcalinas, evitando el azúcar y los cereales, en lugar de comer cada dos horas, logras varias cosas importantes. Comer así mantiene bajos los niveles de insulina y azúcar en la sangre. Cuando esto sucede, tu cuerpo pasa de quemar azúcar como su fuente de combustible principal a quemar grasa, que es lo ideal. Esta transición para reajustar el cuerpo puede llevar desde unas pocas semanas hasta unos cuantos meses, pero una vez realizada, los niveles de insulina permanecerán a raya y ¡tu cuerpo se convertirá en una máquina de quemar grasa!

Siempre trato de tomar dos comidas sustanciosas y una tercera un poco más ligera. Prefiero que el desayuno y el almuerzo sean las comidas más abundantes. Eso me proporciona energía sólida para arrancar y mantenerme durante todo el día. Comenzar el día con un abundante desayuno alcalino es aún más importante si tu trabajo requiere de mucha actividad física o si eres deportista o estás embarazada (consulta mis opciones de desayuno favoritas en la sección de recetas, a partir de la página 279).

La cena siempre es más ligera. Prueba una ensalada arcoíris, que es muy sencilla y que, como su nombre indica, consiste en cualquier combinación de verduras saludables de todos los colores, de pimientos a zanahorias y de remolachas a pepinos. Los fideos de calabacín también son buenos (por la noche evita los alimentos que se tarde más en digerir, como las proteínas animales). Asegúrate de terminar la cena por lo menos tres horas antes de acostarte (¡esto es imprescindible!). Ahora bien, sé que a veces esto no siempre es posible debido al ajetreo de nuestro estilo de vida. Por esa razón, es aún más importante hacer de la cena la comida más alcalina del día. Tu cuerpo requiere la menor cantidad de calorías cuando duerme, por lo que lo último que debes hacer es tomar una cena pesada cargada de proteínas animales de digestión lenta justo antes de acostarte. Además, el cuerpo siempre es más ácido a mitad de la noche (alcanza el límite de acidez a las cinco de la madrugada), así que proporciónale gran cantidad de minerales alcalinos con la cena para ayudarlo a neutralizar todo ese ácido y para que puedas obtener un sueño REM más profundo.

Procura comer cenas alcalinas repletas de verduras. Las verduras que tomo son espinacas, col rizada, acelga, berros o lechuga romana y siempre les añado un toque de color con pimientos rojos, pepinos, cebollas rojas, zanahorias, apio, germinados (¡treinta veces más nutritivos que el vegetal sin germinar!), remolacha y jalapeños, además de grasas saludables como aguacate, aceite de oliva virgen extra, aceite de coco y frutos secos y semillas crudas como almendras, nueces de macadamia, cáñamo, chía y aderezo de *tahini*.

En resumen, si lo que quieres es bajar de peso y prevenir las enfermedades crónicas, tienes que eliminar el azúcar, los cereales y otros alimentos ácidos y prestar mucha atención a la cantidad y calidad de las proteínas que comes. Tus comidas y tu plato deben consistir principalmente en verduras de hoja verde oscuro y grasas alcalinas saludables, una cantidad moderada de proteínas procedentes de vegetales o de pescado y poco o nada de carbohidratos en forma de hidratos de carbono vegetales.

Tal vez mi mejor recomendación sea que sencillamente dejes que sea tu hambre, no tus emociones, la que dicte cuándo comes (¡yo soy el primero que se debe aplicar esto!). Proponte como objetivo ceñirte a tres comidas diarias, pero de ninguna manera te digo que te mueras de hambre si sientes ganas de comer entre una comida y otra. Lo que te estoy diciendo es que prestes atención a tu cuerpo y escuches atentamente lo que te dice.

SECRETO N.º 3: AYUNO INTERMITENTE - EL ARMA DEFINITIVA

Escucha bien, ahora; la gente se estremece cuando oye la palabra *ayuno*. Tienden a pensar en días o incluso semanas sin comer. Si bien darle un descanso prolongado al cuerpo, y en particular al sistema digestivo, tiene algún beneficio para la salud, no es a esto a lo que me refiero. Estoy hablando de ayuno intermitente, y si se hace de la manera adecuada, podría ser la mejor intervención metabólica que puedes realizar por tu salud, tu peso, tu energía y, en último término, por tu longevidad.

Aunque el ayuno intermitente está teniendo mucho eco en el mundo de la salud y la prensa últimamente, esta práctica ha existido desde el comienzo de los tiempos. El ayuno es una de las tradiciones curativas más antiguas y extendidas del mundo; lleva recomendándose desde la época de Hipócrates, el padre de la medicina moderna, que escribió: «Es mejor ayunar durante un día que emplear la medicina».

Seas consciente o no de ello, a diario realizas un tipo de ayuno: es lo que llamamos dormir. Dicho de una forma sencilla, si cenas a las nueve de la noche y luego desayunas a las nueve de la mañana, has ayunado durante doce horas. Con el desayuno «deshaces» el «ayuno». Tu cuerpo entra en un estado de ayuno cuando han transcurrido aproximadamente ocho horas de una comida anterior, cuando el sistema digestivo ha terminado de absorber todos los nutrientes de los alimentos. Mientras tu organismo se encuentra en este estado, primero utiliza toda la glucosa para obtener energía y luego pasa a la grasa. Aquí es donde entra en juego la eficacia del ayuno intermitente.

En el momento en que te despiertas y tragas el primer bocado de comida, tu cuerpo comienza a producir insulina, una hormona de almacenamiento de grasa que he mencionado en numerosas ocasiones. Al practicar el ayuno intermitente, sencillamente prolongas ese estado durante unas cuantas horas más con el objetivo de mantener bajos los niveles de insulina, obteniendo el máximo provecho de que tu cuerpo esté utilizando grasa como combustible.

PAUTAS PARA COMER

- Trata de que la proporción de tus alimentos sea de 80/20 a favor de los alimentos alcalinos (mínimo 70/30, y 90/10 para los que quieran sacarle el máximo partido).
- Come tres veces al día y procura no comer entre comidas a menos que sea necesario.
- Intenta que pasen al menos tres horas entre tu última comida y el momento en que te acuestas.
- Come alimentos orgánicos, caseros o cultivados localmente cuando sea posible.
- Limita o evita por completo los edulcorantes artificiales, el azúcar, los cereales, los ácidos grasos omega-6 y los alimentos procesados.
- Suma, ¡no restes! A medida que empieces a agregar estos alimentos saludables a tu dieta, muy pronto lo bueno superará a lo malo y la proporción cambiará a favor de lo alcalino frente a lo ácido.

REGLAS PARA COMBINAR ALIMENTOS

- **Evita la combinación de almidón y proteína animal.** La combinación de proteínas a base de animales y almidón no vegetal en una sola comida es la peor combinación de alimentos posible. La hamburguesa en un bollo o los espaguetis con albóndigas son ejemplos claros de esto y tienen todos los ingredientes para provocar un desastre en la digestión. Muchos de nuestros alimentos reconfortantes favoritos, a nivel emocional, son de todo menos reconfortantes para nuestros cuerpos. La razón es que las proteínas son digeridas en el estómago por el ácido, mientras que los almidones se digieren en el intestino delgado por compuestos alcalinos, de manera que se neutralizan entre sí y terminamos con alimentos no digeridos que se pudren en el intestino delgado.
- **Nada de frutas para el postre.** Toma la fruta antes de comer o con el estómago vacío. Las frutas consumidas durante o tras una comida grande pueden interrumpir la digestión de casi cualquier otro alimento, especialmente de los carbohidratos y las proteínas. La fruta se digiere más rápidamente y tiene un tiempo de tránsito muy rápido a través del tracto digestivo (aproximadamente de veinte a treinta minutos). Comer fruta para el postre causará un atasco de tráfico en el tracto digestivo. La fruta

se quedará flotando sobre cualquier otro alimento que haya en tu estómago y comenzará a pudrirse y a fermentar, ¡generando gases y haciéndote sentir hinchado! Para cuando llegue a los intestinos, donde los nutrientes son absorbidos, no quedará nada beneficioso para absorber. Los melones, en especial, deben comerse solos.

- **Combina las frutas ácidas con grasa.** Si vas a comer frutas de moderada a alta acidez (bayas o plátanos), combínalas con una grasa sana. Por ejemplo, combina las bayas con mantequilla de coco o añade una de estas frutas (idealmente congelada) a un batido, ya que le aportarán un mejor sabor. Es muy importante añadir también algunas grasas saludables, como semillas de chía o cáñamo, aceite de coco y mantequillas de frutos secos crudos, que ralentizarán la metabolización de los azúcares de la fruta, evitando un pico de insulina. A pesar de que se producirá cierta fermentación del azúcar de la fruta, será lo menos malo si lo comparamos con una subida de insulina, que siempre ha de evitarse. Al hacer esto, tendrás un batido netamente alcalino con un sabor estupendo.
- **Algunas reglas generales**. Si comes fruta, espera una hora para que se digiera antes de comer otra cosa; si comes almidón, espera dos horas, y si son proteínas, tres horas.

Hay muchas maneras de hacer el ayuno intermitente, pero mi favorita es la alimentación con restricción temporal. La idea es consumir todas las calorías del día durante un período limitado de tiempo, por lo general en el espacio de ocho horas, y ayunar durante las dieciséis restantes (mínimo catorce).

Aclaremos ahora mismo un malentendido: el ayuno intermitente no es una dieta de privación, como a muchos se nos ha hecho creer. Es un modo de incorporar el estilo de vida saludable y alcalino que ya estás empezando a adoptar de una manera o en un horario específicos, por lo que tendrá un impacto más beneficioso en tu cuerpo. La única diferencia consiste en comer todo dentro de un marco de tiempo determinado.

El ayuno intermitente te ayudará a perder peso al aumentar las enzimas que queman grasa y tu cuerpo aprenderá a usar de forma mucho más efectiva la grasa almacenada como fuente principal de combustible, en lugar de emplear carbohidratos y azúcar como un parche rápido para solucionar el problema de la obtención de energía.

Cuando utilizas carbohidratos y azúcar como fuente de combustible primaria, no puedes acceder a la gran cantidad de combustible almacenado de la que ya dispones para obtener la energía. Recuerda que tu cuerpo tiene el 95 % de sus calorías totales almacenadas en forma de grasa a la espera de ser aprovechadas. ¿Cuál es el resultado? Quemas más azúcar. Y si estás quemando azúcar, ¿qué crees que te pide el cuerpo? Más azúcar. Se convierte en un círculo vicioso; el cuerpo se vuelve más ácido y se agotan más los minerales esenciales que necesita para funcionar adecuadamente.

El ayuno intermitente no tiene efectos perjudiciales y te ayudará a llevar tu organismo a un estado alcalino y más saludable.

A las mujeres puede resultarles más complicado seguir este ayuno. ¿Por qué? Porque su cuerpo está hecho para alimentar a un feto y por eso, cuando se interrumpe la nutrición, las hormonas permanecen en un estado elevado de alerta. Si, como mujer, te cuesta implementar estas pautas, te recomiendo que empieces por un período de ayuno de doce horas y no más de una vez a la semana; así podrás controlar mejor la experiencia.

¿Cómo es un día de ayuno intermitente?

Es sencillo. Puedes ayunar intermitentemente decidiendo el horario de las comidas de manera que establezcas períodos regulares de ayuno. En primer lugar, escoge un lapso de ocho horas para comer y ayuna durante las dieciséis horas restantes. Tú eres el que decide y no es tan difícil como parece. Puede ser de nueve de la mañana a cinco de la tarde, de diez de la mañana a seis de la tarde o de once de la mañana a siete de la tarde; escoge el que mejor se adapte a ti y a tu horario.

Durante las ocho horas en las que puedes comer, es importante que elijas tus alimentos utilizando el sentido común, teniendo en cuenta lo que es bueno para la salud. Debes seguir comiendo alimentos alcalinos; lo ideal sería que lo hicieras con el 80 % de lo que comes y que el 20 % restante estuviese compuesto por alimentos ácidos. Tu objetivo debe ser reducir la ingesta diaria de carbohidratos netos a menos de 50 g. Cuantos menos alimentos ácidos consumas, mejores serán los resultados que obtendrás.

Algunos se saltan el desayuno, y otros la cena. Como mencioné anteriormente, si vas a tener tres comidas durante un lapso de ocho horas, las dos comidas más grandes deben ser el desayuno y el almuerzo, mientras que la cena debería consistir en una agradable ensalada arcoíris con algunas grasas saludables. Recuerda, con este ayuno no te privarás de comer calorías.

Esta es la parte más importante y donde veo a la gente cometer la mayoría de los errores: tienes que eliminar todos los tipos de azúcar y cereales e incrementar sustancialmente las grasas alcalinas saludables. Estas grasas se metabolizan fácilmente para obtener energía y son esenciales para conseguir que el cuerpo entre en un estado de combustión de grasa. Limita también la ingesta neta de carbohidratos con el fin de producir cuerpos cetónicos de los que obtener energía y combustible.

Es importante mantenerse bien hidratado durante el ayuno. Bebe agua con limón, infusiones de hierbas y zumos verdes alcalinos. Algunas personas realizan el ayuno intermitente a diario; otras lo hacen un día sí y otro no, una vez por semana o una vez al mes. Decidas lo que decidas, comprométete al cien por cien y sé constante.

A medida que te conviertes en una máquina de quemar grasa y tu metabolismo comienza a cambiar, quizá sientas algunos antojos y punzadas de hambre. Aprovecha el impulso que tienes en esta etapa y no cedas a los antojos, ya que esto te haría retroceder. Lo que puedes hacer es añadir una cucharada de aceite de coco a una infusión de hierbas (¡o incluso al café, si es necesario!) o tomarte una cucharada directamente. Esto aliviará el malestar causado por el hambre y te ayudará a controlar los antojos.

Otros beneficios del ayuno intermitente son:

▸ Estimular la autofagia, un proceso por el cual el cuerpo limpia los desechos ácidos y tóxicos.
▸ Promover una microbiota intestinal más sana (las «bacterias buenas» del sistema digestivo).
▸ Normalizar la sensibilidad a la insulina, que es fundamental para tener una salud óptima y reducir el riesgo de diabetes e incluso cáncer.
▸ Disminuir los niveles de triglicéridos.
▸ Reducir la inflamación y disminuir el daño de los radicales libres, que

REDUCE LA CANTIDAD DE CARBOHIDRATOS NETOS

En el libro *Los diez mandamientos del cavernícola*, su autor, Mark Sisson, se refiere a esa cantidad que va de 0 a 50 g de carbohidratos netos como «la zona de cetosis y ayuno intermitente». Afirma que esta zona es para perder grasa rápidamente y no se recomienda permanecer en ella durante mucho tiempo, por lo que una vez alcanzado un estado cetósico es aconsejable entrar y salir del ayuno, simulando los períodos de «abundancia y hambruna». Por ejemplo, una vez que confirmes que tu cuerpo está produciendo cetonas, puedes elevar la ingesta neta de carbohidratos hasta llegar a la siguiente zona, que Sisson denomina el «punto dulce», para seguir perdiendo peso. En esta zona, puedes comer de 50 a 100 g de carbohidratos netos por día, lo que permitirá aproximadamente de 0,5 a 1 kg de pérdida de grasa por semana mientras el cuerpo sigue manteniendo al mínimo la producción de insulina. La siguiente fase es la que llamamos la zona de mantenimiento esencial, en la que los carbohidratos netos no superan los 100 a 150 g por día. Una vez que llegues a un peso ideal, siempre y cuando no excedas el umbral de 150 g de carbohidratos netos al día, mantendrás este peso con bastante facilidad siguiendo una dieta alcalina. Si excedes los 150 g de carbohidratos netos, aumentarás de peso, como también aumentará el riesgo de otras enfermedades crónicas como la obesidad, el síndrome metabólico y la diabetes tipo 2.

provienen de un exceso de ácido en tu estilo de vida.
- Promover el funcionamiento de la memoria y el aprendizaje.
- Promover el crecimiento muscular y mejorar el metabolismo, lo que a su vez ayuda a la pérdida de grasa.
- Reducir los antojos.

SECRETO N.º 4: PREPARA UNOS BUENOS APERITIVOS

Quiero asegurarme de que escuchas a tu cuerpo a lo largo de este proceso y le das lo que te pide. La mayoría de las veces, si tomas tres comidas al día con grasas saludables, una gran ensalada verde repleta de delicias alcalinas, proteínas moderadas y algunas verduras al vapor o salteadas, lo más probable es que te sacies lo suficiente como para no sentir ansias de picar entre comidas. Pero si tienes hambre, no quiero que te prives de comer y no tomes ningún aperitivo por lo que acabo de explicarte. No obstante, asegúrate de que de verdad tienes hambre y no comes por motivos emocionales.

Si tienes hambre entre comidas, haz lo siguiente:

1. Bebe un vaso grande de agua a temperatura ambiente. Refuerza el agua con limón o con los suplementos Alkamind Daily Greens o Daily Minerals. Hazlo y luego espera quince minutos y plantéate si sigues teniendo hambre. Si es así, pasa al segundo paso.
2. Camina de forma enérgica durante quince minutos. La cuestión es que, en cierta medida, todos somos comedores emocionales. A mí me pasa muchas veces. El ejercicio y el simple hecho de moverte en general (una caminata enérgica de quince minutos te servirá) te cambiará el estado de ánimo. Uno de mis ídolos, Tony Robbins, dice que «la acción es emoción» y mover tu cuerpo estimulará las hormonas de la felicidad (endorfinas y encefalinas).
3. Si después de eso sigues teniendo hambre, te doy permiso para comer un pequeño y saludable refrigerio alcalino, preferiblemente uno que contenga una grasa sana. Come un poco de guacamole o hummus con palitos de verduras crudas o medio aguacate con zumo de limón y semillas de cáñamo. Come una barquita de apio, que es un tallo de apio con mantequilla de almendra cruda y semillas de cáñamo. O toma una cucharada de aceite de coco prensado en frío, que llena y está repleto de grasa saturada sana. Ve a la sección de recetas de este libro para ver otros deliciosos aperitivos alcalinos.

Potenciadores de energía

Cada mañana tomo dos cucharadas de aceite de coco prensado en frío con mi suplemento de aceite de pescado omega-3. Las grasas saludables son vigorizantes y me aportan mucha energía para comenzar el día. Más tarde, tomo mi tercera cucharada de aceite de coco, directamente del tarro. ¡Esto no solo me proporciona más energía, sino que además me ayuda a mantener el cuerpo en un estado de cetosis en el que estoy quemando

ELABORA TUS PROPIOS BATIDOS DE LA DIETA ANTIÁCIDA

ELIGE UNA BASE - VERDURAS DE HOJA VERDE OSCURO (un gran puñado de una o varias): espinaca, col rizada, berro, col, acelga suiza, berza, lechuga romana, hojas de diente de león.

ELIGE UNAS GRASAS (al menos una, idealmente dos, tres es opcional): aguacate, aceite de aguacate, semillas de cáñamo, de chía o de lino, aceite de coco, copos de coco sin azúcar, carne de coco, mantequilla de frutos secos crudos (almendra, coco, tahini o cacao), almendras crudas, nueces de macadamia y nueces de Brasil.

ELIGE UN LÍQUIDO (1-1,5 tazas): agua alcalina o de manantial, agua de coco crudo, leche de coco, leche de almendra o leche de cáñamo.

REFUÉRZALO CON SUPERALIMENTOS (usa 1-3): suplementos Alkamind Daily Greens, Alkamind Daily Minerals y Alkamind Organic Daily Protein (chocolate cremoso o vainilla con coco), jengibre, cúrcuma, pimienta negra, pimienta de Cayena, bayas de Goji, cacao en polvo, canela, espirulina, clorofila, *clorella*, algas verdiazuladas, polen de abeja, propóleo, microverduras, germinados, maca, polvo de camu, sal marina Celtic Grey o sal del Himalaya.

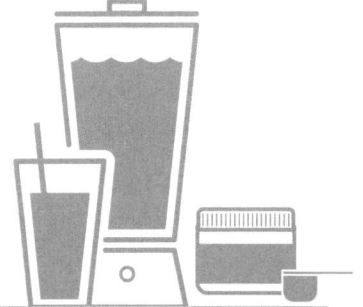

OPCIONAL:
ELIGE UN EDULCORANTE: estevia, Lo Han (fruta del monje), dátil.
ENERGIZANTES VEGETALES (elige uno o dos): perejil, remolachas, zanahorias, brócoli, pepinos, apio.
ELIGE UNA FRUTA: limón, lima, pomelo, arándanos, frambuesas, plátano, fresas, acai.
INDICACIONES: coloca los ingredientes en una licuadora de alta potencia (por ejemplo, Vitamix o NutriBullet) y mezcla a alta velocidad hasta alcanzar la consistencia deseada.
NOTA: si estás en transición a un estilo de vida alcalino, puedes agregarle al batido una fruta con un contenido moderado de azúcar para obtener un mejor sabor (algunas de las frutas de esta lista son ácidas). Añadir a los batidos de esta lista algunas grasas saludables ralentizará la metabolización de los azúcares, evitando así que se produzcan picos en los niveles de insulina.

grasa en lugar de azúcar durante todo el día!

También puedes beber un batido repleto de verduras de hojas oscuras y grasas saludables omega-3. Para formar la base, toma un gran puñado de verduras de hoja verde oscuro como espinacas, col rizada, acelga o lechuga romana, y luego agrégale grasas saludables como semillas de chía, cáñamo o lino, copos de coco sin azúcar, mantequillas de frutos secos crudos (no mantequilla de cacahuete) y algunos superalimentos como jengibre, cúrcuma o propóleo. Finalmente, agrega un poco de leche de coco o agua de coco para el líquido.

Presta atención a tus antojos

Cuanto más cedes a los antojos malsanos (chocolate, queso, helado y carbohidratos salados), más te pedirá tu cuerpo la basura con la que lo has estado alimentando. Un antojo es tu cuerpo diciéndote que le falta algo. Por lo general, un antojo indica que hay una deficiencia en minerales y fitonutrientes. La clave para superar los antojos es entender lo que realmente significan y luego darle al cuerpo los nutrientes necesarios para combatirlos.

Por ejemplo, cuando comes azúcar o carbohidratos (pan, pasta y otros cereales), los niveles de insulina suben en picado. ¿Y qué provoca esto en tu organismo? Ya sabes la respuesta. Si alguna vez has comido *pizza* y luego te entró un antojo de helado, sabes de lo que estoy hablando. Tu cuerpo solo está pidiendo más azúcar. Esto lo convierte en resistente a la insulina, lo cual, con el tiempo, puede conducir a una enfermedad crónica.

Hoja de referencia: qué significan los antojos

Antojos de helado, queso, leche o yogur. Si tienes antojos de azúcar y grasas poco saludables, aumenta los minerales y la ingesta de grasas saludables del 50 al 75 % del total de calorías (comienza a agregar más de lo siguiente a tu dieta diaria): aguacate, aceite de coco, semillas de chía, cáñamo o lino, mantequillas de frutos secos como la mantequilla de almendra cruda, mantequilla de coco y manteca de cacao, y ácidos grasos omega-3 de salmón orgánico, capturado en la naturaleza, y asegúrate de tomar un buen suplemento de aceite de pescado (¡incluso aunque comas pescado!).

Antojos de bollería salada. Si el cuerpo te pide algo salado, aumenta las sales minerales.

Antojos de vinagre. Si anhelas el azúcar de algunos vinagres, aumenta las sales minerales.

Antojos de carne roja. La mayoría de las carnes tienen un alto contenido en grasas poco saludables. Si el cuerpo te pide carne roja, opta por grasas sanas, entre ellas los TCM (triglicéridos de cadena media), como el aceite de coco, una grasa saturada sana y una buena alternativa a las grasas de la carne. Un antojo de carne roja puede ser un signo de deficiencia de hierro, especialmente para las mujeres durante sus ciclos menstruales, lo que puede conducir a síntomas más intensos del síndrome premenstrual.

Decántate por las verduras de hoja verde oscuro, como berros, col rizada, espinacas, acelgas y lechuga romana. Estos vegetales son ricos en clorofila, que tiene la misma forma molecular que los glóbulos rojos, a excepción del átomo central, que en la clorofila tiene magnesio y en los glóbulos rojos hierro. Si quieres tener más hierro, consume más clorofila. Además, ten a mano algún suplemento verde alcalino deshidratado en polvo como Alkamind Daily Greens, que con una cucharada te da cinco raciones de verduras alcalinas orgánicas ricas en clorofila. Cuando se trata de proteína, elige opciones saludables y alcalinas (lentejas, garbanzos, alubias adzuki, habas de Lima, almendras crudas, semillas de cáñamo y chía, y proteínas vegetales orgánicas en polvo como el suplemento Organic Daily Protein).

Antojos de *sushi* o pescado graso (atún). Si anhelas pescado graso, come grasas más saludables.

Los antojos ocurren con mayor frecuencia cuando el azúcar de la sangre está en su nivel más bajo entre las comidas y es más probable en estos momentos:

- Por la mañana, si no has desayunado.
- A media tarde entre el almuerzo y la cena.
- Por la noche, ya tarde, unas horas después de cenar.

Para evitar los antojos en estos momentos más habituales, trata de hacer tres comidas al día y proponte como regla no saltarte nunca una comida. Además, asegúrate de que las comidas estén repletas de verduras de color verde oscuro, un buen número de grasas saludables, una cantidad moderada de proteínas y pequeñas cantidades de carbohidratos vegetales (no más del 5-10 % de la comida).

Una vez más, el objetivo es no picar entre comidas con el fin de mantener bajos los niveles de insulina. Desarrollar un hábito consistente de comer de esta manera le permite a tu cuerpo pasar de quemar azúcar a quemar grasa como principal fuente de combustible. La grasa es una fuente de combustible mucho más limpia y saludable para el cuerpo. Además de mantenerlo saciado y libre de antojos entre las comidas, te ayudará a bajar los kilos que te sobren.

Debemos replantearnos nuestra forma de ver la comida. Me gustaría que todos dejáramos de comer como gratificación instantánea y empezáramos a ver los alimentos como combustible. Esto es lo que me pregunto cuando como: «¿Esta comida me va a limpiar o a congestionar? ¿Va a alimentar la salud o va a alimentar el cáncer?». Cada vez que te lleves algo a la boca, pregúntate esto. Para recuperar la salud y la energía, asegúrate de que la grasa sana juegue un papel fundamental en tu dieta. La calidad de los alimentos que comas determinará tu salud.

- 7 -

DEJAR ENTRAR LO BUENO: ALIMENTOS ALCALINOS

Vivir el estilo de vida alcalino es realmente muy sencillo. Para asegurar que el cuerpo está equilibrado en su pH ideal, levemente alcalino, de 7,4, tienes que comer casi cuatro veces más alimentos alcalinizantes que acidificantes. Te recomiendo que te asegures de que tu dieta es un 80 % alcalina y no más de un 20 % ácida. Si tuvieras que hacer solo un cambio, que fuera añadir más verduras a tu régimen diario. Las verduras están repletas de nutrientes esenciales y son altamente alcalinizantes. (De hecho, si nos fijamos en muchas dietas populares, por contradictorias que puedan parecer, la única constante es que todas abogan por comer más verduras).

El problema principal, según revela una encuesta del Gobierno de Estados Unidos, es que simplemente no comemos suficiente verdura. De veintiuna mil personas encuestadas, ninguna (¡eso es, un 0 %!) consumía la cantidad recomendada de verduras y frutas. De media diaria, solo un 8 % de la población come la cantidad recomendada de fruta y únicamente el 6 % come la cantidad recomendada de verduras. Así que como un mínimo aceptable trata de tomar al menos cinco raciones de verduras y frutas bajas en azúcar todos los días. Sin embargo, el objetivo ideal debe ser de siete a diez raciones.

El problema es el siguiente: los productos cultivados convencionalmente han perdido la mayoría de sus nutrientes, por lo que incluso si intentas comer suficiente verdura, es muy probable que no recibas todos los que necesitas. Por ejemplo, ¡los niveles de nutrientes del brócoli han disminuido en un 50 % desde 1995! Por eso es importante comprar verduras orgánicas —del mercado local, si es posible— o cultivarlas tú mismo.

Además, comienza cada mañana con un suplemento alcalino. Toma una cucharada de Alkamind Daily Greens de superalimentos deshidratado en polvo. Una cucharada equivale a cinco raciones de verduras orgánicas. Así te asegurarás, nada más comenzar el día, de obtener esos nutrientes esenciales que tu cuerpo requiere. Además, te recomiendo que bebas un zumo verde fresco o un batido alcalino, ¡que te permitirá obtener aproximadamente siete raciones de verduras en un vaso! Aun así necesitas comer verduras, pero beberlas es mejor, ya que puedes conseguir los micronutrientes y la fibra en una forma líquida y predigerida.

Ahora, volviendo a esa proporción 80/20 de alimentos alcalinos y ácidos respectivamente, la buena noticia sobre esta forma de comer es que hay flexibilidad; no hace falta ser totalmente estricto para mejorar la salud. Si al principio no puedes llegar a una proporción 80/20 entre los alimentos recomendados y los menos adecuados, no te preocupes. Cuando oí hablar por primera vez acerca de la dieta alcalina, mi dieta era lo opuesto: 20/80 a favor de los alimentos cargados de azúcar. La clave es convertir la vida alcalina en una prioridad, establecer objetivos para aumentar constantemente el consumo de alimentos alcalinos: llegar a 50/50, luego 60/40 y luego 70/30 (alcalino/ácido, respectivamente). Si quieres sacar el máximo beneficio, trata de llegar a 90/10. En cualquier caso, estarás siguiendo una proporción superior a la de la mayoría de la gente, y esto mejorará el estado de salud de tu cuerpo.

Los comienzos de mi batalla personal para dejar el azúcar fueron complicados. Con la fuerza de voluntad no llegaba muy lejos: un día, dos, luego un boicot de una semana. ¿Cuál era mi problema? Al principio asociaba dejar el azúcar con el dolor. Creía que tendría que tocar fondo para cambiar mi forma de actuar, y eso no siempre funciona. Tenía que volver a entrenar mi cerebro para poder hacer cambios que tuvieran un objetivo y un resultado positivos, en lugar de asociar el cambio a la privación.

Al asociar el cambio que deseas llevar a cabo con resultados positivos, como un incremento de energía, aumentarán enormemente las probabilidades de que alcances los resultados deseados. En realidad, no buscas el cambio con el fin de obtener más energía; lo que de verdad importa es lo que esa energía te permite hacer en la vida. Piensa que ese aumento de energía no es solo una sensación agradable, sino que también es la razón por la que serás capaz de jugar con tus hijos, salir a caminar, hacer frente a la jornada laboral y mucho más. El aumento de la energía es la clave para una mejor calidad de vida en todas las formas posibles.

Así que pregúntate por qué quieres más energía. Una vez que tengas la respuesta, y este es un propósito suficientemente poderoso en sí mismo, se producirá el cambio.

En este capítulo, veremos los alimentos más potentes que puedes comer para transformar por completo tu salud.

Lo que de verdad me apasiona de enseñar los beneficios de vivir un estilo de vida alcalino es mostrarle a la gente la abundancia de alimentos naturales que pueden hacer que su cuerpo funcione mejor, esté más saludable y viva más años. Es extraordinario vivir en una época en la que podemos ir a un supermercado y seleccionar ingredientes de todo el mundo que nos pueden curar cuando estemos enfermos, darnos más energía cuando la necesitemos y mejorar nuestra calidad de vida en general.

La siguiente sección enumera los alimentos más alcalinos que puedes consumir y explica cuáles son sus beneficios. También te mostraré qué puedes hacer para comer más de este tipo de alimentos. Eso te ayudará a obtener la mayoría de las vitaminas y minerales y, por supuesto, menos toxinas y contaminantes. Creo sinceramente que todo el mundo debería elegir siempre alimentos orgánicos. Es verdad que son más caros, pero estamos hablando de tu salud. Y sin salud, no tienes nada. ¡De manera que empecemos!

¿QUÉ ES UNA RACIÓN?

Una ración equivale aproximadamente a 80 g de verduras o frutas. Déjame darte algunos ejemplos:

- **Ensalada de verduras:** 2 tazas de ensalada de hojas verdes, 2 tazas de espinacas crudas o 1 taza de verduras cocidas.
- **Otras verduras:** 1 taza de zanahorias o 12 zanahorias *baby*; 1 taza de judías verdes; 1 taza de pimiento picado, crudo, o pimientos cocidos rojos o amarillos o 2 pimientos pequeños; 1 taza de tomates picados o 2 tomates crudos pequeños, o de 15 a 20 tomates *cherry* (dependiendo del tamaño); 1 taza de brócoli cocido o crudo o 10 floretes de brócoli; 1 taza de verduras mixtas; 3 palitos de apio; ½ aguacate grande; 5 tallos de espárragos; ½ calabacín grande; 8 coles de Bruselas; 1 taza de pepino picado o 1 taza de coliflor cruda o cocida.
- **Legumbres o verduras con almidón:** 3 o 4 cucharadas de legumbres, como garbanzos, alubias adzuki o lentejas; 1 taza de guisantes verdes; 1 taza de calabaza o 1 batata mediana horneada.
- **Fruta:** la mitad de una fruta grande (pomelo), 1 fruta de tamaño mediano (manzana verde, pera o plátano) o 7 fresas (½ taza).
- **Zumo/batido verde:** dependiendo de las hortalizas que uses, con un zumo verde puedes obtener fácilmente entre cinco y nueve raciones de verduras. Sin embargo, aunque estas bebidas pueden cumplir con tus requisitos de verduras diarias, no las cuento entre las siete a diez raciones de verduras diarias recomendadas; son un extra.

EL PLATO DE LA DIETA ANTIÁCIDA

¿Cómo se refleja el seguimiento de la pirámide nutricional en el plato? Una comida alcalina potente consiste principalmente en lo siguiente: tres comidas al día, que consistan en siete a diez raciones diarias totales de verduras (con una mezcla de verduras de hoja verde oscuro y brotes, verduras sin almidón o bajas en él, crucíferas y que contengan azufre) y frutas bajas en azúcar.

DEJAR ENTRAR LO BUENO: ALIMENTOS ALCALINOS

LA PIRÁMIDE NUTRICIONAL DE LA DIETA ANTIÁCIDA

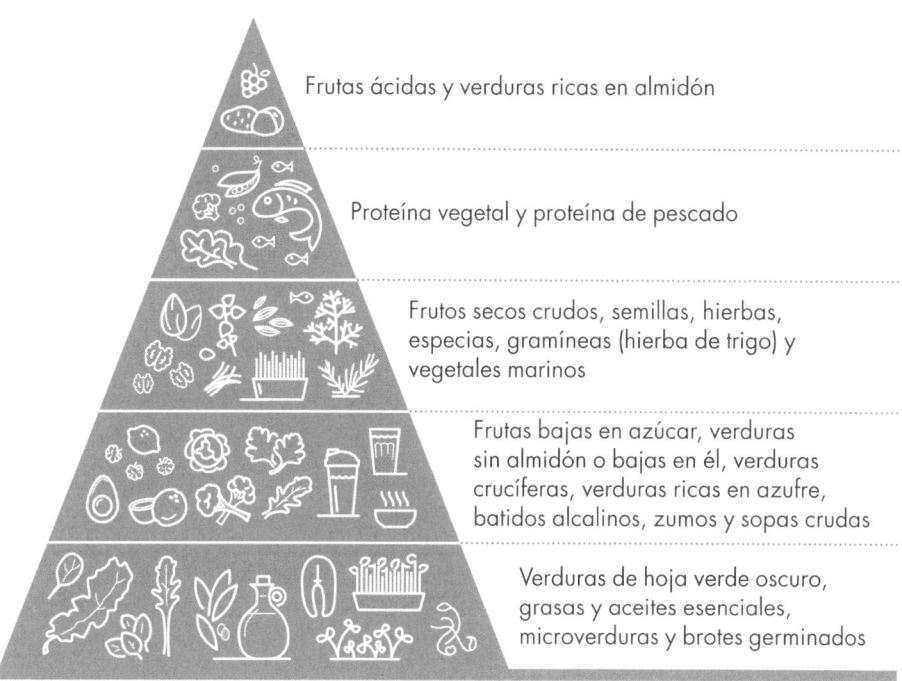

Frutas ácidas y verduras ricas en almidón

Proteína vegetal y proteína de pescado

Frutos secos crudos, semillas, hierbas, especias, gramíneas (hierba de trigo) y vegetales marinos

Frutas bajas en azúcar, verduras sin almidón o bajas en él, verduras crucíferas, verduras ricas en azufre, batidos alcalinos, zumos y sopas crudas

Verduras de hoja verde oscuro, grasas y aceites esenciales, microverduras y brotes germinados

LOS CUATRO PILARES FUNDAMENTALES

| 3-4 l de agua filtrada, alcalina | Oxigenación y respiración | Suplementos para paliar deficiencias | Ejercicio y drenaje linfático |

Eso arroja un promedio de tres raciones por comida.

Con cada comida, incluye de dos a tres raciones de grasas saludables, idealmente en forma de aceites (aceite de oliva virgen extra, de nuez de macadamia, de aguacate, de comino negro o de coco) o aguacate, frutos secos crudos y semillas. Esto suma de siete a diez raciones diarias totales de aceites y grasas saludables repartidas en tres comidas (una cucharada de aceite equivale a una ración).

EL PLATO DE LA DIETA ANTIÁCIDA

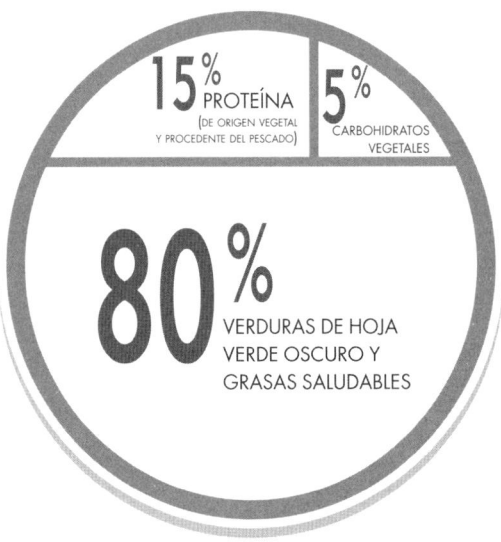

En las tres comidas estos dos grupos deben constituir el 80 % de tu plato de comida. Mientras que las verduras van a ocupar la mayor parte del espacio físico, las grasas sanas comprenderán del 50 al 75 % de las calorías totales del plato. Las grasas son mucho más altas en calorías en comparación con las verduras, por lo que la cantidad de espacio que ocupa una ración de grasa en un plato es bastante pequeña (como el aceite de oliva virgen extra en una ensalada). Las verduras deben ser la ración más grande, visualmente.

La proteína debe constituir del 10 al 15 % del total del plato; lo ideal es que sean de origen vegetal. Si vas a tomar proteínas de una fuente animal, la mejor opción es el pescado salvaje, rico en grasas omega-3. Los carbohidratos vegetales constituyen el porcentaje más pequeño del plato, no más del 5 al 10 %.

ALIMENTOS DEL PRIMER NIVEL

Verduras de hoja verde oscuro, brotes y grasas y aceites esenciales.

Verduras de hoja verde oscuro

Rúcula, hojas de remolacha, col, berza, lechuga de hoja verde, col rizada, hojas de mostaza, lechuga de hoja roja, lechuga romana, espinacas, acelgas y berros.*

Esta lista corresponde a la primera categoría, que se encuentra en la base de la pirámide, y por una buena razón. Estas verduras deben ser la piedra angular de tu dieta. Si añades más verduras de hoja verde oscuro a tus comidas diarias, irás bien encaminado hacia una mejor salud. Su intenso color verde indica que son ricas en clorofila, o lo que yo llamo la «sangre» de la planta. De hecho, según una investigación publicada en el *Journal of Medical Genetics*, la clorofila es casi idéntica en forma molecular a la hemoglobina de los glóbulos rojos, lo que la convierte en un potente depurador y generador de sangre.

Pero eso no es todo. Las verduras de hoja verde son especialmente densas en nutrientes. Están repletas de fitonutrientes que mejoran la salud, entre ellos fenoles, indoles y flavonoides, y de sustancias como el sulforafano, que son elementos que combaten todas las enfermedades. Estas verduras son abundantes en oligoelementos, ácidos grasos omega y vitaminas y antioxidantes, como las vitaminas A, C, K, folato y E. Y asimismo tienen un contenido elevado en fibra, razón por la cual ayudan a la digestión y mantienen un microbioma sano.

¿Qué quiere decir todo esto? ¡Que comas más verdura! El doctor Herbert M. Shelton lo explicó elocuentemente: «¡Una ensalada al día mantiene lejos la acidosis!». Cuantas más ensaladas de hojas oscuras y verdes repletas de hortalizas coloridas comas, más se fortalecerá tu cuerpo para prevenir infecciones y cáncer, desintoxicar y depurar tu hígado, perder peso y proteger tu piel.

Brotes

Los brotes son lo que considero una «comida viviente», y por eso merecen su propia categoría. Los alimentos vivos son los alimentos más nutritivos del planeta. Todo lo que consumas germinado será de media unas treinta veces más denso en nutrientes que

---

* Entre siete y diez raciones diarias, que también pueden combinarse con alimentos del segundo nivel.

LA VERDAD SOBRE LOS CÁLCULOS RENALES

Alrededor del 85 % de todos los cálculos renales contienen sales de calcio, conocidas como oxalato de calcio. Parece lógico establecer una conexión entre la formación de cálculos renales y el ácido oxálico, que se encuentra en las espinacas, la col, el brócoli y las coles de Bruselas. A quienes sufren trastornos renales, cálculos renales, gota y artritis reumatoide se les suele aconsejar que eviten estos vegetales.

Para empezar, yo desde luego no prescindiría de las espinacas ni de otras verduras de hoja por el efecto del ácido oxálico. Estas verduras tienen mucho que ofrecer a nivel nutricional y es muy improbable que una persona normal y sana tenga cálculos renales debido a un alto volumen de ácido oxálico en los alimentos. Pero si tienes cálculos renales, has de saber que no se trata de un problema de calcio ni un problema que tenga que ver con las verduras; ¡es un problema de ácido!

El oxalato dietético representa solo del 10 al 15 % del oxalato encontrado en la orina de individuos que forman piedras de oxalato de calcio. En 2007 se publicó en el *Journal of the American Society of Nefrology* uno de los estudios más extensos y de mayor duración (cuarenta y cuatro años en total, 240.681 personas y 4.605 cálculos renales) sobre cálculos renales y verduras con un alto contenido en oxalato. La conclusión de esta investigación fue: «No está clara la relación entre el oxalato dietético y el riesgo de formación de cálculos [...] Los datos no implican que el oxalato dietético sea un factor de riesgo importante para los cálculos renales». Algunos estudios permiten suponer que las personas con un uso reciente de antibióticos pueden tener un riesgo mucho mayor de padecer oxalato dietético. Muchos antibióticos pueden destruir la flora que se encarga de degradar el oxalato, como las bacterias *Oxalobacter*, *Lactobacillus acidophilus* y bífidus. Por eso es tan importante mantener una microbiota intestinal sana. Otros factores de carácter ácido relacionados con la formación de cálculos renales son los siguientes:

- Refrescos, debido a su alto contenido en ácido fosfórico, que reduce los niveles de citrato en la orina y aumenta el riesgo de formación de cálculos.
- Alimentos procesados con un contenido especialmente elevado en sal refinada.
- Consumo excesivo de azúcar.
- Dieta rica en proteínas animales.

DEJAR ENTRAR LO BUENO: ALIMENTOS ALCALINOS

- Exceso de cadmio, que es un metal pesado que aumenta la conversión de la vitamina C en ácido oxálico. El exceso de cadmio puede ser un problema para quienes consumen mucha carne, setas, mariscos, cereales, arroz y tabaco.

¿La solución? Un estudio suizo demostró que una dieta rica en verduras alcalinas se asocia con un menor riesgo de formación de cálculos renales. Si eres propenso a los cálculos renales, sigue mis siete maneras de eliminar la acidez, prestando atención a lo siguiente:

- Bebe de tres a cuatro litros de agua alcalina filtrada al día.
- Toma un suplemento rico en clorofila (Daily Greens).
- Toma un suplemento mineral alcalino (Daily Minerals). Mantén tu flora intestinal sana con probióticos e hidrógeno molecular.
- Plantéate hacerte un análisis de sangre de agotamiento de micronutrientes para descubrir la causa por la que podrías haber desarrollado cálculos renales, que generalmente resultan de una deficiencia de minerales. Esta deficiencia suele deberse a una dieta excesivamente ácida.

---

la misma planta ya crecida, ¡lo cual es extraordinario! Junto con el zumo de hierba de trigo, los brotes son los alcalinizadores más poderosos para el cuerpo.

Cultivar brotes es un proceso gratificante que puedes llevar a cabo en casa. Consiste en remojar y germinar cualquier tipo de fruto seco, legumbre o semilla, siempre y cuando esté certificado como orgánico y libre de patógenos. Los brotes son muy fáciles de cultivar y requieren muy poco espacio y luz solar (vivo en Nueva York, donde el espacio siempre es limitado, y los brotes se han convertido en una parte esencial de mi dieta y mi vida en general). La alfalfa es quizá la más fácil de cultivar y es muy sabrosa. Otros de mis preferidos son el brócoli, la alubia mung, el guisante, el trébol, la alholva y el rábano.

Es un proceso fácil. Solo tienes que comprar una bandeja para germinar (por lo general vienen de dos en dos o de cuatro en cuatro) y escalonar los brotes en las bandejas para que siempre tenga brotes creciendo a diferentes intervalos. Recomiendo tener cuatro bandejas pequeñas con dos cucharadas de brotes por bandeja. Mantenlos en constante rotación y así siempre tendrás un suministro listo para añadir a las ensaladas y las tortillas con brotes germinados. Yo los lavo (o los pongo en remojo durante la noche para una brotación óptima) y los dejo reposar, luego los enjuago y escurro cada noche y cada mañana. ¡En un período de cinco a ocho días, tendrás brotes listos para comer!

Las plantas, los frutos secos, las semillas y las legumbres contienen agentes especiales como antinutrientes, inhibidores de enzimas, polifenoles y lectinas que actúan como una especie de armadura para protegerlos de sus depredadores, asegurando así su supervivencia. ¡Esta «armadura» envenena a los animales o depredadores que los comen y les impide llegar a ser completamente absorbidos, incluso por los seres humanos! Las almendras crudas se han vuelto muy populares, pero si no se empapan y germinan de antemano, no se desarrollan por completo y recibirás una nutrición mínima. Cuando empapas, escurres y germinas lo que vas a comer, estás eliminando los venenos que protegían a la planta, el fruto seco o la semilla, al tiempo que desbloqueas el potencial de nutrientes que siempre tuvo dentro... ¡solo que no podías acceder a ellos!

Grasas y aceites esenciales

Debes consumir entre siete y diez raciones diarias. Las grasas, a las que en su día se denigraba, hoy se consideran una parte esencial de una dieta saludable. Desde la pasada década de los cincuenta, las grasas han sido calumniadas debido a algunos estudios tendenciosos financiados por la industria azucarera que culpaban a la grasa de los problemas de salud. Sin embargo, las investigaciones han demostrado que esta perspectiva era errónea. La clave es conocer la diferencia entre grasas sanas y no saludables. Hay dos tipos de grasas poliinsaturadas: grasas omega-6 «malas», que son proinflamatorias, y grasas omega-3 «buenas», que son antiinflamatorias y se encuentran en el pescado silvestre —salmón, sardinas, anchoas, arenque y trucha— y las semillas de chía, cáñamo y lino. Las omega-3 son ácido alfa-linolénico (ALA), de origen vegetal, y ácido docosahexaenoico (DHA) y ácido eicosapentaenoico (EPA), de origen animal (por ejemplo, aceite de pescado).

A continuación, están las monoinsaturadas omega-9: aguacates y aceitunas, aceite de oliva virgen extra, aceite de sésamo, nueces de macadamia, pistachos y almendras. Estas son excelentes fuentes de grasa.

Y, por último, están las grasas saturadas saludables, como los triglicéridos de cadena media (TCM), que se encuentran en el aceite de coco y el aceite TCM. Estas son las mejores de todas. Son antiinflamatorias, antioxidantes reguladoras de ácido que ayudan a restablecer el metabolismo del cuerpo para que queme grasa y deje de quemar azúcar como principal fuente de combustible.

El aceite de coco prensado en frío es, con diferencia, mi TCM favorito porque de verdad es un alimento perfecto. Estas grasas saludables son altamente alcalinas y se pueden consumir en su forma cruda, como la mantequilla, y utilizarse para cocinar, incluso a altas temperaturas. El aceite de coco contiene triglicéridos de cadena media, que es un tipo de grasas saturadas saludable, a diferencia de las grasas del queso o la carne, que obstruyen las arterias.

Los TCM son ácidos grasos únicos que se digieren fácilmente y tienen numerosos beneficios para la salud. Nuestro cuerpo envía estos tipos de grasas directamente al hígado, donde pueden convertirse fácilmente en energía o cuerpos cetónicos, que en realidad son un gran combustible para el cerebro y han demostrado tener un impacto terapéutico en trastornos cerebrales como el alzhéimer.

El aceite de coco es rico en ácido cáprico, caprílico y láurico, tres ácidos grasos que tienen propiedades únicas: son antimicrobianos y desinfectantes. En otras palabras, ayudan a crear un sistema inmunitario fuerte y saludable. Como resultado, el aceite de coco evita las infecciones tanto a nivel externo como interno. Externamente, protege la piel de la absorción de microbios que causan infecciones. Internamente, los ácidos grasos se convierten en monocaprina y monolaurina, que estimulan el sistema inmunitario.

Aunque me gusta el aceite de oliva, un informe de *60 minutes* reveló que en realidad muchas variedades se han diluido con aceites inferiores o pasan mucho tiempo en los almacenes, por lo que se vuelven rancios. Recomiendo tratar de comprar el aceite de oliva virgen extra de un proveedor

GRASAS SALUDABLES

GRASAS Y ACEITES ESENCIALES
(incluidos frutos secos crudos y semillas)

FRUTOS SECOS ORGÁNICOS CRUDOS: almendras (con moderación debido al alto contenido en proteínas y a su cantidad moderada de omega-6), pacanas, nueces de macadamia, piñones, avellanas, pistachos (con moderación debido a su potencial de desarrollar moho), nueces de Brasil (ricas en selenio), cocos, anacardos (con moderación debido a su potencial de desarrollar moho), nueces (con moderación debido a su alto contenido en grasas omega-6).

SEMILLAS ORGÁNICAS CRUDAS: cáscaras de semilla de psyllium, semillas de chía, semillas de lino y harina de lino (pequeñas cantidades), semillas de cáñamo (no irradiadas), semillas de calabaza, semillas de sésamo, semillas negras (comino negro), semillas de girasol (en pequeñas cantidades debido al alto contenido en omega-6), semillas de cártamo (en pequeñas cantidades debido al alto contenido en omega-6).

MANTEQUILLAS DE FRUTOS SECOS: mantequilla de almendras, mantequilla de coco, mantequilla de cáñamo, manteca de cacao, mantequilla de macadamia, tahini.

LECHES VEGETALES: leche de coco (en cartón, que es mi opción favorita para los batidos, y en lata libre de BPA con toda su grasa), leche de cáñamo, leche de almendra (con moderación).

NOTA: cuando la compres en una tienda, asegúrate de que la lista de ingredientes de la leche vegetal no contenga el espesante cancerígeno carragenina ni tampoco azúcar (o zumo/jarabe) de caña, ambos altamente ácidos para el cuerpo. Siempre que sea posible, elabora tú mismo la leche vegetal y así podrás asegurarte de conocer todos sus ingredientes.

ACEITES CRUDOS: aceite de oliva virgen extra, aceite de aguacate, aceite de comino negro, aceite de macadamia, aceite de sésamo (con moderación), aceite de coco prensado en frío, aceite TCM.

NOTA: la mayoría de los aceites se oxidan muy rápidamente, por lo que esta lista es muy corta (por ejemplo, el aceite de linaza se oxidará en cuanto abras el recipiente, si no antes, durante la fabricación). Al elegir aceites, asegúrate de escogerlos envasados en botella oscura y de una fuente fiable. Ante la duda, más vale pecar de precavidos.

OTROS: aguacates, aceitunas, verdolaga (planta que se suele emplear en las ensaladas), microalgas (fuente de DHA de origen marino), cacao descascarillado, carne de coco.

GRASAS TRANSICIONALES (buena fuente de grasas saludables, pero siguen siendo de origen animal, así que utilízalas como alimento de transición o moderadamente): *ghee* (mantequilla clarificada), mantequilla de vaca alimentada con pasto (marca Kerrygold) y otras grasas omega-3: pescado capturado en estado salvaje, especialmente salmón, arenque, anchoas, sardinas y trucha.

---

local o de un importador de confianza o, lo mejor de todo, un productor local. Los mercados de agricultores son el mejor lugar para encontrar un buen aceite elaborado con aceitunas de calidad.

La mayoría de los aceites se oxidan al estar expuestos al aire, con lo que pueden volverse rancios. Es por eso por lo que la lista de aceites recomendados es corta (por ejemplo, el aceite de linaza se oxidará en el instante en que se abra el recipiente, si no lo hace durante la fabricación). Al elegir aceites, asegúrate de escoger aceites envasados en botella oscura y de una fuente fiable. Ante la duda, más vale pecar de precavidos.

El aguacate es probablemente mi alimento favorito, y no solo en la categoría de grasa saludable. Por algo se lo ha llamado la «mantequilla de Dios». Los aguacates son ricos en vitaminas K, C, B_5 y B_6, así como en algunos minerales fundamentales como el calcio, el manganeso, el fósforo, el potasio, el zinc, el magnesio y el hierro. De hecho, los aguacates contienen más potasio que los plátanos sin todo el azúcar de estos últimos. También son sorprendentemente ricos en fibra, por lo que ayudan a mantener la salud digestiva. Y contienen dos antioxidantes que mantienen la vista sana.

Más del 77 % de las calorías de un aguacate provienen de grasa monoinsaturada (este es uno de los alimentos más ricos en grasa) y eso es bueno porque este tipo de grasa, el ácido oleico, reduce la inflamación y se ha demostrado que ayuda a prevenir las enfermedades cardíacas y el cáncer. Además de ser uno de los mejores alimentos que puedes comer, es delicioso y saciante. Cuando alguien está empezando a adoptar un estilo de vida alcalino, le explico que uno de los beneficios es que puede consumir tantos aguacates como quiera.

ALIMENTOS DEL SEGUNDO NIVEL

Frutas bajas en azúcar, verduras sin almidón y bajas en él, verduras crucíferas y verduras ricas en azufre (además de batidos alcalinos, zumos y sopas crudas). *

Frutas bajas en azúcar

Limón, lima, pomelo, aguacate, tomate, carne de coco, granada y sandía (una fruta neutra).

La mayoría de las frutas son ricas en minerales y fibra, pero están cargadas de azúcar, que, por supuesto, es ácido. Cuando se trata de elegir frutas que puedas comer con más frecuencia, elige las que son bajas en azúcar. Eso es lo que separa estas frutas alcalinas repletas de energía del resto de las frutas. Los limones, las limas y los pomelos son especialmente bajos en azúcar (2, 2 y 5 % de azúcar, respectivamente), mientras que, por otro lado, las naranjas son ricas en azúcar (12 %); es fácil entender por qué su sabor es dulce. La sandía tiene un pH neutro, por lo que es una buena elección. Limítate a los cítricos agrios y a esas frutas que casi nadie considera como tales: los aguacates y los tomates.

Verduras sin almidón y bajas en almidón

Espárragos, remolachas, pimiento, zanahorias, apio, achicoria, cebollino, pepino, berenjena, endibias, escarola, hinojo, ajo, cebollas verdes (cebolleta), puerro, okra, cebolla, perejil, ruibarbo, calabaza (calabaza pipiana, calabaza de verano, calabaza amarilla de cuello curvo y calabaza cabello de ángel), hojas de nabo, castañas de agua y calabacín. **

---

* Pueden incluirse en las siete a diez raciones de verduras diarias recomendadas.

** Pueden incluirse en las siete a diez raciones de verduras diarias recomendadas.

¡VEGANOS, TOMAD NOTA!

Los veganos son a menudo muy deficientes en dos de los nutrientes más importantes: los ácidos grasos omega-3 en forma de DHA y EPA. Estos se encuentran principalmente en ciertos pescados y aceite de pescado (con algunas pequeñas excepciones de origen vegetal). El tercer omega-3, ALA, se encuentra en fuentes vegetales como las verduras de hoja verde oscuro, aceites, frutos secos y semillas.

Muchos veganos creen que obtienen gran cantidad de ácidos grasos omega-3 de la chía, el cáñamo y el lino, pero en realidad no es así. Para poder utilizar los omega-3 de origen vegetal en forma de ALA, primero hay que convertirlos a DHA y EPA en el cuerpo a través de un proceso complicado que requiere enzimas (se rige específicamente por la enzima delta-6-desaturasa, que las grasas omega-6 proinflamatorias gastan por completo). Según las investigaciones, como mucho convierten un 5 %, y eso siendo optimista, ya que numerosos estudios muestran tasas de conversión inferior al 1 %.

Sin embargo, hay una fuente de DHA de origen vegetal, una planta llamada verdolaga. La primera vez que vi la verdolaga fue en nuestro mercado local de agricultores orgánicos y enseguida me aficioné a comerla. ¡Es una adición perfecta para volver más nutritivas las ensaladas! No obstante, no existen fuentes dietéticas vegetales de EPA, un nutriente necesario para disminuir la inflamación y equilibrar adecuadamente la proporción omega-6/omega-3. Por eso digo que una dieta vegana nunca puede ser verdaderamente sana.

Si estás tratando de reforzar tu dieta, añádele verduras bajas en almidón y sin almidón. Las ensaladas arcoíris son una manera ideal de aumentar la ingesta de verduras y los diferentes colores representan diversos nutrientes en los ingredientes. Aunque no prepares una ensalada entera, corta un poco de verduras y colócalas en el plato como lecho de la fuente de proteína. Las verduras deben consumirse crudas, al vapor o salteadas (en todo caso no se cocinan durante más de cuatro minutos para preservar las enzimas y evitar la degradación nutricional).

Verduras crucíferas

Brócoli/brócoli chino, coliflor, coles de Bruselas, rábano, rábano daikon, nabo, bok choy, colza, rúcula, maca, rutabaga, kohlrabi, rapini y wasabi. *

Quisiera hacer una mención especial a la categoría de las verduras crucíferas como el brócoli, la col, la coliflor y las coles de Bruselas. El motivo es que las verduras crucíferas tienen propiedades extraordinarias que ayudan a la reparación del ADN y contribuyen a retrasar el crecimiento de las células cancerosas estimulando las enzimas de fase II del hígado para que protejan el cuerpo afectado. Además, favorecen la digestión, promueven la desintoxicación, ayudan a la salud ocular, reducen la inflamación, regulan los niveles de azúcar en la sangre, combaten las alergias y el envejecimiento, y evitan el engrosamiento de las arterias. Es difícil imaginar una categoría de alimentos tan buena para la salud como esta.

Las verduras crucíferas también contienen una sustancia llamada goitrógenos, que puede inhibir la captación de yodo del cuerpo. De todos modos, haría falta una cantidad ingente de estas verduras para que tuvieran un impacto significativo en el cuerpo.

¿El veredicto? Come muchas verduras crucíferas y prepáralas al vapor o cocidas en lugar de crudas. El calor destruirá parcialmente las enzimas involucradas en la formación de materiales goitrogénicos de las plantas.

Verduras ricas en azufre

La familia de la col (brócoli, coles de Bruselas, col, coliflor, col verde, col rizada, rábanos, rutabaga, nabos). La familia de la cebolla (cebolla, ajo, cebollino, puerro y chalote). **

Las verduras ricas en azufre son alimentos que contienen este compuesto altamente beneficioso. Son antiinflamatorias, antioxidantes y alcalinas, lo que llamo la triple A de la salud. El azufre es un compuesto importante para ayudar al cuerpo a generar proteínas y colágeno; por eso es un reparador fenomenal del tejido conjuntivo.

Recomiendo encarecidamente el azufre orgánico a cualquiera que se esté recuperando de una lesión o intervención quirúrgica o que sufra de dolor de espalda y de articulaciones.

---

* Pueden incluirse en las siete a diez raciones de verduras diarias recomendadas.

** Pueden incluirse en las siete a diez raciones de verduras diarias recomendadas.

FRUTAS Y VERDURAS ALTAMENTE ENERGÉTICAS

De los cuarenta y un alimentos más ricos en nutrientes, treinta y ocho son alimentos alcalinos (verduras orgánicas de hoja, verduras crucíferas y frutas bajas en azúcar). Los tres restantes –fresas, naranjas y moras–, aunque ofrecen muchos nutrientes curativos, son levemente ácidos debido a su contenido en azúcar. Otros alimentos que durante mucho tiempo se han considerado «superalimentos», como los arándanos, las frambuesas y el ajo, no superaron el listón porque no suministraban ese 10% de todos los nutrientes clave.

Aquí tienes una lista de los cuarenta y un alimentos más energéticos y ricos en nutrientes:

Acelga, 89,27%
Achicoria, 73,36%
Batata, 10,51%
Berros, 100,00%
Berza, 62,49%
Brócoli, 34,89%
Calabaza, 33,82%
Calabazas de invierno (todas las variedades), 13,89%
Cebolletas, 27,35%
Cebollino, 54,80%
Col, 24,51%
Col china, 91,99%
Col rizada, 49,07%
Coles de Bruselas, 32,23%

Coliflor, 25,13%
Colinabo, 25,92%
Endibia, 60,44%
Espinacas, 86,43%
Fresa, 17,59%
Hojas de diente de león, 46,34%
Hojas de mostaza, 61,39%
Hojas de remolacha, 87,08%
Lechuga de hoja, 70,73%
Lechuga iceberg, 18,28%
Lechuga romana, 63,48%

Lima, 12,23%
Limón, 18,72%
Mora, 11,39%
Nabo, 11,43%
Nabos verdes, 62,12%
Naranja, 12,91%
Perejil, 65,59%
Pimiento rojo, 41,26%
Pomelo (blanco), 10,47%
Pomelo (rosa y rojo), 11,64%
Puerro, 10,69%
Rábano, 16,91%
Rúcula, 37,65%
Rutabaga, 11,58%
Tomate, 20,37%
Zanahoria, 22,60%

Tras dislocarme el hombro por duodécima vez, finalmente descubrí las propiedades del sulfuro como alimento curativo del tejido conectivo. Además de tomar un suplemento de metilsulfonilmetano, basado en el azufre, también me centré en comer alimentos ricos en azufre. Además, es una excelente comida y suplemento para cualquiera que tenga cáncer. Al ser un potente fortalecedor del colágeno y la matriz de tejido conectivo, puede ayudar a prevenir o ralentizar la metástasis del cáncer.

Un estudio publicado en la revista *Preventing Chronic Disease* de los Centros de Prevención y Control de Enfermedades Crónicas tenía como objetivo encontrar los alimentos más ricos en nutrientes. La doctora Jennifer Di Noia, de la Universidad William Paterson, desarrolló los criterios para clasificar y calificar los alimentos. Para ser considerada altamente energética, una ración de cien calorías del alimento tenía que suministrar el 10 % o más del valor diario recomendado de diecisiete nutrientes clave que todos necesitamos para permanecer sanos: potasio, fibra, proteína, calcio, hierro, tiamina, riboflavina, niacina, folato, zinc y vitaminas A, B_6, B_{12}, C, D, E y K.

ALIMENTOS DEL TERCER NIVEL

Nueces y semillas orgánicas crudas, verduras de mar, hierbas y especias, y hierbas como la hierba de trigo (1-2 raciones diarias).

Frutos secos orgánicos crudos y mantequillas de frutos secos

Almendras (con moderación debido a la alta cantidad de proteínas y moderada cantidad de grasas omega-6), anacardos y pistachos (con moderación debido a su potencial de desarrollar moho), avellanas, nueces de macadamia, piñones, pacanas, pistachos, nueces de Brasil (ricas en selenio), nueces (con moderación porque son ricas en grasas omega-6). Mantequilla de almendras, mantequilla de coco, manteca de semillas de cáñamo, manteca de cacao, mantequilla de macadamia y tahini.

Los frutos secos crudos y orgánicos son de los alimentos más saludables y pueden ser estupendos al hacer la transición a un estilo de vida alcalino. ¡Son excelentes como aperitivos, puedes mezclarlos para crear un surtido saludable y también los puedes utilizar en postres alcalinos y añadirlos a tu batido favorito para el desayuno! Están repletos de energía nutricional que puede ayudar a regular los niveles de azúcar en la sangre, combatir la inflamación, disminuir el hambre, ayudar a perder peso y reducir el riesgo de padecer enfermedades cardiovasculares. Además, contienen grandes cantidades de fibra, que te ayudan a mantener altos niveles de energía y actúan como un poderoso neutralizador, ya que se unen a los ácidos biliares y los azúcares que están pasando a través del tracto digestivo.

Mis frutos secos favoritos son las almendras crudas, los pistachos y las macadamias porque estas variedades son particularmente ricas en fitoesteroles, que se ha demostrado que bloquean los receptores de estrógeno de las células cancerosas del seno, posiblemente previniendo el crecimiento de las células cancerosas y disminuyendo la probabilidad de cáncer de próstata. Si decides comer almendras, nueces o pacanas, te recomiendo ponerlas en remojo primero y luego deshidratarlas para volver a hacerlas crujientes. Esto limpiará las toxinas y proporcionará una grasa saludable superior para comerlas crudas o usarlas para preparar leche de frutos secos.

Leches vegetales

Leche de almendra casera (con moderación), leche de coco (de cartón, que es mi opción preferida para los batidos, y con toda su grasa en una lata libre de BPA), leche de cáñamo y leche de avellanas.

Aunque la leche de almendra, de anacardo y la de coco son alternativas mucho mejores que la leche de vaca, ¡no todas las leches vegetales son iguales! Revisa las etiquetas para evitar la carragenina, un conocido carcinógeno que los estudios han demostrado que está vinculado a la inflamación y ulceración del colon. Además, muchas leches vegetales contienen azúcar de caña, que es altamente ácido; búscalas sin azúcar. Si compras la leche en la tienda, la leche de coco es siempre mejor que la de almendras. Por supuesto, mi preferencia es siempre elaborar la leche en casa cuando tengo tiempo (solo hacen falta diez minutos y una batidora). En la sección de recetas (página 279) encontrarás indicaciones sencillas para elaborarlas tú mismo.

Semillas orgánicas crudas

Semillas negras (comino negro), semillas de chía, semillas de cáñamo, semillas de lino y harina de lino, semillas de calabaza, semillas de sésamo, semillas de cártamo (en pequeñas cantidades debido al alto contenido en omega-6),

LA DIETA ANTIÁCIDA

semillas de girasol (en pequeñas cantidades debido a su alto contenido en ácidos grasos omega-6) y cáscara de semilla de psyllium.

Las semillas como el lino, la chía y el cáñamo ayudan en gran medida a prevenir el cáncer. Al proporcionar los importantísimos ácidos grasos omega-3 y luchar contra la acumulación tóxica de la típica dieta estadounidense, estas grasas beneficiosas mantienen tus células sanas. Además, es muy fácil integrarlas en tu dieta. Espolvoréalas en batidos, en medio aguacate, en granola o en un surtido de frutos secos. Si no vas a renunciar al yogur, asegúrate de agregar una cucharada para ayudar a metabolizar el azúcar y neutralizar el ácido. La adición de semillas es una de las formas más sencillas de introducir más alimentos alcalinos que proporcionan un aumento de energía significativo.

Hierbas y especias

Jengibre, polvo de raíz de jengibre, cúrcuma, perejil, cebollino, estragón, romero, hinojo, tomillo, albahaca, hojas de laurel, menta, orégano, pimentón/pimentón ahumado, canela, comino molido, ajo en polvo, orégano, cebolla en polvo, nuez moscada, copos de pimienta roja, cilantro, pimienta de Cayena, clavo de tierra, curri, semillas de mostaza, sal marina, pimienta negra, cardamomo, pimienta de Jamaica, chile en polvo, chipotle, semillas de anís, eneldo, semilla del eneldo y azafrán.

Las hierbas y especias son altamente alcalinas y contienen muchas sustancias beneficiosas para la salud, por no mencionar que mejoran el sabor de gran cantidad de alimentos. Utilízalas generosamente. Son potentes porque muchas tienen efectos antibacterianos, antivíricos y antioxidantes, además de estar repletas de vitaminas B y oligoelementos. Mis especias favoritas son la cúrcuma y el jengibre. A estas se las conoce como las especias energéticas. Son tan saludables como deliciosas. ¿Sabías que si agregas pimienta negra a la cúrcuma, aumenta la potencia de esta última en un 2.000 %? Agrégala a los batidos o haz dos de mis recetas favoritas: té *detox* con cúrcuma, jengibre, limón y pimienta negra (página 234) o leche dorada de coco (ver la sección de recetas de tónicos curativos, página 282).

Hierba de trigo

También incluyo la hierba de trigo en este grupo. Esta hierba alcalina y desintoxicante es tan potente que de hecho puedes obtener beneficios para la salud bañándote con ella. De los ciento dos minerales que se encuentran en el suelo, ¿adivina cuántos tiene la hierba de trigo? ¡Sí, ciento dos! Además, contiene más vitamina C que las naranjas y más vitamina A que las zanahorias. Incluye una ración diaria en tu dieta.

Está demostrado que la hierba de trigo:

- Estimula la producción de hormonas tiroideas.
- Aumenta el recuento de glóbulos rojos, lo cual supone una limpieza para la sangre y los órganos.
- Reduce los problemas gastrointestinales como el reflujo ácido, el estreñimiento, la diarrea e incluso las úlceras.
- Disminuye los efectos secundarios de la radiación debido a un compuesto antiinflamatorio.
- Depura el hígado.
- Neutraliza las toxinas y los contaminantes medioambientales del cuerpo.

Sin embargo, hay que tener precaución con la hierba de trigo. Debe consumirse con moderación, no más de unos 45 g al día. Si se consume en exceso, puede provocar náuseas.

Vegetales marinos

Arame, algas verdiazuladas, clorella, dulse, E3Live, algas marinas (verdes, marrones y rojas) y espirulina.*

La Tierra es agua en un 70 % y lo mismo se puede decir de tu cuerpo. El mar está lleno de minerales y es uno de los entornos más curativos para el cuerpo porque la salud de la sangre depende de esos mismos minerales. Los vegetales marinos son ricos en todos los minerales esenciales y en grasas omega-3. Además, son una gran fuente de yodo, que es esencial para la función saludable de la tiroides.

Necesitas vitamina marina

A lo largo de los años, he visto cómo se disparaban los casos de problemas de tiroides en mi clínica. Mientras el hipotiroidismo y los casos de enfermedad de Hashimoto están aumentando, la ingesta de yodo, el principal nutriente necesario para

---

* Pueden incluirse en las siete a diez raciones de verduras diarias recomendadas.

la salud de la tiroides, está disminuyendo. Esto es importante porque los médicos les decían a sus pacientes que dejaran de tomar sal yodada. La mayoría de los estadounidenses consumen sal de mesa refinada, que carece de minerales alcalinos saludables en comparación con las sales minerales como la sal marina Celtic Grey, que contienen pequeñas porciones de yodo y están cargadas de oligominerales. Si tienes problemas de tiroides, comienza a aumentar paulatinamente las fuentes de yodo de tu dieta. Si no estás tomando medicamentos para la tiroides, empieza por añadir diferentes tipos de algas frescas y secas a tu dieta. Las algas frescas son siempre las mejores, pero si escasean, alterna entre el polvo de quelpo (algas marrones) y las escamas de dulse (lechuga del mar); ambas son vegetales de mar altamente alcalinos. Comienza con $\frac{1}{8}$ de cucharadita diaria durante un mes y fíjate en cómo te sientes y luego aumenta constantemente a partir de ahí. Si estás tomando medicamentos, habla con tu médico antes de llevar a cabo cualquier cambio.

El pH de la orina debe estar en un rango de 6,3 a 6,6 para que se produzca la captación de yodo; de lo contrario, habrá un desequilibrio tiroideo.

Aumenta el consumo de verduras marinas además de las verduras de hoja verde más oscuras y las grasas alcalinas saludables. Esto producirá un gran cambio. Prueba esto junto con el resto del protocolo de la dieta antiácida, y tu tiroides podrá reajustarse naturalmente y alcanzar un estado más saludable.

CUARTO NIVEL
Proteína vegetal y proteína de pescado (de 1 a 2 raciones diarias).

Proteína vegetal
Legumbres y guisantes (alubias adzuki, mung, garbanzos, alubias de mantequilla, lentejas, frijoles verdes, guisantes verdes, guisantes de azúcar, guisantes de nieve, habas de Lima –lo ideal es que se pongan a remojo durante la noche– y quinoa.

Las legumbres y los guisantes son ricos en proteínas, fibra y antioxidantes y son relativamente baratos si tienes que ceñirte a un presupuesto. Además, se conservan durante mucho tiempo. Pero si te preocupa consumirlos por temor a los gases, tienes razón. Las legumbres contienen tipos específicos de azúcar que no podemos procesar porque carecemos de las enzimas necesarias para ello. Cuando llegan al colon, las bacterias que residen en esta parte de los intestinos comienzan a fermentar estos azúcares, produciendo gas en el proceso. Para evitarlo, asegúrate de masticar las legumbres muy bien, porque la digestión comienza en la boca. Procura consumir las más pequeñas, como las lentejas y las alubias adzuki, y evitar los alimentos azucarados y lácteos cuando las comas.

Las legumbres también contienen lectinas: proteínas que se unen a los carbohidratos que tienen el potencial de ser tóxicas e inflamatorias para el revestimiento intestinal. La finalidad de las lectinas de las plantas es proteger a estas «envenenando» a los posibles depredadores que las comen. Además de en las legumbres, las lectinas se encuentran en las patatas, el trigo, el centeno, el arroz y los cacahuetes; la mayoría de estos alimentos son ácidos y deben evitarse de todas las maneras. Pero eso no significa que debamos evitar todas las plantas que contienen lectinas. ¡Los aguacates contienen la lectina aglutinina y los considero uno de los alimentos más saludables del planeta!

No nos centremos en si un alimento determinado contiene lectina sino en cómo reacciona tu cuerpo al consumirla. ¿El tracto digestivo está lo suficientemente saludable como para descomponer las proteínas que consumes? Si tienes una reacción sintomática a un alimento específico como las legumbres, evítalo por completo o bien agrega una enzima digestiva. Recuerda que todos respondemos a los alimentos de manera diferente. Cuando cocines legumbres, añade un poco de *kombu* (otro vegetal de mar). Escucha a tu cuerpo y si deseas añadir legumbres a tu dieta, hazlo con moderación (no más de un par de veces por semana).

Proteína de pescado

Pescado omega-3: salmón salvaje, anchoas, sardinas, arenques y truchas.

Lo más importante que hay que saber sobre la proteína de los peces es de dónde proviene. Cuando compres pescado, búscalo siempre salvaje, no de piscifactoría. Los peces criados en piscifactorías son alimentados con soja, maíz y otros cereales genéticamente modificados, que es lo último que deberías comer. El salmón del Atlántico se cría en piscifactorías y es alimentado con cereales y el salmón del Pacífico, que un día se consideró el mejor, está contaminado por el accidente de radiación de Fukushima, en Japón. Las buenas fuentes de pescado son Nueva Zelanda, España y Noruega. Además, cuanto más pequeño sea y más grasa tenga el pescado, más seguridad ofrece. Las sardinas y las anchoas ocupan una posición inferior en la cadena alimentaria y comen más materia vegetal, por lo que son más ricas en ácidos grasos omega-3 y están menos contaminadas con productos químicos tóxicos y metales como el mercurio. Los peces más grandes tienen un mayor nivel de contaminación, metales pesados, tumores metastásicos y parásitos. Mantente alejado de los peces grandes y longevos (el pez espada y el mero).

MIS SIETE PROTEÍNAS ALCALINAS PRINCIPALES

Si te preocupa dónde conseguir proteína una vez que empieces a comer de manera alcalina, no temas. Mientras comas unas cuantas buenas fuentes de proteínas vegetales a lo largo del día, estarás en forma. Me encanta el salmón como fuente proteica, pero las siete fuentes siguientes son de origen vegetal y accesibles para todos.

Proteína alcalina número uno: semillas de chía

Proteína por 2 cucharadas: 5 g

Las semillas de chía son uno de mis alimentos favoritos y las consumo todo el tiempo, ya que son muy versátiles. Estas semillas se consideran una proteína completa porque contienen los nueve aminoácidos esenciales que el cuerpo necesita. Gracias a la proporción estabilizadora del azúcar en la sangre de las proteínas, grasas y fibra de estas semillas, son el complemento perfecto para tu dieta porque sacian el hambre y pueden ayudarte a perder centímetros en la cintura. Estas semillas me alimentan durante todos mis entrenamientos de carreras y maratón. Pero no es sólo eso: las semillas de chía son una de las mayores fuentes vegetales de ácidos grasos omega-3 (aunque es mínima), que según las investigaciones pueden disminuir el riesgo de enfermedad cardíaca, y contienen más fibra que las semillas de lino o los frutos secos. Contienen un 50 % de ácidos grasos omega-3 y un 20 % de proteína. Las semillas de chía tienen también una gran cantidad de hierro, calcio, zinc y antioxidantes.

Cómo comerlas: lo mejor de estas pequeñas semillas es que forman un material gelatinoso al combinarlas con leches vegetales o agua. Por eso son fantásticas para hacer un pudín saludable, espesar un batido o reemplazar los huevos en el horneado. Para el estreñimiento, añade dos cucharadas de chía a unos 180 ml de agua, déjalas en remojo durante diez minutos y bébelas diariamente. Añado chía a cada batido, agua de coco y bebida verde que hago. ¡Uno de mis postres saludables favoritos es el pudín de chía, que es fácil de preparar y se convertirá en una de tus especialidades caseras, garantizado! (Tienes la receta en la página 322).

Proteína alcalina número dos: semillas de cáñamo

Proteína por 2 cucharadas: 10 g

Los estudios demuestran que el cáñamo, el que se come, no el que se fuma (sí, son diferentes), puede combatir las enfermedades cardíacas, la obesidad y el síndrome metabólico, probablemente porque es rico en proteínas y fibra.

Las semillas de cáñamo contienen cantidades significativas de los nueve aminoácidos esenciales, así como un buen número de minerales alcalinos: magnesio, zinc, hierro y calcio. También son una rara fuente vegetal de ácidos grasos esenciales (omega-3), que puede ayudar a combatir la inflamación crónica y también la depresión.

Cómo comerlas: simplemente espolvorea las semillas de cáñamo en ensaladas y cereales, sobre aguacate con zumo de lima o agrégalas al batido que tomas tras entrenar, al batido matutino o a mi suplemento proteínico en polvo Alkamind Organic Daily Protein Powder para empezar el día. Mi fórmula utiliza tres potentes proteínas alcalinas vegetales (cáñamo, guisante y *sachi inchi*), más aceite de coco, para convertir la proteína en combustible de combustión lenta que quema la grasa y desarrolla la masa muscular magra. Además, utiliza ingredientes no ácidos: lácteos (suero), azúcar, edulcorantes artificiales o rellenos.

Proteína alcalina número tres: quinoa

Proteína por taza: 8 g

Pese a lo que cree la mayoría de la gente, la quinoa no es un cereal, sino la semilla de una planta relacionada con las espinacas, las acelgas y las remolachas. La quinoa procede de Sudamérica, donde los antiguos incas y los indios de la cordillera de los Andes la cultivaban y reverenciaban, llamándola «el grano madre».

Esta semilla no solo es más rica en proteínas que otros granos enteros, sino que proporciona una proteína completa, lo que, como sabemos, significa que están presentes los nueve aminoácidos esenciales que debemos obtener a través de nuestra dieta.

¡La quinoa es un alimento extraordinario y uno de mis preferidos! Es versátil y se puede utilizar para preparar gachas de desayuno, sopas y ensaladas. Su harina puede utilizarse para espesar frituras y es una opción mucho mejor que el arroz.

SMOOTHIE ENERGÉTICO DE PROTEÍNAS VEGETALES

Para 2 raciones

3 cucharadas de semillas de cáñamo

3 cucharadas de semillas de chía, en remojo durante al menos diez minutos

1 cucharada de mantequilla de coco

1 cucharada de aceite de coco

235 ml de leche de coco

¡Mezcla y disfruta!

Cómo comerla: la quinoa va muy bien con algo de alubias adzuki y aguacate para crear una comida equilibrada repleta de proteínas y grasas saludables (consulta la receta del bol de burrito de quinoa en la página 314). Una cucharada de quinoa puede aumentar el sabor y el contenido de nutrientes de tu ensalada verde favorita. También me encanta usar quinoa germinada para preparar granolas saludables. ¡Incluso la he germinado para hacer una paella de alimentos crudos con mi deshidratador Excalibur!

Proteína alcalina número cuatro: hummus

Proteína por 2 cucharadas: 3 g

El hummus no podía faltar y cuando es fresco, no solo está lleno de proteína, con 3 g por cada 2 cucharadas, sino que también es alcalino.

Los garbanzos contienen mucha lisina y el tahini es una fuente rica en el aminoácido metionina. Por separado, estos alimentos son proteínas incompletas, pero cuando se combinan para hacer hummus, se crea una proteína completa. Solo ten en cuenta que no todas las marcas de hummus comprado en tiendas contienen tahini y que podrían contener muchos otros ingredientes ácidos.

Cómo comerlo: unta el hummus en sándwiches y tortillas en lugar de usar mostaza, mayonesa y otros alimentos para untar o utilízalo como *dip* para verduras crudas.

Proteína alcalina número cinco: alubias y lentejas

Mung (14 g), adzuki (17 g), lentejas (18 g), alubias blancas (16 g), frijoles negros (15 g) y alubias rojas (15 g)

Además de ser obviamente ricas en proteínas, esta es la razón por la que las legumbres son tan buenas: son ricas en fibra y antioxidantes y relativamente económicas si tienes que ceñirte a un presupuesto. Y pueden almacenarse durante mucho tiempo; por eso, si estás preparándote para sobrevivir a alguna catástrofe, añádelas a la lista.

Las alubias y las lentejas contienen hierro, zinc, calcio, selenio y folato y tienen un índice glucémico bajo, lo que las hace alcalinas. Pero, lo mismo que las demás legumbres de esta lista, deben consumirse con moderación.

Cómo comerlas: las alubias y las lentejas son deliciosas y nutritivas. Si no las has comido nunca, empieza por una pequeña cantidad y auméntala gradualmente comiéndolas una vez a la semana, luego dos veces y sigue comiéndolas habitualmente para que tu cuerpo aprenda a digerirlas. Cuando estés cocinándolas, añade un poco de comino o una tira grande de alga kombu, una rodaja de jengibre e hinojo a la olla de agua hirviendo, ya que esto disminuirá los gases (retírala al terminar de cocinar). Mastica las legumbres muy bien antes de tragar (como debes hacer con todos los alimentos). Las más pequeñas son las más fáciles de digerir (mung, adzuki, lentejas) y siempre debes consumirlas acompañadas de una gran cantidad de verduras.

Proteína alcalina número seis: verduras

¡No olvides que puedes conseguir proteínas con las verduras! No solemos asociar las verduras con fuentes de proteínas, pero algunas son especialmente ricas en ellas.

- 1 taza de brócoli (5 g).
- 1 taza de espinacas (5 g).
- 2 tazas de col rizada cocida (5 g).
- 1 aguacate (10 g/taza).

Proteína alcalina número siete: pan de Ezequiel

Proteína por 2 rebanadas: 8 g

Como he mencionado, el pan de Ezequiel tiene algo de gluten, pero es una buena comida para cualquiera que necesite dejar el pan de trigo blanco o integral al pasar a una dieta alcalina (la única razón por la que entra en la lista). Está hecho con granos saludables germinados, lo que aumenta extraordinariamente la fibra del pan y el contenido nutritivo de vitaminas y hace que sea mucho más ligero para el sistema digestivo en comparación con la mayoría de los panes. Para quienes tienen sensibilidad al gluten, cuando los granos germinan, se reduce en gran medida su contenido en gluten y antinutrientes. Algunos ejemplos de granos germinados son la cebada, las alubias, las lentejas, el mijo, el trigo y la espelta. El pan de Ezequiel también contiene una cantidad impresionante de aminoácidos: dieciocho. Esto incluye todos los nueve aminoácidos esenciales, lo que lo convierte en una proteína completa, algo que lo diferencia de la mayoría de los demás productos de pan.

Recomiendo el pan de Ezequiel como un buen sustituto de las tostadas normales y para hacer bocadillos en lugar del pan blanco. También te asegurará que obtengas al menos 8 g de proteína completa cada vez que lo tomas en el desayuno o el almuerzo.

Cómo comerlo: usa el pan de Ezequiel del mismo modo en que usarías el pan tradicional; es extremadamente versátil. Puedes prepararte una tostada con un poco de almendra cruda, cacao o mantequilla de coco, un chorrito de miel de Manuka y algo de canela por encima, o tomar unas tostadas de Ezequiel con un poco de aguacate en rodajas, unas gotas de aceite de oliva virgen extra, comino, sal marina, zumo de limón, cilantro, tomate y un poco de jalapeño si quieres darle un punto picante.

ALIMENTOS DEL QUINTO NIVEL

Verduras con almidón y frutas ácidas (1 ración diaria)

Verduras con almidón

Alcachofas, frijoles secos, guisantes verdes, jícama, lentejas, legumbres, chirivías, patatas (las nuevas son mejores), calabaza (bellota, plátano, cidra, de Hubbard, de invierno), batatas y ñames.

Las verduras con almidón son carbohidratos complejos que deben consumirse con moderación (no más de dos o tres veces por semana). Estos alimentos nunca deben constituir más del 5 al 10 % de tu dieta diaria. Al comerlos, asegúrate de que sean frescos en lugar de estar almacenados. (Por ejemplo, las patatas rojas nuevas serán mucho mejores que las que llevan tiempo en el almacén). Además, presta atención a lo que comes con estas verduras.

Fruta

Manzanas, albaricoques, arándanos, frambuesas, plátanos, fresas, bayas de acai, melón, melón cantalupo, melocotones, moras, naranjas clementinas, arándanos, guayabas, kiwi, kumquat, lichis, mangos, nectarinas, caquis, papayas, maracuyás, peras, ciruelas, uvas y mandarinas.

Un trozo de fruta ácida es una opción mucho más acertada que una bolsa de patatas fritas. La mayoría son frutas con mucha agua, ricas en minerales, vitaminas y fibra. Sin embargo, el contenido en azúcar es lo que hace que creen ácido. Si estás sano, limita la ingesta de fruta a una vez al día y, a ser posible, compra productos de temporada y siempre orgánicos. Trata siempre de combinar estas frutas con algún tipo de grasa sana, ya que esto ralentizará la metabolización de los azúcares y evitará una subida brusca de la insulina. (Por ejemplo, prueba la manzana verde con mantequilla de almendras crudas o un plátano con mantequilla de coco). Si tienes algún problema de salud, debes eliminar radicalmente de tu dieta estas frutas, ya que agravarán cualquier enfermedad ácida.

- 8 -
¡SIÉNTETE pHENOMENAL! MIS SIETE MANERAS DE ELIMINAR LA ACIDEZ

Ahora que sabes lo que es el ácido y por qué es tan malo para la salud, entiendes la distinción entre los alimentos que clasificamos como ácidos y los alcalinos y has aprendido cómo comer para equilibrar el pH de tu cuerpo mientras quemas grasa, es el momento de que conozcas las estrategias clave de estilo de vida para eliminar la acidez. Estas estrategias pueden incorporarse a rutinas regulares para renovar la salud, evitar la enfermedad y ganar más energía.

Así que, señoras y señores, sin más preámbulos, les presento los siete mejores cambios de estilo de vida que pueden hacer para sentirse pHenomenalmente:

1. Oxigenación.
2. Hidratación alcalina.
3. Clorofila.
4. Sales minerales y suplementos.
5. Drenaje del sistema linfático.
6. Desintoxicación diaria.
7. Ejercicio alcalino.

OXIGENACIÓN

El oxígeno es el más importante de los nutrientes. Puedes estar cuarenta días sin comida ni agua, pero no podrías aguantar ni cuatro minutos sin oxígeno. La respiración es un

> El oxígeno es la fuente de la vida.
>
> **Doctor Otto Warburg**

elemento esencial de la vida y, sin embargo, cada vez usamos menos nuestra capacidad pulmonar. Piénsalo: cuando estás estresado, ¿tu respiración es lenta y profunda, o rápida y superficial? ¿Te acuerdas de que antes dije que el efecto del estrés supera al de cualquier ácido dietético? Eso se debe a que el aumento del estrés mental y emocional tiene un tremendo impacto en los niveles de oxígeno del cuerpo.

Cuando estás estresado, agotado y cansado, es muy probable que tengas niveles bajos de oxígeno. Pero ¿a qué se debe? La causa principal de la falta de oxígeno es la insuficiencia de dióxido de carbono (CO_2) para ayudar a transportarlo a las células. Insuficiencia significa que estás espirando demasiado, lo que sucede cuando estás estresado. A partir de ahora voy a entrar en aspectos un tanto técnicos, pero es importante que te quedes con lo que acabo de decir.

Hay algo conocido como «el efecto Bohr»: cuando baja el CO_2 de la sangre debido a patrones respiratorios estresados (respiración rápida y superficial), el vínculo entre el oxígeno y la hemoglobina de los glóbulos rojos se fortalece (el cuerpo se aferra a todo el oxígeno que pueda obtener). Y debido a ese vínculo más fuerte, el oxígeno no se transfiere fácilmente a las células. ¡Cuando esto sucede, de hecho, la sangre se vuelve más alcalina! Quizá ahora mismo estés pensando: «Un momento, ¡eso está bien!, ¿no decías que lo alcalino es bueno?». Así es normalmente, pero no en este caso.

Tener un pH equilibrado de 7,4 es ideal, y si algo produce un cambio haciendo que la sangre se vuelva excesivamente ácida o alcalina, es perjudicial. En este caso la sangre se vuelve demasiado alcalina. Para ajustarse a este pH anormalmente alto, los riñones liberarán magnesio, calcio, potasio y fósforo del cuerpo a través de la orina. Esto supondrá mucha presión para tu organismo y, al final, agotará las reservas de minerales centrales. El resultado es que, al no haber suficiente oxígeno en el cuerpo, muy pronto las células sanguíneas se llenarán de toxinas y ácidos. Aunque la sangre se vuelve muy alcalina, tu cuerpo se vuelve extremadamente ácido. Al faltarles oxígeno para mantenerse vivas, las células comienzan a fermentar la glucosa para obtener energía. El subproducto de la fermentación es el ácido láctico. A medida que las toxinas se acumulan en las células, aumenta aún más la carencia de oxígeno, lo que lleva a la fermentación y la acumulación de ácido láctico, que a su vez provoca una deficiencia todavía mayor de oxígeno. Este círculo vicioso se propaga de célula en célula, haciendo descender el pH, lo que causa una acidosis crónica de bajo grado.

Recuerda lo que dije antes: el cáncer requiere una deficiencia de oxígeno en las células. A medida que la toxicidad se acumula en las células y alcanza un límite en el que se les priva del 60 % o más de su oxígeno, las células se mueren de inanición. En ese momento tienen dos opciones: morir o mutar para mantenerse vivas.

Esta es la razón por la que una de las maneras más importantes y efectivas de alcalinizar y desintoxicar el cuerpo es oxigenarlo mediante la respiración adecuada.

¿Sabías que el 70 % de las toxinas corporales se eliminan a través de los pulmones? La respiración es también uno de los principales reguladores ácidos. Los ácidos y las toxinas no pueden salir de tu cuerpo sin combinarse antes con el oxígeno. Oxigenarte es la estrategia más eficaz de desintoxicación.

¿Cómo mejoramos los niveles de oxígeno? ¡Centrándonos conscientemente en la respiración! ¿Quieres saber cómo debería ser la respiración adecuada? Prueba esto: cierra la boca y tápate la nariz durante tres segundos (aguantando la respiración); a continuación, quita la mano y observa lo que sucede. ¿Notaste cómo cambió tu respiración? Puede que se retrasara unos cuatro segundos, pero espontáneamente inspiraste como se supone que debes hacerlo: de forma suave, profunda, lenta, relajada y moviendo el diafragma, no desde el pecho.

Practicando la respiración apropiada, con el tiempo reevaluarás y restablecerás tu centro respiratorio para adaptarte a un nivel más alto de CO_2 en la sangre, que a su vez permitirá que los glóbulos rojos (hemoglobina) liberen el oxígeno al resto del cuerpo. Esto equilibrará el pH sanguíneo ¡y el aumento de oxígeno ayudará a tu cuerpo a expulsar los ácidos de sus tejidos! A continuación, te presento algunas de mis respiraciones favoritas para ayudarte a encontrar el patrón de respiración apropiado:

Respiración siseante

Para practicarla hay que tumbarse en el suelo bocarriba (la asana de yoga llamada *shavasana*), dejando que las extremidades se relajen. Espira por completo y luego inspira lentamente a través de la nariz. Al inspirar, siente cómo se llenan los pulmones y el abdomen. A medida que espiras, contrae la garganta para hacer un ligero sonido siseante y espira por completo vaciando los pulmones. Deja que tu respiración sea larga y lenta.

Respiración sentada

Como esta respiración se hace estando sentado, puedes practicarla en cualquier lugar. Espira con un suspiro profundo para reajustar el diafragma. A continuación, inspira lentamente por la nariz contando hasta siete y mantén la respiración contando también hasta siete. Espira por la nariz contando también hasta siete. Repítelo tres veces para ayudar a calmar la mente y relajar los nervios.

Algunos beneficios de hacer ejercicios de respiración cada mañana (o noche) de veinte a veinticinco minutos son:

- Aumenta la capacidad pulmonar y mejora la eficiencia respiratoria.
- Mejora la circulación, la presión sanguínea y la eficiencia cardiovascular.
- Estimula el sistema inmunitario y mejora la inmunidad.
- Aumenta los niveles de energía y proporciona una gran cantidad de energía positiva.
- Se fortalece y tonifica el sistema nervioso.
- Se combate la ansiedad y la depresión y mejora el sueño.
- Se mejoran la digestión y las funciones excretoras.
- Proporciona masaje a los órganos internos, estimula las glándulas y mejora las funciones endocrinas.
- Normaliza el peso corporal y proporciona un estupendo condicionamiento para perder peso.

Máscaras de entrenamiento de oxígeno a gran altura

Debido a los efectos de la gran altitud, en las Olimpiadas de 1968, celebradas en la ciudad de México (a 2.250 m sobre el nivel del mar), descendió notablemente el número de

3 • 6 • 5 RESPIRACIÓN DE LA ENERGÍA

Este es mi ejercicio de respiración favorito y el más alcalinizante. Lo hago cuando me levanto por la mañana para empezar con fuerza el día.

INSTRUCCIONES:
1. Inspira por la nariz durante 3 segundos
2. Contén la respiración durante 6 segundos
3. Espira por la boca durante 5 segundos

Haz 10 repeticiones, al menos una vez (lo ideal sería tres veces al día). Como mínimo, te recomiendo practicar este ejercicio de respiración profunda por la mañana para energizar tu sistema linfático y comenzar con fuerza el día.

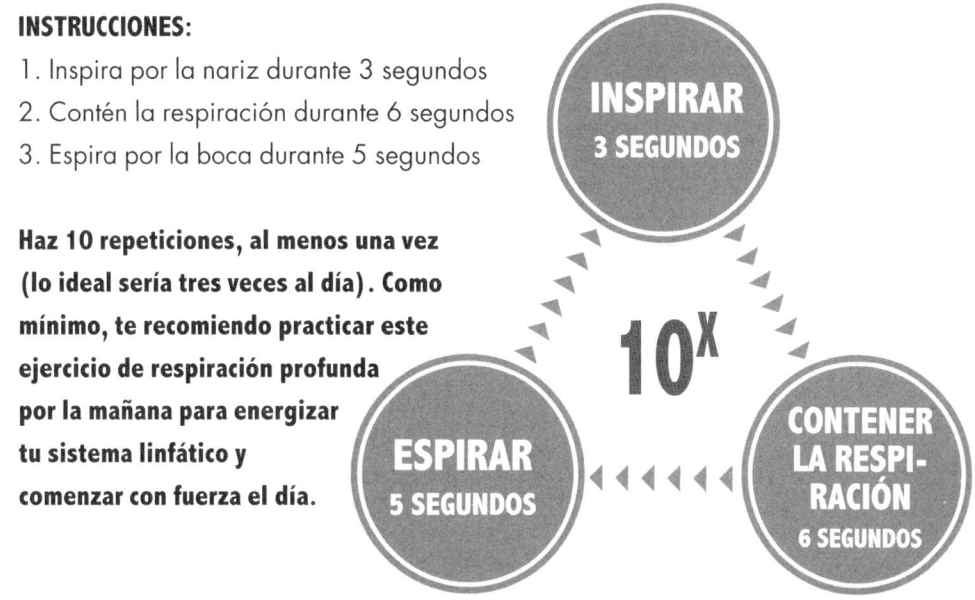

récords en pruebas de resistencia, mientras que se siguieron rompiendo récords en las pruebas de esprint. De ahí nacieron las máscaras de entrenamiento a gran altura. Las máscaras simulan las condiciones que se dan a gran altitud, donde hay menos oxígeno disponible.

Cuando se usa una de estas máscaras, las células renales reconocen que hay una disminución de oxígeno en el torrente sanguíneo y, en respuesta a esto, el cuerpo estimula la producción de eritropoyetina (EPO). La EPO es una glicoproteína que, a su vez, produce más glóbulos rojos (las moléculas de hemoglobina que transportan oxígeno a través del cuerpo). Respirar con la mascarilla entre diez y veinte minutos puede mejorar la eficiencia del oxígeno.

Según un estudio publicado en 2011 en la revista *Journal of Epidemiology and Community Health*, vivir a gran altitud podría protegerte de la cardiopatía isquémica. Los investigadores señalan que Colorado tiene la tasa de mortalidad más baja de Estados Unidos en lo referente a enfermedades cardíacas y tasas más bajas de obesidad y cánceres de pulmón y colon. Lo que diferencia a Colorado de los demás estados es que tiene una altitud media de dos mil metros sobre el nivel del mar: es el estado más elevado del país.

Oxigenoterapia hiperbárica

La oxigenoterapia hiperbárica (HBOT, por sus siglas en inglés) es la ciencia de la restauración de la salud mediante la utilización de una mayor presión de los gases, principalmente el oxígeno. El oxígeno se suministra en un recipiente o cámara presurizados, así como a través de una máscara. Bajo presión atmosférica normal, el transporte del oxígeno en el cuerpo está limitado por la capacidad de vinculación al oxígeno de la hemoglobina en los glóbulos rojos, mientras que el plasma sanguíneo transporta muy poco oxígeno. Con la HBOT, se incrementa significativamente el transporte de oxígeno por medio de los glóbulos rojos y el plasma, lo que facilita una mejor curación a nivel celular. El oxígeno es el medio más eficaz para alcalinizar la sangre y el cuerpo, por lo que la HBOT es también un protocolo de desintoxicación pHenomenal, especialmente si estás tratando con enfermedades crónicas como el cáncer.

HIDRATACIÓN ALCALINA

Bebe agua alcalina fortificada con minerales e hidrógeno molecular. Algunos escépticos niegan que el agua alcalina funcione y afirman que se trata solo de una táctica publicitaria. Su razonamiento es el siguiente: cuando el agua llega al estómago, la naturaleza alcalina de esta es neutralizada por el ácido clorhídrico (HCL) del estómago, lo que la vuelve prácticamente inútil. Nada podría estar más alejado de la verdad.

Esto es lo que sucede cuando bebes agua alcalina rica en minerales. En primer lugar, no hay una reserva permanente de ácido en el estómago esperando a que vengan alimentos para digerirlos. El HCL se produce a medida que se necesita y en diferentes cantidades en función de los alimentos específicos que comas. Por ejemplo, si comes vegetales con un alto contenido en agua cargados de minerales, vitaminas y enzimas, el estómago requerirá muy poco ácido para descomponerlos. Del mismo modo, si comes un bistec con mucha proteína, el estómago tendrá que producir una gran cantidad de HCL para digerirlo. Así que la primera regla es esta: nunca bebas agua al comer porque el agua se llevará consigo las enzimas potencialmente saludables que ayudan a la digestión. En lugar de eso, bebe agua antes o después de la comida.

Consume agua alcalina con el estómago vacío

Así no habrá alimentos que se estén digiriendo y que le corten el paso. Sin obstrucciones, el agua sortea el poco ácido que pueda haber en el estómago y llega rápidamente al intestino delgado y grueso, donde se absorben la mayoría de los líquidos.

Cualquier agua que llegue a tu ácido estomacal tendrá un efecto alcalinizador sobre el pH del estómago. Por ejemplo, el pH ideal de tu estómago es fuertemente ácido (un pH de 1 a 3). Hay dos razones por las que necesitas un entorno ácido tan fuerte: la primera, que el ácido es necesario para matar cuando haga falta a cualquier bacteria encontrada en los alimentos, lo que hará que estos sean más seguros cuando pasen al intestino delgado. Aquí es donde se absorben todos los alimentos y sus nutrientes. La segunda razón es que necesitas ácido estomacal para ayudar a digerir cualquier proteína pesada que puedas estar comiendo.

Lo siguiente es quizá el efecto más importante de beber agua alcalina. Cuando el agua alcalina se encuentra con el entorno fuertemente ácido del estómago, el pH ya ácido se vuelve más alcalino. Pero recuerda, es necesario que el estómago mantenga un pH ácido por las razones que acabo de mencionar. A medida que el pH del estómago se vuelve menos ácido, tiene que producir más HCL. Lo hace para bajar el pH a su rango ideal de 1 a 3.

Aquí viene la parte especial. Uno de los subproductos de un estómago que produce más HCL es una sal mineral altamente alcalina conocida como bicarbonato sódico, o bicarbonato de sodio. El estómago la crea con la ayuda de sal, agua y gas de dióxido de carbono:

NaCl (sal mineral) + CO_2 (dióxido de carbono) + H_2O (agua) = HCL (ácido clorhídrico producido) + $NaHCO_3$ (subproducto de bicarbonato de sodio)

El estómago, y en concreto el esfínter pilórico (la válvula que hay entre el estómago y el intestino delgado), empuja enseguida el bicarbonato de sodio al intestino delgado y directamente a la sangre. Allí hace tres cosas importantes:

1. Actúa como un poderoso neutralizador de ácido en la sangre, ayudando a mantener un pH equilibrado de 7,4.
2. Protege las enzimas digestivas.
3. Aumenta la capacidad de carga de oxígeno de los glóbulos rojos y, como acabamos de ver, ¡el oxígeno es el nutriente más importante del cuerpo!

No puedo dejar de recalcar la importancia que tiene el agua. Asegúrate de beber a diario, como mínimo, el número de vasos de agua resultante de dividir tu peso corporal por 7,5. Es decir, sesenta y ocho kilos de peso corporal equivaldrían a nueve vasos de agua por día.

El antioxidante más poderoso del mundo

Además del agua alcalina, hay otro componente necesario para convertir el agua en un potente antioxidante: el hidrógeno molecular o hidrógeno diatómico (H_2). Los antioxidantes, como la vitamina C, el glutatión y el ácido alfalipoico, son vitales para tu salud y tu bienestar, ya que atacan a los radicales libres y detienen su propagación.

¿Qué son los radicales libres, y a qué se debe que sean tan nocivos? Los radicales libres son compuestos agresivos de oxígeno en el cuerpo que no solo atacan a los tejidos circundantes, sino que también juegan un papel significativo en el desarrollo de afecciones crónicas como las enfermedades cardíacas, el cáncer y las enfermedades autoinmunes. Los radicales libres hacen que tu cuerpo se oxide por dentro y aceleran el proceso de envejecimiento. Cualquier sustancia que pueda vincularse a ellos impedirá que sigan causando daños, y como resultado, podrás envejecer con mayor armonía. Es por eso, exactamente, por lo que los antioxidantes son tan importantes. Y el hidrógeno molecular es lo que considero el maestro antioxidante.

Existen más de setecientos estudios y publicaciones científicos sobre los beneficios terapéuticos del H_2, entre ellos más de cuarenta estudios realizados con seres humanos en más de ciento setenta modelos diferentes de enfermedades. Estos son los tres beneficios más importantes, explicados por mi amigo, colega y autoridad principal en H_2, Paul Barattiero, fundador y director general de Synergy Science/Echo H_2 Water:

Reduce las especies reactivas de oxígeno

Los radicales libres son «oxidantes» y el hidrógeno es lo que se conoce como un «reductor». Por ejemplo, cuando cortas una manzana y comienza a adquirir un color marrón es porque el oxígeno la ha oxidado. Cuando tienes acidez, puede suceder algo muy parecido en tu cuerpo debido a los llamados «radicales libres». Algunos radicales libres son buenos, pero muchos aceleran el proceso de envejecimiento, y a estos últimos se los conoce como especies de oxígeno reactivo (ROS, por sus siglas en inglés). Los ROS son citotóxicos, lo que significa que dañan a las células o son tóxicos para estas. Así que cuando hay demasiados radicales libres ROS, envejeces más deprisa de lo que corresponde a tu verdadera edad cronológica porque te estás oxidando por dentro.

El radical libre más peligroso es el radical hidroxilo (OH). Causa estragos en las mitocondrias, el centro energético de las células. La razón por la que el hidrógeno molecular es un antioxidante estratégico es que un H_2 puede convertir dos radicales hidroxilos de tus células en dos moléculas de agua:

$$OH \text{ (radical libre oxhidrilo)} + OH \text{ (radical libre oxhidrilo)} + H_2 \text{ (hidrógeno molecular)} = H_2O + H_2O$$

Reduce la inflamación

Todos tenemos inflamación en el cuerpo. En un principio, la inflamación se cura, pero cuando se convierte en crónica, se vuelve perjudicial para la salud. Hay muchas señales claras de inflamación, pero las dos menos evidentes son el mal aliento y la acumulación de exceso de placa en los dientes.

El cuerpo está diseñado para generar hidrógeno por sí mismo y lo fabrica en el intestino. De hecho, el cuerpo tiene la capacidad de producir diez litros de hidrógeno todos los días en el intestino como subproducto de una digestión sana. Pero una dieta ácida causará estragos en la microbiota y el tracto digestivo. Y si el proceso digestivo no funciona correctamente, y careces de las cepas apropiadas de bacterias, aumenta el estrés oxidativo. El resultado es que se produce la inflamación. Esta es la razón por la que el uso de agua con hidrógeno molecular es tan importante: aborda una de las verdaderas causas de la inflamación, que es reducir el estrés oxidativo.

Si estás en una situación en la que existe una necesidad legítima de antibióticos, el uso de hidrógeno molecular puede ayudar a sanar el intestino de los efectos dañinos de estos fármacos. En muchos casos se recetan antibióticos para las infecciones virales, lo cual es completamente ineficaz, o para mantener baja la inflamación, pero como dije antes, tomar una dosis de antibióticos es como dejar caer una bomba en el intestino. Destruirá también todas las bacterias beneficiosas, y el intestino puede tardar hasta dos años en recuperarse. El hidrógeno molecular puede estimular una microflora aeróbica, que podría restablecer rápidamente las bacterias beneficiosas y la salud intestinal. Esto es favorable para los trastornos inflamatorios del intestino, como el síndrome del intestino irritable, la enfermedad de Crohn, la enfermedad celíaca y la diverticulitis. En otras palabras, repara tu intestino antes de que los antibióticos puedan destruirlo. La salud intestinal está directamente ligada al sistema inmunitario y al nivel de susceptibilidad a la enfermedad.

Incrementa la función cognitiva

El hidrógeno es el número uno en la tabla periódica de los elementos, lo que significa que es muy pequeño. Siendo un elemento minúsculo, puede acudir a cualquier parte del cuerpo donde se lo necesite y es capaz de hacerlo en unos treinta minutos. Es tan pequeño que incluso puede atravesar la barrera hematoencefálica, donde tiene un efecto muy potente sobre el cerebro y la función cognitiva.

Cuando bebemos agua con hidrógeno molecular disuelto, estimulamos la grelina gástrica y las secreciones de leptina. La grelina es la hormona del hambre que produce el estómago y te hace comer. La leptina es la hormona que te avisa de que estás saciado. Trabajan juntas y al ser estimuladas afectan al hipocampo, el hipotálamo y el bulbo raquídeo para aumentar la función cognitiva. Por lo tanto, cualquier persona que sufra de párkinson, alzhéimer u otras afecciones neurológicas (enfermedades del cerebro) puede experimentar una mejora sintomática inmediata al beber agua potable con hidrógeno molecular disuelto en ella.

En un estudio 2015 de *PeerJ*, los investigadores llegaron a la conclusión de que el agua con alto contenido en hidrógeno puede inhibir el cáncer de colon (particularmente en combinación con el 5-fluorouracilo, un medicamento utilizado en el tratamiento del cáncer de próstata). El estudio confirmó que «el estrés oxidativo está implicado en el desarrollo del cáncer. El hidrógeno (H_2) es un potente antioxidante y despliega actividades antiinflamatorias y potencialmente similares a las de los anticancerígenos». El estudio reveló además que la administración del agua de hidrógeno mejoró la supervivencia de ratones con cáncer de colon inducido mediante la línea celular 26, además de mejorar la apoptosis (muerte celular) en las células cancerosas.

Sistemas de filtración de agua

A estas alturas, ya habrás entendido lo eficaz que es añadir hidrógeno molecular al agua alcalina rica en minerales. Paul Barattiero y Synergy Science crearon el único sistema que produce agua con pH neutro con hidrógeno y agua con pH alcalino con hidrógeno en una sola máquina. Sus sistemas de agua H_2.Echo® tienen una tecnología antical que hace que la máquina disuelva siempre el hidrógeno molecular en el agua. Otras máquinas alcalinas disuelven el hidrógeno molecular solo durante unas pocas semanas. Tendrías que limpiar la cámara de la electrólisis cada una o dos semanas para seguir pudiendo disolver el H_2 (¿qué probabilidades hay de que eso ocurra?).

La máquina Echo® H_2 no requiere esta limpieza constante. Produce agua con los tres aspectos más importantes que necesitas tener en el agua:

▸ Filtración potente que elimina cloro, cloraminas, metales pesados, pesticidas, productos farmacéuticos, cromo 6, VOC, etc. pero no elimina los minerales.
▸ Agua neutra con un pH de 7 con H_2 disuelto, cuatro niveles de agua de pH alcalino con H_2 disuelto y cuatro niveles de agua de pH ácido con ácido hipocloroso para desinfección y afecciones cutáneas.
▸ Sistema patentado que asegura que el H_2 se disuelve siempre en el agua.

Echo® tiene unidades de hidrógeno molecular que pueden colocarse bajo la encimera o sobre ella, y la instalación es gratuita. La unidad que tengo es el Echo 9 con grifo digital que se instala bajo el fregadero. Esto es lo que me gusta de él: lo primero, que es bonito. Lo más importante, como acabo de mencionar, es que puedes elegir en el grifo digital los cuatro valores de pH alcalino:

- pH neutro 7, que puede utilizarse para beber.
- pH 8 y 9 alcalinos, que son estupendos para beber.
- pH 10 alcalino, que se puede emplear para beber de vez en cuando (aunque, personalmente, me quedaría con el pH 9).
- pH 11 alcalino, que funciona mejor que cualquier detergente como tensioactivo y para limpiar la suciedad y además puede emplearse en el agua para cocinar y limpiar las verduras antes de comer. Lo increíble es que el agua alcalina es más dulce que cualquier otra que hayas probado.

Hay también un ajuste para el agua ácida con hipocloroso, que es estupendo para matar las bacterias. Por ejemplo, utilizo el pH alcalino 9 para mi agua potable, el pH 11 para lavar los productos y para cocinar, y el agua ácida con hipocloroso en una botella de aerosol para limpiar las encimeras y eliminar bacterias sin ningún producto químico. Incluso puedes combinar el agua ácida con hipocloroso y pH 11 para lavar las frutas y verduras, ya que la combinación limpiará la suciedad y matará a las bacterias. Todos los ajustes proporcionan una concentración terapéutica de hidrógeno molecular.

Ahora bien, si no puedes permitirte comprar esta máquina, también hay tabletas de hidrógeno molecular y gotas que puedes agregar al agua, que te proporcionan 1,5 ppm de H_2.

CLOROFILA

Según una encuesta gubernamental estadounidense realizada a veintiuna mil personas, ninguna (0 %) consumía el promedio diario recomendado de nutrientes básicos. ¡El 0 %! Y eso no es todo. ¡En 2017 se necesitaban sesenta raciones de espinacas para obtener la misma cantidad de hierro que proporcionaba una sola ración en 1948! Además, los niveles de nutrientes del brócoli han disminuido en más del 50 % en solo veintiún años. ¡Son estadísticas demenciales!

CÓMO HIDRATARSE

Asegúrate de que el agua sea:

- **Filtrada.** El agua del grifo generalmente no es fiable y contiene rastros de bacterias, metales pesados y otras toxinas. Contiene hasta trescientos veintisiete contaminantes conocidos. De hecho, en un estudio reciente se descubrieron rastros de Prozac en el agua del grifo ¡procedentes de la secreción urinaria de quienes consumen este fármaco!
- **De pH alcalino.** El pH ideal debe estar entre 8,0 y 9,5.
- **A temperatura ambiente** (idealmente). A tu cuerpo le resulta más difícil utilizar el agua fría y helada, y esto consume energía vital.
- **No embotellada.** El agua embotellada suele ser ácida y estar llena de BPA, un conocido carcinógeno. Utiliza una botella de vidrio o una libre de BPA siempre que sea posible. En un estudio realizado por investigadores alemanes, se encontraron cerca de veinticuatro mil quinientas sustancias químicas en una sola botella de agua. Los investigadores descubrieron, asombrados, que la mayor parte del agua embotellada revelaba interferencias con los receptores de las hormonas estrógeno y andrógeno del cuerpo; cantidades tan mínimas como 3 ml inhibían la actividad estrogénica en un 60% y la androgénica en un 90%.
- **Potenciada con limón o lima, gotas de pH, oligoelementos o suplementos Alkamind Daily Greens o Daily Minerals.** Estas sustancias de refuerzo alcalinizarán y neutralizarán los ácidos.
- **Potenciada con hidrógeno molecular.** Convierte el agua en una máquina antioxidante con el hidrógeno molecular.

SIGUE ESTAS PAUTAS:

- Bebe de tres a cuatro litros al día. Por término general una persona pierde dos litros y medio diarios, por lo que beber menos de esa cantidad causará deshidratación.
- Bebe a sorbos, no de un trago, y toma agua durante todo el día.
- Si no tienes el agua a la vista, te olvidarás de ella. Ten siempre contigo una botella de vidrio o de acero inoxidable llena de agua.

- Céntrate en el progreso, no en la perfección. Si bebes solo un vaso de agua diariamente, pasar de un vaso a tres litros va a ser un salto demasiado grande.
- Ve aumentando poco a poco. Lo que te conviene es que estos hábitos se mantengan por sí mismos. Convierte beber agua en un hábito que practicas a diario, como lavarte los dientes. Por ejemplo, puedes establecer la regla de que cada vez que te cepilles los dientes, beberás primero un vaso de agua. Así añadirás agua justo en esos momentos.
- ¡El café no cuenta! De hecho, tiene un efecto deshidratante y tendrás que restar la cantidad de café que tomas a la cantidad total. Lo mismo sucede con los tés con cafeína (astringentes) y el agua carbonatada (que tiene un pH de 6,0, diez veces más ácido que el agua de grifo). Infusiones de hierbas, zumos y batidos verdes alcalinos y sopas crudas cuentan para el objetivo de tres a cuatro litros.

Esta es la razón por la que los suplementos dietéticos se han convertido en una necesidad y por la que es tan importante comenzar cada mañana con un zumo verde alcalino rico en clorofila. Lo primero que deberías hacer al despertar es beber un superalimento alcalino concentrado, verde, en polvo disuelto en agua. No hay mejor manera de energizarte y empezar el día con fuerza. Una cucharada te proporcionará el equivalente a cinco raciones de verduras orgánicas, y la clorofila es un poderoso generador y depurador de sangre.

Me encanta hacer zumos caseros y los recomiendo encarecidamente; sin embargo, mucha gente no tiene tiempo para recoger y limpiar luego todo lo que se ensucia al prepararlos. Nada más hacer el zumo, las paredes celulares de las verduras y frutas orgánicas ricas en nutrientes que has utilizado comienzan a descomponerse. Si no lo consumes inmediatamente, desarrollará bacterias y terminará degradándose. Esta es la razón por la que es importante adquirir un polvo verde alcalino de buena calidad: es rápido, cómodo, barato, fácil de usar y, lo más importante, está lleno de nutrientes de superalimentos. ¡Solo tienes que agitarlo en agua y beber!

Conocí Alkamind en noviembre de 2014, cuando me sentía peor que nunca y estaba lidiando con la diabetes tipo 2 y la enfermedad hepática. En ese momento oí hablar del suplemento Alkamind Daily Greens y empecé a tomarlo de forma habitual. Cuando comencé a tomar Alkamind, mi nivel de azúcar en la sangre en ayunas por las mañanas rondaba los 250. Tenía hiperglucemias matutinas casi a diario y era bastante preocupante. Entre noviembre de 2014 y marzo de 2015, mis niveles de azúcar en sangre en ayunas bajaron hasta el rango ideal. El endocrinólogo estaba encantado de que los resultados fueran tan buenos. Mi cuerpo respondió de forma muy positiva y casi de inmediato a los suplementos.

Estoy muy agradecida a Alkamind. ¡No se me ocurre otra cosa que decirte aparte de que deberías darle una oportunidad y ver por ti mismo lo que sucede cuando eliminas la acidez!

Gretchen L.

¿Qué es mejor, exprimir o licuar?

Esta es una de las preguntas que más suelen hacerme. La respuesta es que ambos procedimientos son igualmente importantes para alcalinizar tu cuerpo y tienes que tratar de consumir bebidas de las dos formas todos los días. Sin embargo, no son iguales y es importante conocer las diferencias.

Exprimir

Exprimir elimina la fibra insoluble, la pulpa. Esto permite que los nutrientes pasen rápida y fácilmente al torrente sanguíneo, lo cual facilita la digestión. Exprimir extrae hasta el 70 % (y dependiendo del exprimidor, aún más) de los nutrientes de los alimentos y sin la fibra insoluble tu cuerpo absorberá cerca del 100 % de estos nutrientes, proporcionándote energía rápidamente.

Ahora bien, no me malinterpretes: todos necesitamos fibra en nuestra alimentación. Es importante para la salud del sistema digestivo y ralentiza la metabolización de los azúcares en el cuerpo, ayudando a impedir subidas bruscas de los niveles de insulina. Sin embargo, también ralentiza la absorción de nutrientes y algunos se quedan en la fibra.

¿Por qué es importante esto? Si tiendes a tener un sistema digestivo sensible al que le cuesta procesar la fibra, el zumo se convierte en una manera estupenda de llevar rápidamente a tu cuerpo un suministro de alimentos ricos en nutrientes alcalinos. Una advertencia es que debes prestar atención a los alimentos que consumes. Evita exprimir frutas con un contenido de moderado a elevado en azúcar como la piña, ya que provocarán un aumento tremendo de los niveles de azúcar en la sangre. Las frutas alcalinas bajas en azúcar que recomiendo para exprimir son limones, limas, pomelos e incluso tomates.

Aquí tienes la lista de mis diez verduras y hierbas favoritas para exprimir:

- Pepino.
- Apio.
- Zanahorias.
- Remolacha.
- Jengibre.
- Hierbas (perejil, menta, cilantro).
- Col rizada.
- Espinacas.
- Acelgas.
- Lechuga de hoja (es decir, romana).
- Col.

Quiero que cualquiera que hace la transición a una dieta alcalina tenga éxito. Sé que tomar un zumo verde a base solo de verduras puede costar un poco al principio y lo último que quiero es que te desanimes. De manera que, si estás empezando, te recomiendo que, si así lo deseas, le agregues una manzana verde o una pera al zumo para hacerlo más apetecible.

Licuar

Por otro lado, al licuar utilizamos la totalidad de la fruta o la verdura. Tanto la fibra insoluble (pulpa) como la soluble permanecen en el batido licuado, lo que ralentiza la digestión; esto te proporciona una liberación más prolongada de los nutrientes y te mantiene más satisfecho durante más tiempo.

Tomar un batido licuado puede ser una gran manera de empezar la mañana, ya que es una buena comida de reemplazo de desayuno que se puede reforzar con tus superalimentos y grasas saludables preferidos (es decir, semillas de chía, lino o cáñamo, aceite de coco, mantequilla cruda de almendras, etc.). Cuando mis pacientes me preguntan cuál es la mejor licuadora (o exprimidor), aunque me encantan la Vitamix y la NutriBullet, mi respuesta es siempre enfáticamente: «¡La que vayas a utilizar!».

Tanto exprimir como licuar son formas sencillas y eficaces de aumentar tu ingesta diaria de verduras y frutas bajas en azúcar. ¡Puedes concentrar de cinco a nueve raciones de verduras orgánicas en un solo zumo o batido! Piensa en cuánto tiempo te llevaría consumirlas de otra manera.

Nota: es importante beber el zumo o el batido enseguida. Si esperas mucho tiempo, elementos como la luz, el calor y el oxígeno (oxidación) comenzarán a degradar los nutrientes del batido. Sin embargo, el zumo puede conservarse hasta veinticuatro horas en el refrigerador y un batido aguantará hasta cuarenta y ocho horas en un recipiente hermético.

SALES MINERALES Y SUPLEMENTOS

El cuerpo no funciona con calorías, proteínas, grasas o carbohidratos. El cuerpo es eléctrico y funciona con sal. De hecho, estás formado en un 70 % por agua salada (sangre). Las sales minerales son uno de los amortiguadores ácidos más importantes y todos tenemos una gran deficiencia de ellos. Sencillamente, son la forma más rápida de neutralizar los ácidos dañinos en el cuerpo.

- **Magnesio**. Es uno de los minerales más esenciales, pero deficientes, y controla más de seiscientas reacciones químicas en tu cuerpo.
- **Potasio**. Cuando tu organismo necesite electrolitos para recuperarse de un entrenamiento, toma potasio. Cuando tienes deficiencia de este mineral, se producen calambres, espasmos y contracturas musculares. ¿Y cuál es el músculo más importante? El corazón.
- **Calcio**. El ácido sustrae calcio de los huesos. Es fundamental para mantener una densidad ósea sana y un sistema nervioso fuerte.
- **Sodio**. El bicarbonato sódico contiene solo un 28 % de sodio (que en realidad disminuye la presión arterial, a diferencia de la sal de mesa). El bicarbonato es el mineral más potente para neutralizar el ácido y ralentizar el proceso de envejecimiento. Pero no te preocupes; hay muchas maneras naturales de obtener los minerales (especialmente el magnesio) que tu cuerpo necesita diariamente.

En verduras

En primer lugar, las verduras orgánicas son siempre mejores y deberías optar por ellas. Si puedes conseguirlas en el mercado local, hazlo, ya que las investigaciones demuestran que sus productos poseen niveles de minerales un 50 % más elevados que los que compras en envases de plástico en el supermercado. Compra alimentos muy alcalinos ricos en magnesio, como espinacas, col rizada, acelgas, berros, aguacates, berzas y nabos.

Como tratamiento tópico

Me gusta usar aceite de magnesio para la piel. Para los músculos doloridos, la piel arrugada o cualquier acumulación de ácido láctico debida a un entrenamiento, la aplicación de magnesio transdérmico es eficaz y funciona rápido.

En un baño curativo

Para evitar que tu cuerpo tenga que autorregularse y agotar aún más su suministro de minerales, toma un baño de sales de Epsom antes de acostarte. Echa un vistazo a la «receta» de baño de desintoxicación en la página 234, dentro del apartado dedicado a la desintoxicación.

Antes de acostarte

Por último, unos treinta minutos antes de dormir, toma mi suplemento Alkamind Daily Mineral de magnesio, calcio, potasio y bicarbonato sódico. No solo dormirás estupendamente, sino que además despertarás con un nivel increíble de energía. Lo más importante es que le proporcionará a tu cuerpo el magnesio que necesita para estar sano y lleno de vitalidad. Además de las sales minerales, te recomiendo añadir suplementos para equilibrar los nutrientes en general.

Por más sana que sea nuestra alimentación, de alguna manera todos somos deficientes en nutrientes. Es imposible obtener todos los nutrientes que necesitamos de los alimentos porque los terrenos están agotados. Por eso recomiendo suplementos. Algunos creen que no los necesitan, mientras que otros toman infinidad de suplementos. Es un tema complejo y confuso, pero todos somos deficientes en algunas áreas clave, por lo que hay algunos suplementos que recomiendo de manera generalizada.

Por supuesto, todos tenemos una composición bioquímica diferente, de manera que pregúntale a tu médico sobre los suplementos. Alguien que ya toma un medicamento anticoagulante no debería tomar además aceite de pescado, ya que también diluye la sangre. Deberías consultar este tipo de cuestiones con tu médico.

Hay ciertos suplementos diarios que recomiendo en todos los casos porque la mayoría somos deficientes en ellos. Tómalos en forma líquida (o en polvo para disolver en líquido) siempre que sea posible, en lugar de en tableta. Según las investigaciones, cuando tomas una tableta, absorbes solo del 10 al 30 % de esta. Con una cápsula absorbes solo el 50 %. Pero los suplementos líquidos van directamente a la sangre, evitando el sistema digestivo. Con los líquidos, la absorción es del 98 % o más alta. Los suplementos líquidos también se absorben más rápidamente: tardan de uno a cuatro minutos en hacerlo, en lugar de muchas horas. Recuerda, no se trata de lo que comes, ¡sino de lo que absorbes!

Aceite de pescado

El aceite de pescado (3 g) es uno de los suplementos de salud más necesarios, ya que con él te asegurarás de obtener los ácidos grasos esenciales omega-3 que requiere tu cuerpo. Te ayudará a reducir cualquiera que sea tu proporción de omega 6:3 (lo ideal sería que fuera 1:1, y no más de 4:1).

El aceite de pescado es la única fuente fiable y suficientemente potente de EPA y DHA. Las investigaciones sobre el tema evidencian que un adulto debe tomar 3.000 mg al día por término medio. Esta cantidad proporciona la máxima protección contra las enfermedades cardiovasculares, así como diversos beneficios antiinflamatorios.

En Alkamind, elaboramos el mejor aceite de pescado del mundo, ya que reúne dos características fundamentales que no encontrarás en ninguna otra marca. Cada porción contiene la proporción ideal 2:1 de EPA a DHA y el aceite está filtrado de manera orgánica y triplemente purificado por medio de un proceso llamado destilación molecular. Este proceso no solo proporciona el aceite de pescado más puro libre de todos los metales pesados y contaminantes, sino que lo hace más concentrado, por lo que con menos cantidad se obtienen más beneficios.

Me gusta más el aceite de pescado que el de krill, que, aunque es bueno porque contiene astaxantina (un carotenoide similar al betacaroteno), solo aporta una cantidad minúscula de EPA y DHA. Para promocionar el aceite de krill se suele decir que contiene un tipo de fosfolípidos con una absorción superior de omega-3, y es cierto, pero en tan poca cantidad que para obtener suficiente EPA y DHA tendrías que consumir un bote entero todos los días.

Probióticos

Los probióticos desempeñan un papel crucial a la hora de regular la función intestinal y digestiva. El término *probióticos* deriva del griego y literalmente significa «para la vida». Tu objetivo debería ser tomar alrededor de treinta mil millones de UFC (unidades formadoras de colonias) al día, que por término general equivalen a dos cápsulas. Te recomiendo que optes por una marca refrigerada porque se trata de bacterias vivas y porque disminuye la humedad del suplemento, con lo que se causa menos degradación.

También te recomiendo alternar el aceite cada treinta días: usar una marca diferente de probióticos, que te proporcione otras cepas bacterianas. Por ejemplo, yo lo que hago es conservar en el frigorífico dos marcas diferentes de probióticos y rotarlas cada mes.

¿TE REPITE EL ACEITE DE PESCADO?

A muchos de mis pacientes les preocupa que el aceite de pescado les repita y les haga eructar. En serio, es un tema que les preocupa bastante. De manera que estos son los consejos que puedo darte para evitar este problema:

- Elige un aceite de alta calidad. Eructar suele ser una reacción al aceite de baja calidad que se ha oxidado y se ha vuelto rancio.
- Toma el aceite de pescado antes de comer; de lo contrario, se asentará sobre la comida no digerida (¡el aceite y el agua no se mezclan!).
- Congela el aceite para mantenerlo totalmente fresco.

Vitamina D_3

Una de las mayores «D-eficiencias» que veo a nivel general es la de vitamina D. De hecho, según los estudios realizados sobre este tema, se estima que un 90 % de los estadounidenses son deficientes en esta vitamina. La vitamina D tiene una importancia determinante porque es necesaria para la absorción de calcio en el intestino grueso y la falta de calcio puede causar osteoporosis, además de una acumulación de ácido. Las investigaciones demuestran que la deficiencia de vitamina D es una de las causas subyacentes de la gripe. Hay todavía más evidencias provenientes de un estudio de *PLOS ONE*, que demuestran que tener un nivel de vitamina D en suero de al menos 40 ng/ml podría reducir el riesgo de cáncer en un 67 % en comparación con un nivel de 20 ng/ml o menos.

Al examinar los niveles de vitamina D en un análisis de sangre, la mayoría de los médicos consideran que el rango saludable es de 30 a 100 ng/ml (cualquier valor por debajo de 20 es deficiente, y de 20 a 29 es insuficiente). De manera que si mi puntuación es de 29, mis niveles son insuficientes, pero si tuviera un punto más, ¿mis niveles serían óptimos? Mira, se trata de lo siguiente: es conveniente que no estés en la parte inferior de ese rango, sino en todo lo alto. En cuanto a la vitamina D, el valor de 30 ng/ml es peligrosamente bajo, aunque muchos médicos no te dirán nada porque sigues estando dentro del rango considerado «normal». Para estar saludable, trata de que ese valor esté por encima de 50 ng/ml y, a ser posible, más cerca de 70 ng/ml.

Tu cuerpo puede producir vitamina D cuando la piel está expuesta a la luz solar, pero la mayoría de la gente no recibe bastante luz solar para producir la suficiente cantidad, especialmente si viven en un clima norteño como yo, en Nueva York. Por esa razón, recomiendo complementar la exposición al sol con 5.000 IU de un suplemento líquido. La dosis diaria recomendada de vitamina D es 600 UI. En mi opinión, esta cantidad es el mínimo necesario para evitar enfermedades graves como el raquitismo. En este caso, en realidad, la dosis diaria recomendada es una dosis insuficiente. Si sigues ese consejo, tendrás deficiencia de vitamina D.

Esta vitamina es soluble en la grasa, lo que significa que para que se absorba adecuadamente debes tomarla con una grasa. Por eso debes combinarla con una base oleosa como el aceite de oliva, el de coco o el TCM. Ahora le tenemos miedo al sol; por eso nos embadurnamos con lociones y protectores solares tóxicos. La luz solar es muy importante, pero como sucede con todo, hay que tomarla con moderación. Conoce tus valores vitamínicos y hazte análisis anuales de sangre. Si llevas más de un año sin examinar tus niveles de vitamina D, concierta una cita hoy mismo.

Si nos viéramos en persona, podría aconsejarte otros suplementos específicos; sin embargo, puedo asegurarte que los que he comentado en este apartado son suficientes para que cualquiera dé un paso gigante y aventaje a quien no los toma.

DRENAJE DEL SISTEMA LINFÁTICO

El sistema linfático es la aspiradora del cuerpo; extrae todas las sustancias nocivas. Se trata de uno de nuestros sistemas más importantes, ya que su función principal es la desintoxicación. Con objeto de mantener el pH de la sangre en 7,4, los ácidos y toxinas acumulados en el cuerpo son almacenados en los tejidos. Luego le corresponde al sistema linfático, nuestro equipo de recogida de basuras, extraer los ácidos de los tejidos corporales (cuando el organismo tiene suficiente energía y recursos para hacerlo) y llevarlos de nuevo a la sangre para expulsarlos del cuerpo.

La sangre circula gracias al mecanismo de bombeo del corazón. Pero el sistema linfático no tiene corazón para bombear y mover su líquido. Para drenarlo hace falta movimiento. Hemos de asegurarnos de que el sistema linfático fluya libremente y realice su función. Con mucha frecuencia, cuando examino las células sanguíneas vivas de los pacientes en mi clínica, me encuentro con sistemas linfáticos obstruidos y colapsados. Esto siempre es un buen indicador de por qué hay aumento de peso, piel deteriorada, disminución de la energía y debilitamiento de la inmunidad. Cuando el sistema linfático está obstruido, nada funciona como debería.

Como el sistema linfático se encarga de deshacerse de los ácidos y las toxinas, si te vuelves excesivamente sedentario, los ácidos comienzan a acumularse, desestabilizando así la capacidad de tu cuerpo de mantener un equilibrio adecuado del pH. Cuando no te mueves y, por consiguiente, no se produce el drenaje linfático, tu organismo y todas sus vías de eliminación deben esforzarse más para eliminar estos ácidos. Esto no solo debilita tu energía, sino que además puede producir afecciones comunes debidas al exceso de ácido como reflujo; diversas afecciones de la piel (acné, psoriasis, dermatitis), y problemas digestivos, entre otros trastornos.

Cómo utilizar un *rebounder* para el drenaje linfático

Te recomiendo usar un *rebounder* (pequeña cama elástica) para drenar la linfa. Al saltar en la lona para mover el líquido linfático, debes hacerlo de una manera muy específica y consciente. No se trata de saltar, trotar o mover las piernas libremente. Eso vendrá después, cuando hablemos de saltar para hacer ejercicio. Cuando estás haciendo el drenaje linfático, debes botar suavemente arriba y abajo durante diez a doce minutos sin levantar los metatarsos de la lona. Eso es todo. ¡No te imaginas lo eficaz que es esto para mover la linfa y a la vez estimular el adelgazamiento!

Hay otros equipos que pueden utilizarse con este fin. Además de botar, hay algo llamado vibración del cuerpo entero, que, para que te hagas una idea, es una versión a mil revoluciones del *rebounder* que elimina las toxinas como si escurrieras una esponja. También está la máquina de *chi*, en la que te recuestas bocarriba y el dispositivo balancea tu cuerpo hacia delante y hacia atrás, un movimiento que estimula suavemente la linfa.

Exfoliación en seco

Exfoliar la piel es una de las mejores maneras de estimular el sistema linfático, y mantener así la sangre y otros tejidos vitales desintoxicados. Es energizante, ayuda a combatir la celulitis, elimina la piel muerta, estimula la circulación y fortalece el sistema inmunitario.

Para practicar esta técnica, toma un cepillo de cerdas naturales, que puedes encontrar en la mayoría de las tiendas de alimentos naturales o farmacias. Realiza movimientos amplios sobre la piel, comenzando por los pies y subiendo hacia el corazón. Asegúrate de pasar por todo el cuerpo menos la cara y el pecho. No creas que hace falta dedicarle mucho tiempo a esto; basta con dos o tres minutos antes de la ducha.

DESINTOXICACIÓN DIARIA

La toxicidad es un factor importante en la enfermedad, así como en el envejecimiento prematuro. El grado en que tu cuerpo se conserva o se estropea depende en gran medida de la toxicidad. Además de seguir una dieta más alcalina, todos podemos tomar medidas para desintoxicarnos como parte de una rutina regular para alcalinizar aún más el cuerpo. Lo que viene a continuación son mis prácticas favoritas para desintoxicarme diariamente. Son medidas eficaces y te harán sentir increíblemente bien, con una explosión fresca de energía, especialmente cuando las practicas con regularidad. Te sugiero revisar esta lista de protocolos de desintoxicación y elegir los que funcionen mejor con tu estilo de vida. Tu objetivo debe ser aplicar al menos uno al día (lo ideal sería dos).

EVITA LOS DESODORANTES

El desodorante es uno de los productos más tóxicos que puedes usar y en las mujeres contribuye en gran medida al desarrollo de cáncer de mama. Este producto impide que las toxinas salgan del cuerpo. Además, contiene aluminio, uno de los peores metales pesados, porque es siete veces más tóxico que el mercurio.

Depuración

Una depuración es una manera extraordinaria de estimular la salud, la energía y el metabolismo, pero la depuración ha de ser un estilo de vida y lo ideal sería incorporarla a una rutina diaria. A algunos les gusta hacer una depuración alcalina una o dos veces al año. Yo la hago durante siete días en cada estación y creo que es importante que todo el mundo la haga al menos una vez al año. Algunas veces después de un gran acontecimiento como un cumpleaños o unas fiestas como las Navidades, hago una desintoxicación de dos días, que es como reiniciar todo el cuerpo.

Sin embargo, lo ideal sería que todos los días hicieras algo para desintoxicarte, porque vivimos en un mundo muy tóxico. Es imposible escapar de la toxicidad. La desintoxicación no es una técnica que se lleva a cabo una sola vez; es un estilo de vida. Si quieres probar mi depuración alcalina de siete días o mi desafío *detox* de dos días,* puedes obtener más información en mi sitio web www.getoffyouracid.com, donde también podrás adquirir los materiales para hacerla. Es una manera estupenda de poner en marcha tu nuevo compromiso con un estilo de vida menos ácido.

Agua de limón

Recomiendo beber agua con limón a cualquier hora del día y durante todo el día. Esta es una manera suave, pero eficaz, de cuidar y limpiar el hígado, los riñones y el colon, y ayudar

---

* N. del T.: *7-Day Alkaline Cleanse* y *2-Day Detox Challenge* respectivamente.

La depuración alcalina de siete días de la dieta antiácida transforma por completo tu manera de entender la alimentación y de comer. Nunca había hecho una depuración y me atreví a hacerla porque recientemente me habían diagnosticado colesterol alto, estaba ganando peso y me sentía aletargada. Mi marido, Dan, que tiene un perfil elevado de riesgo cardiovascular además de sobrepeso, estuvo siguiendo la misma alimentación que yo durante la depuración. Cuando terminé, había perdido tres kilos y dejado la cafeína y mi marido pesaba cuatro kilos menos; ¡ambos tenemos más energía que nunca! ¡Nos quedamos asombrados! ¡Gracias, doctor Daryl, por impulsar un verdadero cambio factible en nuestros hábitos de salud y alimentación!

Actualización: tras hacer cuatro depuraciones, he conseguido alcanzar mi peso ideal, ¡y mi marido ha adelgazado más de veintidós kilos!

Lou P.

a alcalinizar el cuerpo. Ayuda a deshacer la mucosidad y proporciona energía por medio de enzimas, vitamina C, potasio y oligoelementos. Te recomiendo que utilices limones frescos y maduros, no zumo de limón preparado.

Una ración de limón contiene el 51 % de las necesidades diarias de vitamina C, así como otras vitaminas y minerales. Los limones ayudan a combatir el derrame cerebral, el cáncer y el asma. También ayudan a mantener una tez sana, aumentan la absorción del hierro, y mejoran el sistema inmunitario. Aunque los limones contienen ácido cítrico, son muy alcalinizantes para el organismo debido a su elevado contenido en minerales y bajo en azúcar.

Procura comprar siempre limones y limas orgánicos y, si lo deseas, pon una rodaja entera en el vaso de agua. Si no son orgánicos, deberías evitar que queden pesticidas, herbicidas y fungicidas en el agua, de manera que exprime el zumo y desecha el resto. En los restaurantes, lo más probable es que los limones no sean orgánicos, así que ya sabes qué hacer.

Chupito de limón y aceite de oliva

Ayuda a limpiar el hígado y la vesícula biliar con este poderoso cóctel matutino. Consiste simplemente en una cucharada de aceite de oliva virgen extra orgánico y medio limón exprimido. Si adquieres el hábito de hacer esto de forma habitual, será un gran impulso para una rutina matutina vigorizante. Bébelo con el estómago vacío. Recuerda, ¡para quemar grasa hace falta grasa!

Infusión *detox* trituradora del ácido

Esta infusión es una de las bebidas más alcalinas que existen. También la llamo «infusión antiinflamatoria», ya que disminuye enormemente la inflamación del sistema que es consecuencia de un estilo de vida excesivamente ácido. Es una infusión estupenda para comenzar el día y puede ser un buen sustituto alcalino del café. La pimienta negra activa las propiedades curativas de la cúrcuma (incrementa su poder en un 2.000 %), así que asegúrate de incluirla. Compra raíz de cúrcuma orgánica para que sea más eficaz. (Puede ser difícil de encontrar, así que compra 1 libra* por Amazon y congélala). Se trata de una infusión fácil de hacer, puedes utilizarla diariamente y lo que sobre puede conservarse en el frigorífico para tomar una saludable infusión helada.

- De 475 a 560 ml de agua filtrada.
- 2,50 cm de raíz de cúrcuma orgánica fresca.
- 2,50 cm de raíz de jengibre orgánica fresca.
- Una pizca de pimienta negra.
- 1 rodaja de limón.

Pon el agua a hervir. Mientras el agua se está calentando, pela la cúrcuma y el jengibre y córtalos en dados (cuanto más pequeños sean los trozos, mejor). Una vez que hierva el agua, retírala del fuego y añade la cúrcuma, el jengibre y la pimienta negra a la olla. Cocina a fuego lento durante al menos diez minutos (cuanto más tiempo la cuezas, más potente y concentrada será la infusión). Vierte la infusión en una taza, exprime la rodaja de limón sobre ella y ¡disfrútala!

Baño *detox*

La piel es el mayor órgano del cuerpo y una gran parte del sistema de desintoxicación. Un baño de sales de Epsom ayuda a crear un estado más alcalino por medio de la absorción y es un ritual que te hace sentir maravillosamente bien.

---

* N. del T.: 453.592 gramos.

Instrucciones: cada noche vierte dos tazas de sales de Epsom y una taza de bicarbonato de soda en la bañera, calienta el agua todo lo que puedas soportar y añade ocho gotas de tu aceite esencial favorito (los aceites de lavanda, eucalipto o limón son geniales). Sumérgete durante veinte minutos y suda. Cuando termines de bañarte, envuélvete en una toalla, métete bajo las sábanas y suda un poco más. Te sentirás muy relajado y dormirás profundamente.

Trago de chía o lino (para combatir el estreñimiento)

Durante el proceso de depuración es vital obtener fibra adicional para ayudar al colon a eliminar las toxinas. Además de una gran cantidad de verduras frescas, es recomendable tomar semillas de lino y de chía molidas. Con esto deberías ir al baño al menos dos veces al día.

Pon una cucharada de semillas de chía en cada zumo verde, batido y agua de coco (revuelve con un espumador de capuchino durante treinta segundos para evitar que la chía se quede flotando en la superficie de la bebida). Para el trago de chía, cada noche después de la cena agrega dos cucharadas de chía o lino molido a 180 ml de agua. Déjalo reposar durante diez minutos antes de beber.

Compresas de aceite de ricino

Las compresas de aceite de ricino son una manera económica de nutrir y ayudar al hígado durante el proceso de depuración. La razón es que se dice que el aceite de ricino es capaz de penetrar profundamente en el cuerpo a través de la piel: ¡hasta 10 cm! Estas compresas se pueden utilizar para estimular y desintoxicar el hígado y la vesícula biliar. Una advertencia: si no tienes cuidado, lo pondrás todo perdido.

Instrucciones: necesitarás aceite de ricino cien por cien puro, prensado en frío, franela de lana (no algodón) y una bolsa de agua caliente (o una manta eléctrica).

1. Pliega la franela de lana en tres o cuatro dobleces y empápala en aceite de ricino.
2. Ponla en un recipiente para hornear y métela en el horno a fuego bajo hasta que se caliente, pero no tanto como para quemarte o causarte una lesión en la piel.
3. Frota el aceite de ricino en el estómago, recuéstate y colócate la franela caliente en la parte superior del estómago.

4. Sella la franela con un envoltorio de plástico.
5. Cúbrelo todo con una bolsa de agua caliente o una manta eléctrica durante una hora, manteniendo la franela tan caliente como sea posible de forma segura y cómoda.

Cuando termines, límpiate el aceite del abdomen. La franela empapada en aceite se puede guardar herméticamente en un envase de cristal hasta volver a usarla, pues el aceite de ricino no se vuelve rancio tan pronto como otros aceites. Se recomienda utilizar esta compresa una vez al día durante tres días, dejarla durante tres días y luego volver a usarla durante otros tres. Es una práctica que puedes llevar a cabo continuamente de forma segura, sobre todo si tienes síntomas relacionados con el hígado, como problemas oculares, síntomas premenopáusicos e irritabilidad menopáusica, cambios de humor, hinchazón, senos sensibles, sofocos, ansiedad, migrañas, erupciones cutáneas y acné, arranques de ira o tensión entre los hombros.

Mucha gente asegura experimentar una notable sensación de bienestar y tranquilidad al aplicar la compresa de aceite de ricino. Sin embargo, como la emoción de la ira está estrechamente ligada al hígado, también pueden reaparecer sentimientos de enojo. Permítete sentirlos y trata de canalizarlos de forma constructiva. Por ejemplo, podrías intentar transformar toda esta ira en perdón, primero para ti y luego para los demás.

Sauna infrarroja

Esta es probablemente la manera más potente y eficaz de limpiar la sangre y desintoxicar el cuerpo. Sudar en una sauna con rayos infrarrojos ayuda al organismo a liberar metales pesados como el mercurio y el plomo, así como sustancias químicas del medioambiente. Pero estos no son los únicos beneficios. Con la sauna infrarroja, también puedes adelgazar, relajarte, aliviar el dolor, mejorar la circulación y purificar la piel.

Te sugiero que empieces a sudar con un trote ligero o con una sesión en el *rebounder* y luego vayas directamente a la sauna. Lleva agua, mantente bien hidratado y toma minerales, ya que puedes perder algunos electrólitos en el proceso. Si tienes acceso a una ducha cercana, primero dúchate con agua caliente y luego fría. Mezclar calor y frío hace que tu temperatura central vuelva a bajar para que puedas disfrutar durante más tiempo de los beneficios de la sauna. Tú decides durante cuánto tiempo tomas la sauna y a qué temperatura. Consulta con un médico y procura pecar siempre de precavido.

OPCIONES DE SAUNA

Buena: sauna. Promueve un sudor desintoxicante. El vapor también es beneficioso.
Mejor: sauna de infrarrojos lejanos. Atraviesa la epidermis y penetra unos 4 cm en el cuerpo, curando heridas de nivel superficial y ayudando a la desintoxicación.
La mejor: sauna de infrarrojos cercanos. Penetra en el tejido a una profundidad de 30 a 40 cm, promoviendo la curación profunda a nivel celular. ¡La NASA ha confirmado que las saunas de infrarrojos cercanos penetran hasta 23 cm!

Irrigación colónica

¿Sabías que cada estadounidense tiene, por término medio, de 4,5 a 7 kilos de impactación fecal alojados en sus intestinos? Cuando el intestino se vuelve acídico por causas antinaturales como la carne no digerida, la harina blanca, la cafeína, el alcohol, los productos lácteos y el gluten, segrega una sustancia llamada glicoproteína que cubre de materia mucosa toda la pared intestinal para tratar de protegerse. Esto es lo que se conoce como placa mucoide, y dificulta extremadamente la absorción de vitaminas, minerales y nutrientes en el cuerpo, además de provocar una acumulación de toxicidad y deficiencia nutritiva, lo que conduce a la desnutrición.

Esta acumulación produce toxinas, que entran en la circulación sanguínea y envenenan el organismo. La irrigación colónica es una herramienta que se utiliza para obtener un colon limpio y saludable y eliminar esta placa mucoide, lo que favorece una mejor digestión y eliminación así como la absorción adecuada de los alimentos. La irrigación colónica dura de treinta a cuarenta y cinco minutos y es un proceso muy seguro y natural.

También puedes hacer zumo de hierba de trigo (el método preferido) y enemas de café orgánico para aumentar la desintoxicación. Aunque el café ingerido a través de la boca es un supresor del hígado, de esta otra manera es un potenciador. Si deseas probar alguno de estos métodos, lleva tu propio zumo de hierba de trigo orgánico a un hidroterapeuta. Pregúntale a tu médico qué tipo de café se puede utilizar (preferiblemente orgánico) y sigue siempre su consejo profesional al pie de la letra. Cuando vayas a hacerte una irrigación, asegúrate de evitar todas las proteínas inmediatamente antes o después del procedimiento y toma probióticos para reemplazar la flora beneficiosa que será arrastrada por la irrigación –de hecho, toma el doble durante ese día y también durante los días anterior y posterior–.

Mientras estás acostado sobre una camilla, una bomba de baja presión o un depósito que funciona mediante la gravedad irriga varios litros de agua a través de un pequeño tubo insertado en el recto. Una vez que el agua llegue al colon, el terapeuta puede masajearte el abdomen. Luego expeles el agua como un movimiento intestinal normal; el proceso elimina los líquidos y los desechos. Tardé mucho en armarme de valor para hacer mi primera irrigación de colon, y al mirar atrás, ¡no puedo creer que tuviera tanto miedo! Es una experiencia ligera e inocua y la recomiendo encarecidamente durante una depuración o después de ella. ¡Te sentirás de maravilla!

¿Con qué frecuencia? Un hidroterapeuta te hará recomendaciones específicas, ya que cada persona es diferente. En mi caso, la primera vez, hice tres irrigaciones seguidas (durante un período de tres días). Ahora, las hago trimestralmente como mantenimiento.

Contraindicaciones: la irrigación colónica nunca debe realizarse cuando se padece colitis ulcerosa activa, cáncer de colon o tras una cirugía de colon.

Limpieza de sales de óxido de magnesio

La descarga de sales de magnesio es un procedimiento que le proporciona al intestino delgado una ducha desde el interior. Al ingerir óxido de magnesio, que tiene un pH de 10, crearás un ambiente altamente alcalino en el que tu cuerpo necesitará ajustarse de nuevo al pH del tracto digestivo, que es de 8,4. Con el fin de eliminar esa sustancia altamente cargada de pH, el intestino delgado la enjuagará con agua para diluir y reducir el pH, arrastrando con él todo tipo de toxinas y sustancias que lo obstruyen.

El resultado es que oxigenarás y desintoxicarás el intestino delgado, con lo que mejorarán la salud y la función del tracto digestivo. Con este método de limpieza del intestino delgado, y mediante el uso de la irrigación colónica para limpiar el intestino grueso, te sentirás más ligero y rebosante de energía que nunca.

Recomiendo realizar la limpieza de sales con el estómago vacío, comenzando con una cucharada de óxido de magnesio (disponible en las tiendas de alimentos naturales), 240 ml de agua y el zumo de un limón. Tras ingerirlo, mantente bien hidratado. El proceso es inocuo, pero provoca numerosas evacuaciones intestinales frecuentes, así que planifica este ritual de limpieza para cuando no tengas que salir de casa. Si prefieres una limpieza más suave del intestino delgado, añade una cucharadita de óxido de magnesio a un vaso de agua con el zumo de una rodaja de limón justo antes de dormir (con el estómago vacío).

Toma probióticos el día que te decidas a hacer una limpieza de sales de magnesio y también los días anterior y posterior a este, con el fin de reponer las bacterias beneficiosas de tu organismo.

Enjuague con aceite de coco

¿Has oído hablar del enjuague con aceite? Es una forma tradicional, ayurvédica, de limpiar, eliminar bacterias y desintoxicar los dientes y las encías con aceite de coco. Es muy eficaz para la curación de caries dentales, la gingivitis y el mal aliento, así como para la prevención de las caries. Las investigaciones dentales evidencian que existe una relación entre la salud de los dientes y las encías y la salud del resto del cuerpo, pero en esto las antiguas culturas de la India estaban mucho más adelantadas que nosotros. Usaban el enjuague con aceite para mejorar la salud y tú puedes hacer lo mismo.

Instrucciones: toma dos cucharaditas de aceite de coco virgen orgánico. Lo mejor es hacerlo por la mañana antes de cepillarte los dientes. O puedes hacerlo más tarde. Enjuágate la boca con el aceite, moviéndolo, empujándolo y haciéndolo pasar entre los dientes y alrededor de las encías durante quince o veinte minutos. No hagas gárgaras con el aceite ni te lo tragues, ya que estará lleno de bacterias. Cuando hayas terminado, escúpelo en la basura (no en el fregadero ni en el inodoro) y enjuágate la boca con agua.

Si tienes una enfermedad de las encías, caries dental o cualquier problema de salud grave, sigue el protocolo terapéutico. Haz el enjuague de aceite al menos una vez al día, aunque lo ideal sería tres veces.

EJERCICIO ALCALINO: LENTO Y CONSTANTE

Podrías pensar que cualquier ejercicio que hagas va a ayudarte a combatir la acidez y a mantenerte más alcalino. Es un error habitual, y no te culpo por pensar así. Al fin y al cabo, hacer ejercicio es una manera estupenda de eliminar la acidez. Pero no todos los ejercicios son iguales. Mientras que algunos entrenamientos combaten la acidez, otros, en realidad, ¡generan más ácido en el cuerpo!

Para equilibrar el pH, el mejor entrenamiento es un ejercicio de baja intensidad como saltar en una minicama elástica, el yoga, el taichí o caminar a paso ligero; y a continuación, sudar en la sauna. Me encanta el libro *Slow Burn* [A fuego lento], de mi amigo y mentor Stu Mittleman. En él afirma que años de entrenamientos de alta intensidad pueden crear un estado tóxico. La regla de oro es: si eres capaz de mantener una conversación mientras entrenas, se trata de un buen ejercicio. Estás generando cantidades mínimas de ácido láctico. Tu cuerpo está funcionando en modo aeróbico, no anaeróbico; tiene un estado alcalino, no ácido.

Un entrenamiento, si se hace de forma incorrecta, ¡puede ser tan ácido como tomarte una copa de helado con todos sus aderezos! Y ese ácido tendrá un efecto negativo en la energía, en la capacidad del sistema inmune para luchar contra la enfermedad y en la longevidad y la salud a largo plazo. Eso no significa que nunca más puedas practicar las modalidades más ácidas de ejercicio, sino que debes tener cuidado con cómo lo haces y ser muy diligente para proporcionarle a tu cuerpo los nutrientes adecuados para combatir el ácido. Así que antes de ver cuáles son los mejores entrenamientos, vamos a hablar de los tres peores (y de lo que puedes hacer si te encantan).

Tres entrenamientos perjudiciales que acumulan ácido rápidamente
"Spinning"

¿Te gusta el *spinning*? ¡A mí también! Pero la alta intensidad de una clase de *spinning* deja el cuerpo sin oxígeno y genera una gran acumulación de ácido láctico. Cuando hayas alcanzado alrededor del 75 al 85 % de tu capacidad aeróbica, o en el momento del entrenamiento en el que sientas que la has superado, tu cuerpo comenzará a producir y acumular cada vez más ácido láctico. ¿Qué puedes hacer al respecto?

Puedes neutralizar ese ácido para mejorar el entrenamiento y acelerar la recuperación tomando un suplemento mineral, como Alkamind Daily Minerals, ya sea durante la clase o inmediatamente después de ella, con un enorme vaso de agua. Cuando estoy en la bicicleta, llevo encima sobres de una ración individual (recuerda que, una vez concluido el entrenamiento, hay un período de diez a quince minutos para llevar de nuevo a las células estos nutrientes alcalinos).

Esprintar

Esprintar es una actividad que utiliza ráfagas cortas de energía, y las fuentes primarias de esa energía provocan la acumulación de ácido láctico. Como alternativa, el *jogging* es un entrenamiento de menor intensidad que no provoca una producción tan elevada de ácido láctico. Así es como puedes saber si estás generando ácido láctico o no: si puedes mantener una conversación mientras corres, estás entrenando aeróbicamente, estás quemando grasa (no azúcar) ¡y estás alcalinizando tu cuerpo!

Además, cuando corres, tu cuerpo cree que está en peligro. Para él es como si estuvieras huyendo de ese viejo tigre dientes de sable. Cuando estás en modo de lucha o huida, el cortisol de la hormona del estrés aumenta y desactiva por completo los sistemas digestivo e inmunitario, así como la producción de ácido clorhídrico en el estómago. En cuanto se desestabiliza la digestión, entramos en un círculo vicioso.

Para evitar esto, haz siempre un calentamiento paseando durante diez minutos, antes de lanzarte a correr a toda velocidad. Esto le indica a tu cuerpo que no está en peligro, que te estás moviendo por el placer de moverte. Una vez transcurridos esos diez minutos, aumenta gradualmente el paso a un ritmo agradable y cómodo.

Entrenamiento con pesas

El levantamiento de pesas es una actividad en la que se realiza un esfuerzo intenso en un breve período de tiempo; para realizarla el cuerpo tiene que producir energía más rápido de lo que tarda en suministrar oxígeno a los músculos. ¿De dónde viene la energía necesaria para hacerlo? El cuerpo obtiene la energía extra fermentando la glucosa (azúcar), que produce, ya sabes, ácido láctico. Si no haces inmediatamente algo para evitarlo, el ácido se adhiere a los músculos. Lo curioso es que este es exactamente el mismo método que emplea el cáncer para mantener vivas las células, ya que obtiene su energía en forma de ATP fermentando azúcar.

Una vez más, un levantamiento de pesas de menor intensidad puede evitar que los músculos pasen a funcionar en modo anaeróbico y tomar un suplemento mineral cuando hagas mucho esfuerzo te permitirá seguir disfrutando del entrenamiento sin experimentar el efecto del ácido en el cuerpo.

Ahora que ya hemos visto los peores ejercicios, hablemos de los mejores.

Tres buenos ejercicios para luchar contra el ácido
Saltar en una cama elástica

Anteriormente te hablé de botar en la cama elástica en términos de mover la linfa, que es una actividad lenta y suave en la que hay que mantener los metatarsos pegados a la lona. Pero cuando estés listo para aumentar la frecuencia cardíaca y sudar, saltar en el *rebounder* se convertirá también en una manera estupenda de hacer ejercicio. De hecho, si solo pudiera hacer una clase de ejercicio durante el resto de mi vida, sería este, y eso te lo dice un corredor empedernido.

¿Por qué es bueno saltar? Porque al elevarnos se elimina durante una fracción de segundo la fuerza de la gravedad y el cuerpo deja de pesar. En cambio, cuando caemos, lo hacemos con una fuerza de gravedad que duplica la de la Tierra y esto ejerce presión sobre nuestros órganos internos. Su estimulación celular aumenta en la misma medida que esa presión, exprimiendo los materiales de desecho del interior de las células. Por eso es una de las modalidades más potentes de ejercicio para desintoxicar el cuerpo.

▸ Saltar en la cama elástica es un auténtico ejercicio celular. Al desafiar la estructura de las células desarrolla la fuerza física de estas. Este fortalecimiento celular nos ayuda a protegernos contra la enfermedad degenerativa.

▸ Este ejercicio mejora la postura, aumenta la vascularización, mejora el tono muscular y conduce a una mayor sincronización, una visión más aguda, una mejor coordinación y equilibrio, más ritmo y niveles elevados de energía.

▸ Mejora el tono y la calidad del músculo cardíaco.

▸ Proporciona el estímulo para que el sistema de drenaje linfático funcione sin obstrucciones, lo que ayuda al cuerpo a eliminar las

toxinas, las células cancerosas, las proteínas atrapadas, las bacterias, los virus y otros desechos celulares.
- Inunda de oxígeno las células y realmente puede aumentar su capacidad para convertir la glucosa en glucógeno. Además, es posible entrenar el cuerpo (mediante un drenaje linfático consistente) para que almacene este glucógeno y lo libere cuando lo necesite para una descarga repentina de energía.

Ejercicios de saltos

En un *rebounder* no tienes por qué limitarte a saltar sin moverte de tu sitio. Puedes realizar los siguientes ejercicios:

Calentamiento: da pequeños botes sin levantar los pies de la lona. Hazlo tensando los músculos abdominales, usando los dedos de los pies y las pantorrillas para empujar hacia abajo la lona.

Botes: manteniendo los hombros echados hacia atrás, las manos a los costados y los músculos abdominales tensos, comienza a dar botes más grandes.

Saltos estelares: ahora ya puedes añadir los brazos, extendiéndolos por encima de la cabeza cuando saltas hacia arriba y bajándolos de nuevo a los costados al caer en la lona. El movimiento de los brazos es parecido al del salto de la estrella.

Trotar sin desplazarte: es exactamente eso, trotar suavemente en la cama elástica sin moverte de tu sitio.

Patadas en el trasero: para agregar un poco de brío al trotar sin moverte de tu sitio, comienza a estirar los cuádriceps tratando de tocar las nalgas con los talones cuando saltas en la lona.

Saltos de tijera: salta en el aire, luego intenta cruzar los tobillos tensando la cara interior de los muslos y descrúzalos cuando vuelvas a caer en la lona.

Por todas partes están surgiendo clases e instalaciones con camas elásticas para practicar ejercicios de salto,* así que mantente atento a las opciones que se presenten en el lugar donde vives. Saltar en el *rebounder* es el ejercicio más potente que existe para mantener las células sanas. Incrementa la circulación y el metabolismo, ayuda a quemar grasa y es mucho más divertido

---

* N. del T.: *jumping fitness*, que consiste en sesiones en las que se realizan diferentes ejercicios sobre una cama elástica o *rebounder*. Se suele saltar sin parar durante una hora, combinando pasos aeróbicos y variando el ritmo y la velocidad.

que hacer *jogging*. Este ejercicio sencillamente quema la grasa corporal. ¡Y lo mejor es que no es necesario ir a una clase para practicarlo! Puedes comprar un *rebounder* a un precio económico y usarlo cómodamente en tu propia casa. El éxito de este estilo de vida se debe a su comodidad.

Qué tienes que tener en cuenta al comprar un *rebounder*
- Diámetro mínimo de 1 m, pero puedes utilizar uno de hasta 135 cm.
- Barra de apoyo recomendada, aunque no es necesaria.
- Los *rebounders* con muelles son menos caros pero más ruidosos y dan un rebote un poco rígido. Los que tienen cuerdas elásticas son más caros, un poco más suaves para la espalda ¡y tan silenciosos que puedo saltar con mis hijos durmiendo en la misma habitación!
- Las patas pueden ser plegables (más costosos) o no plegables.

Esa es mi opinión sobre los *rebounders*. Cuando me preguntan cuál es el mejor, respondo que el que vayas a usar todos los días durante al menos diez minutos. No te preocupes por las diferentes opciones y extras; al final todos funcionan prácticamente igual.

Yoga

Practicar yoga alivia el estrés, que puede causar una acumulación de ácido en el cuerpo, y también estimula la respiración profunda, una práctica natural de desintoxicación y alcalinización. Practicar yoga habitualmente mejora la flexibilidad muscular y articular y fomenta un flujo sanguíneo saludable. Al mismo tiempo, desarrolla la fuerza muscular sin los ejercicios anaeróbicos de muchos entrenamientos, que provocan acumulación de ácido. Cuanto menos ácido se genere, menos ácido tendrás que eliminar después del entrenamiento.

Natación

Nadar constituye otro estupendo ejercicio aeróbico, de bajo impacto y extraordinario para mantenerse en forma. También es excelente para los pulmones. Tu cuerpo aprende a usar el oxígeno de manera más eficiente, inspirando más aire fresco y espirando más dióxido de carbono. Y la respiración profunda es una de las mejores maneras de combatir el ácido. A muchos la natación les sirve para aliviar el estrés, por lo que combate el ácido en múltiples frentes.

Espero que estas opciones de ejercicio te ayuden a encontrar una manera de hacer ejercicio que disfrutes y que tu cuerpo agradezca. Aunque solamente mezcles los entrenamientos más duros y más ácidos con tipos más suaves de ejercicio, el resultado es que estarás en mejor forma y evitarás la acumulación de ácido.

Cómo preparar el cuerpo para un entrenamiento
Antes de entrenar

Mantente muy bien hidratado antes, durante y después de un entrenamiento. Cuando haces ejercicio, tu cuerpo pierde un litro de agua más, de manera que tienes que reemplazar ese líquido. Por término medio, perdemos dos litros y medio de agua diariamente; con lo cual, si haces ejercicio, esa pérdida se convertirá en tres litros y medio. Debes proponerte beber de tres a cuatro litros de agua no solo el día del entrenamiento, sino a diario. Lo mismo ocurre con la nutrición. Te sorprenderá saber que lo que comes justo antes de entrenar no es tan importante como lo que comes la noche anterior, o incluso dos días antes. Lo que comas un par de días antes del entrenamiento tendrá un tremendo impacto en tu rendimiento ese día.

Tienes que acostumbrarte a actuar con iniciativa y tomar continuamente decisiones sobre tu alimentación en lugar de dejarte llevar por las circunstancias.

Unos treinta minutos antes de un entrenamiento, come algo que sea fácil de digerir. Prueba con un zumo verde para la energía, ya que no hay nada más ligero para el sistema digestivo. El zumo verde le proporcionará a tu cuerpo de inmediato vitaminas y minerales; le proporcionará así un saludable estímulo energético. Si quieres comer más, aparte del zumo, toma algo ligero, como una sopa de verduras crudas, puré de verduras o mantequilla de frutos secos crudos. Cuanto más baja sea la intensidad del entrenamiento, más grasa debes comer.

Recuerda que si comes grasa, quemarás grasa y entonces tu cuerpo te pedirá más de esta sustancia, y ese es el ciclo que te conviene. Si comes azúcar, hay más probabilidades de que quemes azúcar, y luego sentirás antojos de esa sustancia. Por lo tanto, lo peor que puedes hacer es consumir muchos carbohidratos antes de entrenar o la noche anterior a una gran carrera. Esto lo veo a menudo porque participo en muchas maratones; es increíble pero la mayoría de la gente se atiborra de pasta la noche antes. ¿Y cuáles son los alimentos que más abundan durante el transcurso de una maratón? Plátanos, naranjas, caramelos y bebidas deportivas. Ninguno de ellos te conviene. Te lo vuelvo a decir: al hacer ejercicio, evita siempre el azúcar.

Intenta no tomar una gran cantidad de proteínas justo antes de un entrenamiento, porque esto podría ocasionarte calambres. La razón es que la proteína es ácida y para ser metabolizada requiere más líquidos que los carbohidratos y la grasa. Los calambres se producen cuando el cuerpo está menos hidratado y cuando tiene que utilizar sus reservas minerales para neutralizar los alimentos ácidos o las toxinas que ingerimos. Las proteínas sirven para desarrollar los músculos, no para alimentarlos.

Durante el entrenamiento

Quizá te estés preguntando qué es lo que como durante un entrenamiento. Buena pregunta. En primer lugar, bebo. Y estoy seguro de que te puedes imaginar qué. ¡Agua! ¡Mucha agua! Procuro beber un litro de agua mientras entreno. Te puede parecer mucho, pero eso es lo que tu cuerpo pierde mientras sudas. Reponer el líquido a medida que lo vas perdiendo es esencial para prevenir la deshidratación. Me gusta añadir unas rodajas de limón o lima a la botella de agua antes de llegar al gimnasio porque le da un sabor delicioso y tiene efectos alcalinizantes adicionales. Si hago ejercicio durante más de noventa minutos, tomo un pequeño aperitivo con grasa. A una tortilla germinada, por ejemplo, puedes untarle mantequilla de almendra cruda o añadirle un chorrito de miel de Manuka, algunas semillas de chía y canela en polvo para evitar el pico de insulina que produce la miel. Córtala en rebanadas finas, envuelve cada una de ellas en plástico y métetelas en el bolsillo. O toma una cucharada de gel energético casero: para prepararlo mezcla de dos a cuatro cucharadas de semillas de chía (guarda el gel en minibolsas de plástico, de las que se utilizan para envasar vitaminas) con una taza de agua. Esta es una estupenda grasa saludable que, si es necesario, te puede aportar energía para todo el entrenamiento.

Después del entrenamiento

Después de un entrenamiento, los alimentos alcalinizantes son una parte integral del proceso de recuperación del cuerpo. Si no alcalinizas, el ácido láctico se acumula en las articulaciones y en el resto del organismo. Has de tomar algo rápidamente y tienes de diez a quince minutos para hacerlo. Lo primero que deberías hacer tras un entrenamiento, antes incluso de salir del gimnasio, es tomar un paquete de una ración individual de Alkamind Daily Minerals (no quiero ser pesado, pero espero que estés comenzando a darte cuenta de su importancia) y añadirlo a aproximadamente medio litro de agua. De esta manera, comenzarás a rellenar inmediatamente el depósito con los minerales que se han agotado: calcio, magnesio, potasio y bicarbonato sódico.

Luego, para tu siguiente comida (espera como mínimo treinta minutos), prepárate un *smoothie* de proteínas a base de verdura con algunas grasas omega-3 saludables como semillas de chía, de lino o de cáñamo; una cucharada de aceite de coco, y una cucharada de mi suplemento vegetal en polvo para batidos Organic Daily Protein. Esto te ayudará a mantener el cuerpo en modo combustión de grasa y a desarrollar masa muscular.

Los ácidos grasos omega-3 de origen vegetal son muy útiles para reparar el tejido corporal. También me gustan las mantequillas de frutos secos como la de almendra cruda y, sí, incluso las verduras de hoja verde oscuro como la espinaca y la col rizada. Todas ellas están repletas de proteínas. Una vez pasados al menos cuarenta y cinco minutos de un entrenamiento, come algunas proteínas sólidas, ya sea una ensalada con algo de salmón o aguacate, almendras crudas y semillas de cáñamo o germinados. Evita todos los cereales y azúcares (incluso los de la fruta) durante varias horas después de una carrera o de entrenar en el gimnasio. La razón es que el ejercicio combinado con azúcar trastornará el equilibrio del azúcar en la sangre y enviará una señal de que el cuerpo ha entrado en modo de inanición, con lo cual se aferrará a todo el azúcar, carbohidratos y grasa que pueda.

Puntos clave sobre el ejercicio físico

- Encuentra una actividad que te guste practicar.
- Sé constante.
- Despacito y buena letra. No te mates entrenando (es decir, creando estrés y ácido láctico). Si puedes «mantener una conversación» mientras entrenas, es muy probable que estés quemando grasa, no

- azúcar, y alcalinizando el cuerpo aeróbicamente.
- Me encanta el *rebounder*. Es fácil, rápido y desintoxicante. Si solo puedes hacer un tipo de ejercicio durante el resto de tu vida, elige este y practícalo en casa durante unos diez a quince minutos. Todo el mundo tiene diez minutos. Conviértelo en una prioridad, y esto sentará las pautas para el resto del día.
- El ejercicio tiene una gran influencia en todas las demás decisiones que tomes en tu vida. Por lo general, durante las épocas en las que hacía ejercicio, comía mejor, me sentía mejor y tenía mejor aspecto. Del mismo modo, cuando no hacía ejercicio, tenía menos energía y motivación y comía de forma poco saludable. Si lo que quieres es mejorar tu salud, empieza a hacer ejercicio y todo lo demás vendrá por añadidura.

- 9 -
ESTRÉS: LA CAUSA NÚMERO UNO DEL ÁCIDO

A menudo, cuando pensamos en un estilo de vida alcalino, nos centramos solo en los alimentos y el ejercicio. Tengo que decirte que el estrés es un millón de veces más importante. Cada vez que experimentas estrés, las glándulas suprarrenales producen las hormonas epinefrina, norepinefrina y cortisol, que ponen a tu cuerpo en un estado de «lucha o huida» y lo vuelven más ácido.

El estrés interrumpe el funcionamiento del sistema nervioso parasimpático, responsable de «la digestión y el descanso». Lo ideal es que ambos sistemas coexistan en armonía y equilibrados entre sí; esto es importante para tu salud porque si vives con un estrés crónico, como les sucede a muchos, tu sistema digestivo (y también tu sistema inmunitario) se bloqueará.

¿Por qué sucede esto? Tu cuerpo asume que necesitas energía inmediatamente, ¡para poder correr deprisa y refugiarte! ¡Lo último que le hace falta es centrarse en la digestión! No sabe si la causa del estrés es una relación, una situación laboral o un familiar enfermo. Solo sabe que está en peligro y tiene que escapar AHORA MISMO.

Para tu cuerpo, el estrés es el estrés y, por consiguiente, la digestión permanece interrumpida mientras el organismo se va volviendo cada vez más ácido. Esa disminución de la actividad digestiva provoca un aumento de la permeabilidad intestinal, lo cual ocasiona que partículas de alimentos no digeridas, bacterias, levaduras y toxinas lleguen a la sangre, donde no deben estar. Esto provoca una reacción que hace funcionar a todo gas el sistema de amortiguación. A la larga, el modo de lucha o huida termina agotándote, dejándote sin fuerzas y consumiendo todas tus reservas minerales.

El cuerpo también produce una hormona llamada aldosterona, que estimula los riñones para excretar el ácido (iones H+). Esta es otra razón por la que la prueba del pH es tan importante: el estrés crónico producirá una orina con pH ácido, lo mismo que una dieta ácida. Como recordarás, el pH de la orina se ve influenciado directamente por las glándulas suprarrenales, los riñones y el agua; y el cuerpo tiene que eliminar los ácidos provenientes de la digestión de las grasas, los carbohidratos y las proteínas, así como otros desechos metabólicos y tóxicos.

Dicho esto, siempre tendremos estrés en nuestras vidas de una forma u otra; a veces más y a veces menos. Por supuesto, queremos reducirlo al mínimo, pero muchas veces los niveles de estrés son inevitables. Nunca sabes cuándo la vida te va a presentar un desafío, y cuando esto sucede, tienes que estar listo. Estar sano no es cuestión de cuánto estrés tienes, sino de cómo lo gestionas. Se trata de mantener en forma el cuerpo y tener un pH equilibrado con gran cantidad de reservas minerales para que, si surge una situación estresante, estés listo y no te dejes arrastrar.

La meditación es una de mis prácticas diarias favoritas que me ayudan a combatir el estrés. La cuestión es que para meditar no hace falta sentarse en la posición del loto en la cima de una montaña en los Himalayas. Puedes hacerlo a diario, dondequiera que estés. Y tiene beneficios que van mucho más allá de relajar el cuerpo y la mente. Me atrevo a asegurarte que si meditas, toda tu vida mejorará: tu estado mental, tus niveles de estrés, tus relaciones y, sí, incluso tu trabajo. Ahora es un buen momento para desarrollar el hábito de meditar de una manera sencilla.

Sin embargo, conozco a mucha gente que se resiste a la idea de practicar la meditación. O la han probado y les resulta muy difícil permanecer sentados en silencio e impedir que sus mentes divaguen. Por eso me dicen que son «malos para meditar». ¡Para nada! ¡Nadie es «malo para meditar»!

Solo es necesario practicar, como sucede con otras muchas cosas; eso es todo. Dos de los requisitos para lograrlo son comprometerte a hacerlo y tener paciencia. Aunque la resistencia a meditar sea comprensible y normal, ¡también hay muchísimas razones estupendas para practicar la meditación!:

- Disminuye el nivel de estrés.
- Puede disminuir la ansiedad y la tendencia a la depresión.
- Puede bajar la presión arterial.
- Relaja el cuerpo, proporcionando un sueño más reparador.
- Previene la tensión muscular.
- Ayuda al organismo a eliminar toxinas.
- Puede incrementar los niveles de óxido nítrico.
- Puede fortalecer el sistema inmunitario.
- Cambia la respuesta del cerebro ante los agentes estresantes.
- A largo plazo la meditación modifica la estructura física del cerebro, lo que mejora la memoria y la capacidad de concentración.
- ¡Por último, contribuye a ELIMINAR LA ACIDEZ! Como reduce los niveles de estrés, y el estrés causa más ácido que cualquier alimento, ¡la meditación te ayuda enormemente a alcalinizar el cuerpo!

Cuando meditas, aprendes a respirar mucho mejor, y para alcalinizar el cuerpo no hay nada más poderoso que la oxigenación a través de la respiración lenta y profunda. En cuanto empieces a practicar, verás los beneficios. Si no me crees, escucha a Ray Dalio, el fundador de Bridgewater Associates, el mayor fondo de cobertura del mundo, que asegura que la meditación es la clave de su extraordinario éxito.

Esta semana, proponte el desafío de hacer una meditación sencilla. Y, aunque no te guste, vuelve a intentarlo al día siguiente. La primera vez, programa una alarma para cinco o diez minutos. Al ser un período de tiempo corto, la tarea se vuelve menos intimidante. Puedes hacer cualquier cosa durante cinco minutos, ¿verdad?

MEDITACIÓN CALMANTE

Esta maravillosa práctica te calmará y te centrará en cualquier situación. También la puedes utilizar cuando sientas un antojo fuerte. La mayoría de las veces el antojo se te pasará cuando lleves de diez a veinte respiraciones.

REGULA EL RITMO DE TU RESPIRACIÓN

BreathPacer es una excelente aplicación de iPhone que no solo calcula tu tasa de respiración ideal basándose en tu altura, sino que también te ayuda a descubrir y poner en práctica tu patrón de respiración terapéutica natural. Según afirman los creadores de la aplicación, cada uno tiene una tasa de respiración óptima y la altura es un factor significativo para conocerla, porque el volumen sanguíneo que circula a través del sistema cardiovascular varía en función de la altura. La frecuencia respiratoria ideal debe estar entre cinco y seis respiraciones por minuto.

La aplicación también tiene una función genial que te permite respirar siguiendo el sonido de la lluvia con el fin de marcar el ritmo de tu respiración. Inspira mientras la barra se eleva (y la lluvia se vuelve más fuerte), espira mientras la barra baja (y la lluvia se vuelve más suave) y contén la respiración mientras la barra permanece inmóvil. Es una herramienta fenomenal para enseñarte a respirar más despacio y a estimular tu sistema nervioso parasimpático.

Para practicar esta meditación, cierra los ojos, coloca las manos sobre el vientre y céntrate en las sensaciones que te rodean mientras inspiras y espiras. Empieza a intensificar tu respiración de manera gradual, inspirando y espirando profundamente con el vientre de diez a veinte veces de manera consciente y lenta. Puedes practicar esta meditación varias veces seguidas o en diversas ocasiones a lo largo del día.

MEDITACIÓN CON ACTITUD DE GRATITUD

Este ejercicio es muy sencillo, pero inmensamente poderoso. Si tengo una meditación favorita, muy probablemente sea la de la gratitud. Esta meditación adquiere una importancia especial en esos momentos de la vida en los que estás dejándote arrastrar por una mentalidad negativa y reflejando esa negatividad a tu alrededor.

Se puede llevar a cabo en cualquier momento, pero resulta especialmente eficaz si es lo primero que haces al levantarte por la mañana o lo último por la noche antes de acostarte. Siéntate tranquilamente con los ojos cerrados y reflexiona sobre todo lo bueno que hay en tu vida. Si te cuesta encontrar algo bueno, simplemente siente gratitud por el don de la respiración y por tener un cuerpo sano. Aquello por lo que sientes gratitud puede ser tan grande o tan pequeño como quieras. ¿A qué estás agradecido hoy que ha hecho que valiera la pena vivir este día? Puedes anotar las cosas por las que estás agradecido antes o después de meditar sobre ellas. Medita durante tanto tiempo como desees.

La meditación es una parte importante de la desintoxicación del cuerpo, ya que lo ayuda a salir del estado de lucha o huida, que provoca ácido. Te la recomiendo como parte de cualquier intento de eliminar los ácidos y las toxinas de tu organismo. ¡Cuando termines tu sesión, te sentirás más joven y lleno de energía de lo que te has sentido desde hace años!

ATENCIÓN QUIROPRÁCTICA

Esta es la esencia de lo que hago. Para mí la salud es como una rueda y sus radios son los hábitos saludables que deben formar parte de la vida cotidiana: nutrición alcalina, ejercicio, gestión del estrés, buenos hábitos de sueño y una actitud mental positiva. En el centro de esta rueda está lo más importante: un sistema nervioso que funciona adecuadamente.

Para que estés sano, tu cerebro necesita enviar señales a través de la médula espinal y de los nervios a cada sistema, órgano, músculo, tejido y célula. Cuando ese camino está despejado, puedes experimentar todo tu potencial innato de salud. Por otro lado, todo lo que interfiera en el sistema nervioso es perjudicial y afecta a tu calidad de vida. Una dieta ácida, ser sedentario y tener pensamientos tóxicos (estrés químico, físico y emocional) pueden interferir en el sistema nervioso.

La atención quiropráctica reduce el estrés de todo el sistema nervioso, liberando los nervios y mejorando de esta manera la digestión y otras funciones corporales, lo que contribuye a una mayor salud general. Cuando recibes un ajuste quiropráctico, la circulación y la oxigenación aumentan, la respiración mejora y la estimulación del sistema nervioso parasimpático inhibe la producción de cortisol, una hormona que interrumpe la digestión y la función inmune haciendo que tu organismo se vuelva más ácido.

Piensa en una manguera de jardín y en cómo se corta el flujo del agua cuando está doblada o retorcida. En tu cuerpo todo ha de fluir libremente. El quiropráctico comprobará si hay estrés nervioso (durante el 80 % del tiempo no te das cuenta de cómo se va desarrollando, lo mismo que sucede con las caries) y eliminará cualquier interferencia nerviosa en tu sistema con un ajuste. Es seguro y funciona.

La atención quiropráctica ha cambiado mi vida, la de mi familia y la de innumerables pacientes. La mayoría cree que un quiropráctico es un médico de la espalda, y aunque está demostrado que el cuidado quiropráctico es el método más eficiente para el tratamiento del dolor de espalda, esto es solo la punta del iceberg en lo referente a lo que la atención quiropráctica sistemática puede hacer por tu salud y por la de tu familia. Si padeces dolores de cabeza o de espalda, problemas sinusales, estrés, ansiedad, asma o problemas digestivos, siempre hay un componente del sistema nervioso en todas esas afecciones y la atención quiropráctica puede ayudarte. Todas las semanas voy a mi quiropráctico (sí, acudo a uno, no me puedo hacer los ajustes yo mismo) y esto me ayuda a mantenerme en un estado óptimo.

Te recomiendo encarecidamente que, tanto si tienes dolor de espalda como si no, acudas a un quiropráctico para que te examine el sistema nervioso. No he dicho que vayas a que te haga unos ajustes. Antes que nada has de hacerte un chequeo; luego, una vez que dispongas de la información, puedes ir a su consulta. No esperes a tener un dolor de espalda para plantearte acudir al quiropráctico.

Recuerda, también, que cualquier dolor que experimentes no es el comienzo del problema. Como en el caso de un dolor de muelas, el problema probablemente lleva mucho tiempo desarrollándose y el dolor es simplemente la señal de advertencia. Si no escuchas la señal y haces algo al respecto, es posible que pierdas el diente. Aunque siempre se puede reemplazar una pieza dental, solo tienes una columna vertebral y un sistema nervioso, que no son reemplazables. Esta es la razón por la que tienes que tomarte en serio el cuidado de la columna: si cuidas de ella, ella cuidará de ti.

EL SEDENTARISMO ES EL NUEVO TABAQUISMO

Los adultos estadounidenses permanecen sentados más de tres quintas partes de sus horas de vigilia y cuatro de cada cinco no realiza la cantidad recomendada de ejercicio semanal. Lo mismo se puede decir de nuestros hijos. En la escuela permanecen todo el día sentados y la mochila de dieciocho kilos en sus hombros no hace más que añadir gasolina al fuego. Los estudios evidencian que el 10 % de los niños de diez años sufren de degeneración y artritis en las cinco vértebras lumbares. ¡Qué locura! ¡La artritis no es normal a ninguna edad, y menos si tienes diez años!

La mayoría de la gente se pasa todo el día sentada en el trabajo y luego, al regresar a casa, vuelve a sentarse. El sedentarismo se ha convertido en el nuevo tabaquismo: según las investigaciones, por cada hora que pasamos viendo la televisión, perdemos veintidós minutos de vida útil.

¡Por eso tenemos que movernos más! Cuanto más te muevas, más energía tendrás y mejor te sentirás. El ritmo de nuestro metabolismo disminuye un 5 % cada década y nuestra falta de movilidad y el efecto que esto tiene en nuestro sistema linfático empeora aún más las cosas. Cuando tengas treinta y cinco años, quemarás cien calorías menos por día que cuando tenías veinticinco años, y a los cuarenta y cinco, doscientas calorías menos que en esa edad. Eso podría traducirse en engordar de tres kilos y medio a cinco kilos y medio más al año. Cuanto más te muevas, mejor funcionará tu sistema linfático y menos ácido y tóxico será tu organismo.

Levántate y mueve el cuerpo cada media hora; si es necesario, crea un recordatorio en tu móvil para que te avise. Los escritorios de pie pueden ayudarte a levantarte de la silla, pero estar de pie todo el día puede causar un problema diferente. Sigues teniendo que moverte. Invierte en un escritorio que te permita hacer ambas cosas, un escritorio de altura ajustable en el que puedas trabajar de pie o sentado, para que tu cuerpo nunca esté en una misma posición durante demasiado tiempo.

Utiliza la creatividad e inventa nuevas maneras de trabajar que te hagan salir de la silla. Coloca un *rebounder* en tu oficina y tómate descansos breves durante todo el día para saltar y soltar el estrés. Esto es lo que tienes que recordar: ¡el movimiento es vida!

- 10 -
EL DESAFÍO DE SIETE DÍAS PARA ELIMINAR LA ACIDEZ

> El conocimiento no es poder; es solo poder potencial.
> Lo que es poder es la acción.
>
> **Tony Robbins**

Ahora que cuentas con las estrategias para comer de manera alcalina y con mis protocolos de desintoxicación favoritos, te propongo el desafío de seguir una dieta con una proporción de 80/20 en favor de los alimentos alcalinos guiándote por la pirámide alimentaria de *La dieta antiácida* y probar los siete cambios de estilo de vida durante toda una semana. Este capítulo incluye algunos consejos para ayudarte a superar el desafío de los siete días y hacer que él se adapte a tu vida y no al revés. Al terminar la semana, regresa a ese primer cuestionario que rellenaste y comprueba si tus valores han aumentado. Contestar a este cuestionario antes y después de la semana debe producir algunos resultados interesantes.

Solo te pido que hagas esto durante siete días; estoy convencido de que después querrás seguir adelante. Creo que, conforme progreses, verás que se trata de un estilo estupendo. Otras dietas consisten en hacerte pasar hambre. Esta no; por eso tengo la impresión de que querrás seguir sintiéndote así de bien. Si tienes un momento de debilidad, no te martirices; limítate a volver a la dieta. La mayor dificultad para casi todo el mundo es ser constante. Puede surgir algo, como una fiesta de cumpleaños, y sentirás la presión de beber champán o comer tarta. Te sugiero que tomes apenas unos sorbitos y te limites a probar la tarta. No tienes que negarte por completo si no quieres. Pero si puedes controlarte un poco, te resultará más fácil seguir adelante.

Este programa consiste en añadir verduras y minerales, comer grasas más saludables, hidratarte con más agua, respirar de forma consciente, hacer ejercicio de bajo impacto, añadir algunos suplementos que quizá no estés tomando en este momento, realizar técnicas antiestrés y llevar a cabo, como mínimo, un día de protocolo de desintoxicación. Es realmente sencillo y verás resultados. Eliminar cosas está muy bien, pero no tienes por qué seguir siempre la dieta a rajatabla. Recuerda que el objetivo es llegar al 80/20. Se trata de progresar, no de alcanzar la perfección.

Imagina cómo sería tu vida si realizaras estos cambios e imagina cómo sería si no cambiaras nada. ¿Cuánto pesarías? ¿Cuánta energía tendrías? ¿Cuáles serían tus signos visibles de envejecimiento? Si tienes una razón lo suficientemente convincente para querer cambiar, nada te detendrá. Esa razón podría ser vivir más para disfrutar de tus nietos, volver a ponerte tus viejos pantalones vaqueros, eliminar las impurezas de la piel o luchar contra una dolencia más grave. Pero la razón principal debe ser tener una mejor calidad de vida todos los días.

Las dos razones principales que me da la gente para aceptar el desafío de los siete días son que quieren tener un mejor aspecto y adelgazar. A mí me parece bien; son motivaciones poderosas. Lo bueno es que este programa te permite conseguir esos objetivos y al mismo tiempo se encarga de una labor fundamental: mejorar tu salud haciendo que tu cuerpo sea más alcalino. ¡No solo tendrás mejor aspecto; vivirás y te sentirás mejor!

ASEGÚRATE DE QUE TUS OBJETIVOS SEAN *SMART*[*]

Específicos. «Quiero perder peso» no es específico. «Quiero perder dos

---

[*] N. del T.: *smart* significa 'inteligente' en inglés y se corresponde con las iniciales de *specific*, *measurable*, *attainable*, *realistic* y *timebound*, es decir, específicos, medibles, alcanzables, realistas y limitados en el tiempo.

Trataré de ir directo al grano. Fue mi esposa la que me sugirió que aceptara el desafío de los siete días de la dieta antiácida. Lo primero que pensé fue: «Ni loco. No puedo comer así; no soy capaz de dejar de golpe la cafeína, los alimentos procesados, etc.». Pues bien, no solo lo hice, sino que además perdí seis kilos, dejé de tomar dos medicamentos para el reflujo y ahora siento muchísima energía y vitalidad. Este programa ofrece un soporte extraordinario. Es fácil, tiene un coste asequible y no necesita ningún tipo de montaje publicitario porque sencillamente funciona.

Louis G.

Llevo cuatro años esforzándome en perder el peso que gané tras un año de quimioterapia para erradicar un cáncer de mama en fase III. ¿Cómo he sido capaz de enfrentarme dos veces al cáncer de mama y sin embargo no lograba controlar mi adicción de tantos años al azúcar y la comida? Probablemente esta adicción fuera una de las causas principales del cáncer.

Mi vida cambió por completo cuando conocí al doctor Daryl y su programa «La dieta antiácida». Seguir el programa de siete días ha sido muy fácil, las recetas son deliciosas y no he pasado hambre ni una sola vez. ¡Los beneficios fueron tan grandes que decidí continuar! Ahora estoy en mi cuarta semana, me siento llena de energía y han desaparecido mis antojos. ¡Lo mejor de todo es que por fin estoy bajando de peso (¡he perdido diez kilos!) y me siento más sana que nunca! ¡Le recomiendo este programa a todo el mundo! ¡Gracias de nuevo, doctor Daryl!

Carine V.

kilos a la semana con el resultado final de seis kilos» sí lo es.

Medibles. ¿Cómo vas a medir tu objetivo? El seguimiento del progreso es importante y te hace responsabilizarte de los resultados.

Alcanzables. Los objetivos deberían ser estimulantes, pero también es importante elegir un objetivo que sepas que puedes lograr.

Realistas. ¿Tu objetivo y tu marco de tiempo son realistas para el objetivo

LA DIETA ANTIÁCIDA

TEST: ¿DE DÓNDE PROCEDE TU ACIDEZ?

➡ Para realizar este cuestionario en línea, ve a www.getoffyouracid.com/five-acid-sources-quiz.

Rellena este cuestionario al iniciar la dieta antiácida para ayudarte a descubrir en qué pasos deberías centrarte especialmente. Al responder a las preguntas averiguarás qué fuentes de ácido son las que más te afectan. Haz una marca delante de cada frase a la que respondas de forma afirmativa. Al terminar el cuestionario, suma las marcas de verificación que hayas obtenido en cada categoría de ácido.

Ácidos dietéticos

_____ 1. ¿Comes con frecuencia carbohidratos simples como pan, pasta, dulces o aperitivos procesados?

_____ 2. ¿Bebes zumo de fruta, refrescos, agua carbonatada o café más de una vez por semana?

_____ 3. ¿Consumes habitualmente productos lácteos (leche, yogur, helado, suero de leche, etc.)?

_____ 4. ¿Tomas alimentos elaborados con edulcorantes artificiales (refrescos *light*, postres sin azúcar, yogur, chicle sin azúcar, etc.)?

_____ 5. ¿Sufres habitualmente de estreñimiento, distensión abdominal, gas, diarrea o reflujo ácido?

Ácidos metabólicos

_____ 1. ¿Prefieres el *spinning*, el *Crossfit*, el entrenamiento a intervalos de alta intensidad o entrenamientos similares que fuerzan tus músculos todo lo posible?

_____ 2. ¿Comes proteínas de origen animal o fructosa (jarabe de maíz con contenido elevado en fructosa, frutas con un contenido de moderado a alto en azúcar) al menos tres o más veces por semana?

_____ 3. ¿Participas habitualmente en entrenamientos intensos en los que terminas jadeando y resollando, con una sensación de agotamiento?

_____ 4. ¿De manera ocasional respiras superficialmente con el pecho o bostezas?

_____ 5. ¿A menudo te sientes demasiado cansado para entrenar, incluso cuando acabas de levantarte de la cama?

Ácidos emocionales

_____ 1. ¿A menudo pierdes el sueño porque tu mente está excesivamente activa o estás preocupado?

_____ 2. ¿Con frecuencia estás muy estresado, ya sea por motivos laborales o por tu vida personal?

_____ 3. ¿Tienes momentos, al menos un par de veces a la semana, en los que sufres de falta de confianza o inseguridad?

_____ 4. ¿Actualmente sufres de ansiedad o depresión?

_____ 5. ¿Respondes a los demás con frustración o enojo (tienes mal genio)?

Ácidos ambientales

_____ 1. ¿Compras productos convencionales (no orgánicos) de limpieza, de baño o de belleza?

_____ 2. ¿Bebes agua en botellas de plástico o utilizas otros productos elaborados con BPA una o más veces por semana?

_____ 3. ¿Calientas la comida en el microondas?

_____ 4. ¿Tu cesta de la compra contiene muchos productos no orgánicos que pueden contener organismos genéticamente modificados o pesticidas? (Marca esta casilla si no sueles comprar productos orgánicos).

_____ 5. ¿Llevas un teléfono móvil en el bolsillo durante todo el día, haces llamadas con el móvil sin auriculares o trabajas con un ordenador portátil en el regazo?

Ácidos químicos (consumidos o transdérmicos)

_____ 1. ¿Has tomado antibióticos, píldoras anticonceptivas o medicamentos con receta en el año anterior?

_____ 2. ¿Comes pescado o mariscos de piscifactoría, no salvajes ni capturados en el Atlántico? (Si no lo sabes, puedes suponer que es un sí).

_____ 3. ¿Bebes vino, cerveza o licor más de una vez a la semana?

_____ 4. ¿Fumas tabaco o tomas drogas?

_____ 5. ¿Tienes empastes dentales que contengan mercurio o utilizas un desodorante estándar (que contenga aluminio en la lista de ingredientes)?

RESULTADOS

Suma las marcas de verificación que tienes en cada categoría de ácidos. La categoría con mayor puntuación indica tu tipo de ácido predominante y la fuente más importante de toxicidad para tu cuerpo; la categoría con menos marcas (o ninguna) probablemente no te esté aportando tanta acidez; las demás se encuentran en algún punto intermedio.

---

establecido? Dos kilos a la semana es poco realista para algunos.

Limitados en el tiempo. Fija un plazo. Sin eso, el objetivo es solo un deseo.

ÁCIDOS DIETÉTICOS

Los alimentos y las bebidas que ingieres son la principal causa de acumulación de ácido en tu cuerpo. El azúcar, el gluten, los edulcorantes artificiales, los lácteos, la carne, la cafeína, la carbonación y los alimentos procesados son los principales generadores de este tipo de ácido.

Sigue mi regla alcalina 80/20 para reemplazar los alimentos ácidos con alimentos alcalinos ricos en nutrientes. Reduce (o incluso elimina) lo antes posible los alimentos ácidos mencionados anteriormente, pero ten en cuenta que son adictivos, por lo que puede llevarte algún tiempo desengancharte de ellos. Al mismo tiempo, añade a tu alimentación más verduras de hoja verde oscuro y grasas saludables. Estos alimentos alcalinos ricos en minerales energizarán tu cuerpo, ayudarán a sanar tu sistema digestivo y reducirán al mínimo los antojos a medida que vas haciendo la transición a un estilo de vida alcalino más saludable. Para obtener más información, consulta el capítulo siete.

ÁCIDOS METABÓLICOS

Si tienes una puntuación alta en esta categoría, los ácidos metabólicos como el ácido láctico, el carbónico o el úrico se han acumulado en tu cuerpo.

Ácido láctico. Puede que estés haciendo mucho ejercicio intenso sin reponer adecuadamente los minerales. También, cuando tu cuerpo está mal oxigenado por la toxicidad y el exceso de ácido, el modo de respiración de las células (la forma en que respiran y producen ATP: la divisa energética del cuerpo) puede pasar del metabolismo aeróbico al anaeróbico. El subproducto de este cambio en el metabolismo es el ácido láctico.

Ácido carbónico. Es posible que no hagas ejercicio o que, muy probablemente, respires con el pecho de manera superficial.

Ácido úrico. Tal vez tu dieta sea excesivamente rica en proteínas o fructosa (de frutas con un contenido moderado o alto en azúcar o jarabe de maíz rico en fructosa). Para obtener más información, consulta el capítulo cuatro.

ÁCIDOS EMOCIONALES

El estrés es una de las principales causas de acumulación de ácido en el cuerpo y puede estar saboteando tus esfuerzos por comer saludablemente, sentirte bien y seguir una rutina periódica de ejercicio. Ten a mano un arsenal de técnicas de alivio del estrés a las que acudir en cualquier momento en que te sientas tenso o abrumado.

Cada mañana, en cuanto te despiertes, practica la respiración de la energía 3:6:5 (consulta la página 213) para aumentar el oxígeno en la sangre y las endorfinas en el cuerpo. Incluso hacer cinco minutos de ejercicio (en un *rebounder*, por ejemplo) o una meditación diaria supondrá una mejora, ya que aliviar cada día un poco de estrés produce resultados a la larga. Cuando te sientas estresado, asegúrate de beber agua. Para más información, consulta el capítulo nueve.

ÁCIDOS AMBIENTALES

Gran parte del ácido que se acumula en tu cuerpo es causado por sustancias químicas y ácidos tóxicos del medioambiente. ¿De dónde proceden? Estados Unidos importa o produce diecinueve mil millones de kilos de productos químicos al día. Por término medio en una casa hay en todo momento más de mil sustancias químicas y una persona está expuesta a ciento sesenta y siete sustancias químicas al día, contando únicamente los

DÍA 80/20 DEL DOCTOR DARYL: MI RÉGIMEN FAVORITO

6:30 de la mañana, me levanto: tomo una ración de suplemento Alkamind Daily Greens.

Ejercicio matutino: *rebounder*, doce minutos de drenaje linfático.

Protocolo *detox* mientras hago ejercicio en el *rebounder*: 3:6:5, respiración de la energía.

7 de la mañana, desayuno: batido alcalino cargado de verduras y al menos dos grasas saludables (aceite de coco, semillas de chía) (ver la receta en la página 285).

Suplementos: ácido graso omega-3 (aceite de pescado): 2.000 mg; probiótico x 1; vitamina D_3: 5.000 UI, gotas en la lengua; antioxidante: hidrógeno molecular o glutatión.

8 de la mañana, protocolo *detox*: infusión *detox* trituradora del ácido (ver la receta en la página 234).

10 de la mañana: bebida Alkamind Daily Greens.

Aperitivo de media mañana: palito de apio con mantequilla de nuez (solo si te entra hambre; de lo contrario, evítalo para mantener los niveles de insulina bajos).

11 de la mañana: prueba de pH de la orina o de la saliva.

12:30 de la tarde, almuerzo: ensalada arcoíris con aguacate y sopa cruda.

3 de la tarde: bebida Alkamind Daily Greens.

Merienda a media tarde: hummus de ajo con palitos vegetales (ver la receta en la página 290), solo si surge el hambre; de lo contrario, evítalo para mantener los niveles de insulina bajos.

6:45 de la tarde, entrenamiento después del trabajo: diez minutos a pie o drenaje linfático en el *rebounder*; treinta minutos de carrera o treinta minutos de entrenamiento aeróbico en el *rebounder*; bebida de Alkamind Daily Greens durante el entrenamiento o después de él; proteína diaria orgánica de Alkamind (coco y vainilla) después del entrenamiento con espinacas, 1 cucharada de semillas de cáñamo o chía, 1 cucharada de aceite de coco y 235 ml de leche de coco.

7:30 de la noche, cena: ensalada arcoíris (col rizada/berro/romana/espinacas) con aceite de oliva virgen extra y limón; filete de coliflor con cúrcuma y jengibre; aguacate con 1 cucharada de aceite de macadamia, pimienta negra, comino y sal marina; proteína opcional: trozo pequeño de salmón salvaje horneado o nueces y semillas en ensalada.

Suplementos: ácido graso omega-3 (aceite de pescado): 1.000 mg; probiótico x 1; enzima digestiva; antioxidante: hidrógeno molecular o glutatión; inyección de vitamina B_{12} dos veces por semana (mi esposa, Chelsea, opta por tomar B_{12} diariamente en forma líquida o sublingual).

Postre (opcional): pudín de coco, chía y vainilla (ver la receta en la página 322).

9 de la noche, protocolo de desintoxicación nocturno: baño *detox* (ver la página 234).

10 de la noche, antes de acostarse (30 minutos antes de dormir): bebida Alkamind Daily Greens.

---

productos de cuidado personal convencionales, que no son los únicos que las contienen. Debido a toda esta toxicidad medioambiental, es posible que hayas experimentado algunos trastornos autoinmunes, hormonales, tiroideos o suprarrenales.

Revisa tu casa para descubrir las fuentes de toxicidad y pásate a los productos orgánicos. Reemplaza los productos de limpieza, de baño y corporales, así como la ropa de cama y los cosméticos por las versiones orgánicas sin toxinas que recomienda el Grupo de Trabajo Ambiental (EWG). Crea un campo electromagnético protector para tu dormitorio, oficina y teléfono móvil, y nunca uses el teléfono directamente pegado a la oreja (utiliza el altavoz o unos auriculares). Emplea vidrio en lugar de plástico siempre que sea posible; así eliminarás las fuentes comunes de BPA. Para más información, consulta el capítulo uno.

ÁCIDOS QUÍMICOS (CONSUMIDOS O TRANSDÉRMICOS)

Las sustancias químicas afectan a nuestras hormonas y al delicado microbioma del intestino. Bebe tanta agua bien filtrada como sea posible. Compra alimentos orgánicos en la tienda, sobre todo en lo referente a verduras. Si comes carne, asegúrate de que proceda de animales alimentados con pasto orgánico. El pescado debe ser salvaje. Si tienes empastes de mercurio, busca a un dentista que sepa extraerlos adecuadamente. Pasa de un desodorante a base de aluminio a uno que sea natural y libre de este mineral. Evita las drogas, el tabaco y el alcohol, y toma medicamentos recetados solo si es necesario. Para más información, consulta el capítulo uno.

LA BATALLA SE GANA EN EL SÚPER

La parte más desalentadora de cambiar tu dieta es ese primer viaje al supermercado cuando te detienes en mitad del pasillo con un carrito vacío; es triste porque sientes que estás rodeado de alimentos que no se te permite comer.

Afortunadamente, comer de forma alcalina no significa que tengas que eliminar nada, en absoluto. Come lo que te guste, pero con moderación. Recuerda, tu dieta diaria debe consistir en un 80 % de alimentos altamente alcalinos, lo que significa que el 20 % puede ser ácido. No trates de alcanzar la perfección al empezar; solo procura mejorar. Aun así, una vez que te decidas a adoptar la alimentación alcalina, es posible que lo pases mal la primera vez que vas de compras. Estoy aquí para ayudarte. Los siguientes son mis consejos favoritos para comprar comestibles.

Nunca hagas la compra cuando tienes hambre

¡La regla más importante que puedo enseñarte acerca de las compras es no ir nunca con hambre al supermercado! ¿Lo has hecho alguna vez? Yo sí.

Compra en los laterales de la tienda

Deberías pasar la mayor parte del tiempo (si no todo) comprando en los laterales de la tienda, no en los pasillos centrales, que es donde se exponen la mayoría de los alimentos procesados.

Usa mi lista básica de alimentos alcalinos para las compras

Cuando tienes los ingredientes adecuados en la alacena y en el frigorífico, es fácil comer de manera alcalina. Una vez que te acostumbres a comer así, lo harás de forma automática, pero para empezar puedes utilizar esta lista de compras para abastecerte de alimentos alcalinos.

Verduras

Adoptar el estilo de vida alcalino también significa seguir una alimentación básicamente vegetariana. La rúcula es buena, pero las espinacas son aún mejores para usarlas como base para ensaladas. Los espárragos y las coles de Bruselas son excelentes como guarniciones, mientras que el calabacín puede servir como plato principal (¿has probado los tallarines de calabacín?) y en cuanto al aguacate, se le puede poner ¡prácticamente a casi todo! Tampoco te olvides de los berros, los reyes de la verdura: ¡encabezan la lista de los cuarenta y un alimentos más poderosos!

Hierbas, especias, aceites y grasas

El ajo es muy alcalino: ¿a quién no le gusta tomar una dosis de la rosa maloliente*? Y pese a lo que puedas haber oído acerca de las grasas saturadas, el aceite de coco es excelente. Contiene un 90 % de los ácidos grasos que benefician al cerebro y al resto del cuerpo. Recuerda que para perder grasa necesitas tomar grasa; por lo tanto, no le tengas miedo. Mis quemadores de grasa preferidos son las semillas de chía, las de cáñamo y las de lino, las almendras crudas, las nueces de macadamia y los aguacates. ¡Añádelas a tu *smoothie*, ensalada o postre favoritos!

Frutas

Aquí es donde muchos se equivocan: creen que toda la fruta es buena, y este es uno de los mayores malentendidos. Para determinar si una fruta es alcalina o ácida tienes que tener en cuenta tres elementos: el contenido de minerales, el de fibra y el de azúcar. Las frutas alcalinas (limones, limas, pomelos, tomates, granadas, coco y, hasta cierto punto, sandías) son ricas en minerales y fibra y, como habrás adivinado, bajas en azúcar, ¡porque azúcar significa ácido!

---

* N. del T.: debido a la belleza de su flor y a su olor fuerte, el ajo es conocido universalmente como «la rosa maloliente», una expresión que se remonta a las épocas griega y romana.

Almidones

Es difícil dejar de comer pasta. Si tienes antojos de alimentos con almidón o necesitas algo un poco más consistente para sentirte lleno, elige la quinoa en lugar de la pasta. Las batatas no solo son alcalinas sino que además son ricas en vitamina A y fibra y las patatas nuevas también son alcalinas. Los alimentos con almidón pueden consumirse con moderación.

LA DOCENA SUCIA

Manzanas
Cerezas
Uvas
Nectarinas
Melocotones
Fresas
Pimientos
Apio
Pepinos
Lechuga
Patatas
Espinacas

Proteínas

Si te consideras carnívoro, aunque el estilo de vida alcalino es principalmente vegetariano, puedes optar por pescados como el salmón salvaje, las sardinas o las anchoas. Si no puedes consumir pescado de Nueva Zelanda o España, otra opción es la del pescado del océano Pacífico. A menudo encargo pescado y marisco, capturados en estado salvaje y congelados inmediatamente, a una gran empresa llamada Vital Choice Wild Seafood and Organics. Y una opción aún mejor que esta es tomar hummus, alubias adzuki, lentejas y garbanzos (en este caso sí puedes ir a los pasillos centrales del supermercado).

No lácteos

Los productos lácteos son un alimento que crea mucho ácido; ¡haz todo lo posible por evitarlos! Elige leche de almendras y leche de coco sin endulzar para ayudar a bajar el colesterol, adelgazar y mejorar el sabor de los batidos. Mejor aún, elabora la leche tú mismo.

Compra alimentos orgánicos y evita los pesticidas

Muchos me dicen que, a pesar de comprar gran cantidad de frutas y verduras frescas, no siempre, o más bien casi nunca, eligen productos orgánicos. Bien, con un solo dato estadístico quiero mostrarte lo importante que es comprar alimentos orgánicos: el 68 % de las muestras de alimentos examinadas por el Grupo de Trabajo sobre el Medio Ambiente contenía residuos de plaguicidas detectables, ¡incluso después de ser lavadas y peladas! Eso significa que más de dos tercios de los productos no orgánicos que estás comiendo contienen residuos de pesticidas peligrosos y perjudiciales para tu cuerpo y tu salud.

RESACA DE PLAGUICIDAS

¿Has despertado alguna vez con resaca después de tomar una sola copa de vino y te has preguntado por qué? ¿O el vino te da dolor de cabeza? En la mayoría de los casos, no es por el contenido en alcohol (aunque el alcohol es ácido y contiene levaduras y azúcar). En realidad, se debe a todos los pesticidas y sulfatos que se añaden a la uva. Así que si quieres beber vino habitualmente o como parte del 20 % de alimentos y bebidas acídicos que consumes, elige un buen vino orgánico, sostenible, sin sulfatos, herbicidas, pesticidas ni fungicidas.

Seguramente muchos habréis oído hablar de la «docena sucia» de alimentos; es importante conocerlos. Estos doce alimentos deben ser siempre orgánicos. Para entenderlo fácilmente piensa que cuanto más fina sea la piel de la fruta o la verdura, mayor es la cantidad de contaminantes que puede contener. Por ejemplo, los plátanos tienen menos probabilidades de contener pesticidas que las manzanas.

Lee los códigos

Aquí encontrarás toda la información que necesitas sobre cómo leer códigos para saber si son orgánicos. Todas las frutas y verduras tienen una etiqueta SKU.* La has visto, ¿verdad?

- Si la pegatina comienza por el número 9, significa que es un alimento orgánico. Recuérdalo: el 9 te conviene.
- Si la pegatina comienza por el número 8, significa que el alimento está modificado genéticamente. Recuérdalo: el 8 ni tocarlo.
- Si la pegatina comienza por cualquier otro número, significa que el alimento fue cultivado convencionalmente y no es genéticamente modificado ni orgánico. Lo más probable es que se cultivara con herbicidas, pesticidas, fungicidas y fertilizantes sintéticos.

---

* N. del T.: *stock-keeping unit* o código de artículo.

Otra opción todavía mejor es comprar alimentos en el mercado local de productos agrícolas. Los agricultores orgánicos certificados se sienten orgullosos de serlo; puedes hablar con ellos para que te informen.

LA PREPARACIÓN ES CLAVE: CONSEJOS PARA LA PREPARACIÓN Y ALMACENAMIENTO DE ALIMENTOS

Saca el máximo partido a los alimentos aprendiendo a almacenarlos. Vivimos en un mundo donde mucha gente pasa hambre y alargar la vida de los productos es la mejor manera de ahorrar dinero y reducir desechos. En el caso de los aguacates, por ejemplo, compro los más duros y verdes y los meto en el frigorífico, donde durarán hasta tres semanas. Cuando los saco, los dejo en la encimera y maduran en tres días. De esta manera siempre los tengo a mano y estarán maduros cuando vaya a usarlos.

- Pon bicarbonato de sodio en el frigorífico para absorber la humedad.
- Usa bolsas para los *smoothies*. Corta la fruta y congélala. Así, de la forma más sencilla, podrás tomarte un *smoothie* por la mañana. En la bolsa pongo todo lo que voy a echar en el batido, pero sin los líquidos ni la mantequilla de frutos secos: espinacas, col rizada, semillas de chía, etc. Vierto todo esto en la licuadora con el líquido o la mantequilla de frutos secos y tengo un *smoothie* helado listo para llevar. Si estoy muy apurado, lo echo todo en la licuadora y luego, la noche anterior, lo pongo en el congelador.
- Si las hierbas se están marchitando, solo tienes que recortar los tallos y ponerlos en un vaso de agua; se reavivarán de inmediato.
- Compra tomates orgánicos y jengibre orgánico crudo a granel en el mercado agrícola. Congélalos en bolsas herméticas de plástico libres de BPA.
- Lava los productos justo antes de usarlos, no antes de almacenarlos, para evitar que críen moho.
- Mantén las bayas, los cítricos, los melones y los guisantes en la parte frontal del refrigerador, que tiende a ser más fría.
- Al almacenar verduras de hojas verdes, extiéndelas sobre una toalla de papel. Enrolla la toalla firmemente, asegúrala con una goma elástica y colócala en una bolsa de plástico abierta. Esto mantiene las hojas

secas, incluso mientras están almacenadas, y permite que el gas etileno salga. El etileno es el enemigo de la frescura. Si permites que se acumule en una bolsa, produce enzimas que aceleran el deterioro, así que deja una pequeña abertura para que corra el aire.
- En casa, los domingos son días de preparación. Me encanta preparar un gran lote de quinoa con la vaporera o en el fogón. Durará toda la semana para emplearla en ensaladas, en el desayuno o como relleno rápido para *wraps*. Es muy versátil.
- También hago una gran ensalada los domingos.
- Corto todo tipo de ingredientes, desde cebolla roja hasta pimiento rojo, brócoli, etc. Mantengo aparte las verduras de hojas verdes y lleno algunos frascos de aderezos para ensaladas y salsas vegetarianas. Luego, durante los dos días siguientes, puedo tomar puñados de ingredientes y hacer ensaladas sobre la marcha en muy poco tiempo.
- Haz sopas crudas y congélalas. Cada vez que congeles algo, ten en cuenta que debe quedar muy poco espacio con aire en el recipiente. Eso hace que los alimentos se degraden.
- Los cuchillos metálicos son oxidantes; por eso prefiero los de cerámica. Una rodaja de manzana cortada con un cuchillo de metal se vuelve marrón más rápidamente que si la cortas con un cuchillo de cerámica.
- ¡No podemos olvidar los postres! Se tarda apenas diez minutos en elaborar mi famoso pudín de chía, coco y vainilla en la licuadora. Una vez hecho, consérvalo en la nevera durante al menos cinco horas. Esto se aplica también al *mousse* de chocolate con aguacate. Hazlos el domingo y tendrás deliciosos postres repletos de grasas saludables para toda la semana.

COMER DE FORMA ALCALINA FUERA DE CASA

Cuando se come en restaurantes, puede ser difícil mantener un estilo de vida alcalino. Pero es posible, especialmente si sigues estos consejos:

- Evita el pan antes de la comida y el postre al final de esta.
- Mastica lentamente para comer menos y digerir mejor lo que comes. Mastícalo todo, ¡hasta los batidos!

- Bebe agua exprimiéndole un poquito de zumo de limón fresco, pero no dejes la rodaja en el vaso, porque normalmente los limones no suelen ser orgánicos.
- Es mejor comer porciones más pequeñas, así que opta por tomar múltiples entrantes, aperitivos y ensaladas.
- Pide los aderezos y salsas aparte.
- Elige platos que estén cocidos al vapor, asados, horneados, a la parrilla, asados o salteados en lugar de fritos.
- Lleva tu propia sal: sal marina Redmond, sal del Himalaya o sal marina Celtic Grey.

ACUÉRDATE DE CAMBIAR >MEJOR >LO MEJOR

A estas alturas ya conoces mi filosofía de cambiar a una opción mejor primero, y de ahí a la mejor. Para casi cualquier ingrediente ácido, se puede encontrar una mejor alternativa. Esta es la mejor manera de enfocar los viajes. No puedes comer cien por cien alcalino todo el tiempo, pero puedes tratar de reducir el ácido que consumes.

LA ACTITUD ES LO MÁS IMPORTANTE

Y ahora, amigo mío, has llegado al final. Tienes toda la información que necesitas para pasar a hacer la transición de un estilo de vida ácido a uno alcalino y para mejorar tu calidad de vida al tiempo que le añades años. Armado con todos estos conocimientos poderosos, lo último (y lo más importante) que necesitas es tener la mentalidad correcta. Llamé Alkamind a mi empresa porque creo que sin la ayuda de la mente no puedes vivir de manera alcalina. Recuerda esto: si tu porqué –tu razón para querer mejorar tu vida– es lo suficientemente importante, el cómo vendrá solo.

Para adquirir la actitud correcta, ten presentes algunos puntos clave.

El estrés es un asesino. No uno cualquiera: el peor; es el factor que más ácido genera, así que haz lo que sea necesario para eliminar las tensiones de tu vida. Vivir de una forma más sana aliviará de manera natural el estrés que puedas experimentar.

Acuérdate siempre de respirar. Una buena respiración consciente y profunda tiene efectos medicinales.

Establece objetivos alcanzables SMART. Fíjate estos objetivos y tómate

CAMBIA ESO POR ESTO

EVITA ESTO	MEJOR OPCIÓN	LA MEJOR OPCIÓN
Arroz blanco.	Arroz integral.	Quinoa.
Leche/leche de soja.	Leche de almendra.	Leche de coco o leche casera de almendra/cáñamo.
Aceites vegetales (canola, soja, girasol).	Aceite de linaza.	Aceites de coco/oliva.
Pasta.	Pasta sin gluten.	Fideos de calabacín/fideos *kelp*.
Vinagre balsámico.	Vinagre de sidra de manzana.	Limón y aceite de oliva.
Café.	Té verde.	Té de hierbas.
Chocolate con leche.	Chocolate negro.	Cacao crudo.
Sal de mesa.	Sal marina/sal *kosher*.	Sal marina Celtic Grey/del Himalaya.
Margarina/mantequilla.	*Ghee*/Kerrygold (de animales alimentados con pasto).	Manteca de coco/mantequillas de frutos secos crudos.
Salsa de soja.	Tamari/Aminos Líquidos Braggs.	Aminos de coco.
Azúcar/agave/azúcar moreno.	Azúcar de coco/néctar, miel de Manuka.	Estevia, Lo Han (fruta del monje).
Cacahuetes.	Anacardos.	Almendras /nueces de macadamia crudas.
Agua carbonatada/embotellada/de grifo.	Agua filtrada.	Agua alcalina con minerales y H_2.
Zumo de fruta.	Zumo de fruta recién exprimido.	Zumo verde prensado en frío.
Granola.	Avena.	Avena sin gluten/quinoa.
Pan blanco.	Pan sin gluten.	Pan germinado/Ezequiell.
Proteínas animales/pescado de piscifactoría.	Proteínas animales de animales alimentados con pasto /pescados salvajes.	Proteínas de base vegetal.
Cerveza/sidra.	Vino.	Vodka (Chopin o CIROC).

el tiempo que necesites para alcanzarlos, aplicando una filosofía 80/20.

Con el tiempo, las pequeñas y sencillas modificaciones de nuestros hábitos cotidianos se suman y dan lugar a grandes cambios de suma importancia para nuestra salud y felicidad.

Disfruta el proceso. Empieza por sumar en lugar de restar. Introduce elementos buenos antes de eliminar los malos. Hazlo de forma gradual para que la transición sea más fácil y agradable.

Eso es todo. Ahora ya sabes cómo ELIMINAR LA ACIDEZ, con todas las herramientas, estrategias y consejos que necesitarás para guiarte. ¿Estás listo para sentirte descansado y energizado? ¿Para estar más lúcido, dormir más profundamente, eliminar los kilos de más, limpiar la piel y agudizar la mente?

Te estoy desafiando porque mereces ser feliz y vivir de forma más sana. Tu vida es importante. Einstein dijo: «No se puede resolver un problema con la misma mentalidad que lo creó». No podemos llevar a cabo el cambio hasta que NOSOTROS cambiemos. Cada día es una nueva oportunidad para cambiar tu vida, y aquí viene lo mejor: tienes el poder y la información para reescribir tu destino. La pregunta es: ¿qué vas a hacer con ello?

No hay nada que esperar… ¡Tienes todo lo que necesitas!

- 11 -
REGRESAR AL PUNTO DE PARTIDA

> Si hubiese sabido que iba a vivir tanto,
> me habría cuidado más.
>
> **George Burns**

Al llegar al final del libro, creo que es importante poner fin a mi relato personal. Como recordarás, comenzamos con la historia de mi padre. Ahora, al completar la edición de este proyecto, siento mucho comunicarte que murió recientemente, el 15 de agosto de 2017. Siendo, como es, un acontecimiento devastador, no puedo evitar pensar que el proceso de su muerte transcurrió en paralelo a mi trabajo en este proyecto. Comencé este libro con el recuerdo de su batalla contra el ácido para mostrarte lo importante que es que cuides de tu salud ahora, antes de que sea demasiado tarde. La salud es un regalo. Es nuestro derecho de nacimiento y nuestra posesión más preciada, pero muchos esperamos demasiado tiempo antes de evaluarla, nutrirla y protegerla. Si esperas hasta que sientas dolor o descubras una enfermedad para hacer cambios, dejarás pasar las mejores oportunidades para luchar. No tienes que ser perfecto en tus esfuerzos; en absoluto. Lo importante es que te esfuerces. Por desgracia, la afección de mi padre se descubrió demasiado tarde para revertirla de manera permanente, aunque estoy agradecido de que hayamos podido extender su vida más allá de las expectativas profesionales. Su equipo médico me dijo que, sin duda, la labor que hice con él ayudó a prolongar su vida y a luchar contra lo que ya era un daño grave y, en última instancia, irreversible.

Mi mensaje para ti es: no esperes. Toma la iniciativa, descubre tu propósito. Toma el control de tu salud y ayuda también a tus seres queridos a realizar cambios positivos. Todos podemos apoyarnos para avanzar hacia una mejor salud. Y si la información que encuentras en este libro no es suficiente para incentivarte, deja que la historia de mi padre te sirva de acicate. Ahora sé que este proyecto, y el hecho de haberse solapado con la experiencia de mi padre, define mi propósito. Cuando mi padre nos dejó, tenía su mano en la mía. En aquel momento, le di las gracias por ser el padre más extraordinario del mundo, por ser todo un ejemplo, por darme la vida, por todas las oportunidades que me proporcionó y todos los sacrificios que hizo para que pudiera tener una vida mejor. Entonces le juré que la misión de mi vida sería sacarle todo el partido posible a la información de que dispongo para impedir que muchos sufran como él sufrió; cueste lo que cueste. Fue lo último que le dije.

En palabras de B. J. Palmer, el promotor de la quiropráctica: «Nunca sabes hasta qué punto lo que pienses, digas o hagas hoy afectará a la vida de millones de personas mañana». Sé que está en lo cierto y que compartir todo lo que he aprendido tiene el poder de sanar a millones de personas. Te pido que, por favor, tengas presentes las enseñanzas de este libro y te esfuerces en mejorar y conservar tu salud. Sería el mayor honor a la memoria de mi padre y el mayor compromiso que podrías contraer con una vida larga y feliz.

Tercera parte

RECETAS ALCALINAS PARA ELIMINAR LA ACIDEZ

> Que el alimento sea tu medicina y la medicina sea tu alimento.
>
> **Hipócrates**

RECETAS

Leches vegetales y tónicos curativos
Leche de almendra y cáñamo 281
Chai de nueces de macadamia ... 282
Leche dorada de coco 282
Chía fresca 283
Limonada alcalina 284

Smoothies
Smoothie detox del Dr. Green 284
Batido Chunky Monkey 285
Smoothie explosión omega
    matinal 285
Smoothie Bloody Mary 286
Batido proteínico de tarta
    de zanahoria 286
Smoothie de panecillo de canela .. 287
Smoothie detox de menta verde 288

Desayunos
Desayuno guerrero de chía 288
Gachas calientes de invierno 289
Bol de pacanas para desayuno 290

Aperitivos
Hummus de ajo 290
Rodajas de col rizada tostada
    al curri 291
Pimientos Shishito salteados,
    de dos maneras 292
Rodajas de calabacín al horno
    con salsa de eneldo fresco 293
Manzanas Honeycrisp con
    mantequilla de coco y
    canela caliente 294
Rollos de aguacate salado 295
Bombas de grasa de aceite
    de coco 295
Sushi de calabacín 297

Ensaladas

Ensalada de col rizada marinada favorita del doctor Daryl con su aderezo 298
Ensalada de col rizada con tahini verde 299
Ensalada tailandesa de quinoa 300
Ensalada de aguacate, tomate y cebolla roja 301
Ensalada verde de primavera con aderezo de jalapeño y menta ... 302
Ensalada de pomelo y berros 303
Ensalada cruda picada con aderezo de limón y estragón.... 304
Ensalada de col y manzana con remolacha 305
Ensalada de aguacate, zanahoria y jengibre 305

Sopas

Caldo sin huesos....................... 306
Sopa de lentejas rojas y col rizada 308
Sopa de zanahoria al curri 309
Suculenta sopa de verduras de invierno 310
Gazpacho................................. 310
Las mejores verduras de verano frías............................ 311
Bisque de pimientos rojos crudos radiantes 312
Sopa fría de jengibre con tomate y especias 312

Entrantes

Filetes de coliflor con jengibre, cúrcuma y comino 313
Bol de burrito de quinoa 314
Linguine de calabacín con espinacas y pesto de limón...... 315
Banh Mi de hojas de berza 316
«Arroz» frito con salsa picante.... 317
Calabaza cidra a la marinara 318
Pimientos rellenos de quinoa 319
Bok choy con especias indias...... 320
Coles de Bruselas con pistachos y limón 321

Postres

Pudín de chía, coco y vainilla original 322
Mousse de chocolate con aguacate 323
Fruta con canela y jengibre con salsa dulce de tahini 324
Bayas picadas con menta y mantequilla de coco 324
Chocolate caliente sin lácteos..... 325
Yogur helado de plátano con chocolate 326

LECHES VEGETALES Y TÓNICOS CURATIVOS

Leche de almendra y cáñamo
De 2 a 4 raciones

Las semillas de cáñamo son una gran fuente de ácidos grasos omega-3, que son vitales para el cerebro y el sistema nervioso del niño durante su crecimiento. También se consideran una proteína completa, que contiene los nueve aminoácidos esenciales. Usamos esta receta cuando llegó el momento de destetar a nuestro hijo, Brayden. Pero no es solo para los bebés. La utilizamos continuamente como base para preparar batidos o como una saludable leche vegetal que tenemos siempre en el frigorífico. Mantenla en un recipiente hermético de vidrio y durará unos tres días (¡si es que no te la bebes antes!).

- 1 taza de almendras crudas; lo ideal es ponerlas a remojar durante la noche
- ½ taza de semillas de cáñamo crudas; lo ideal es ponerlas a remojar durante la noche
- 3½ tazas de agua filtrada, dividida (o 1½ tazas de agua filtrada y 2 tazas de agua de coco)
- 1 cucharadita de vainilla (prefiero usar 3 gotas de extracto Medicine Flower Vanilla)
- ½ cucharadita de sal (Celtic Grey, del Himalaya o Redmond Real Salt)
- 1 cucharada de aceite de coco prensado en frío
- 1 dátil picado (opcional)
- 1 plátano congelado (opcional)

Durante la noche pon en remojo por separado las almendras y las semillas de cáñamo en un tazón grande. Por la mañana, cuélalas para eliminar el exceso de agua. A continuación, vierte las almendras y las semillas de cáñamo remojadas en la batidora. Agrega una taza y media de agua filtrada y bate a alta velocidad. Tras mezclar a fondo, filtra la mezcla con una gasa o una bolsa para hacer leche vegetal (coloca el paño de dentro hacia fuera, ya que es más fácil descartar el contenido que queda en la bolsa al terminar).

Vierte otra vez la leche vegetal filtrada en la batidora y agrega las dos tazas restantes de agua filtrada (o agua de coco), la vainilla, la sal marina, el aceite de coco y, opcional, el dátil o el plátano congelado. Bátelo a alta velocidad hasta que tenga una textura suave y cremosa. Colócalo en un recipiente hermético en el frigorífico. ¡Buen provecho!

Chai de nueces de macadamia
De 2 a 4 raciones

Las nueces de macadamia son una grasa extraordinariamente sana, rica en ácidos grasos omega-7. Esto se debe a que el 80 % de las grasas de las nueces de macadamia son monoinsaturadas, como el aceite de oliva. Las macadamias son también ricas en ácido palmitoleico, que proporciona la sustancia de las enzimas que controlan la quema de grasa.

1 taza de nueces de macadamia
2 tazas de agua filtrada
1 taza de agua de coco
2 cucharaditas de canela
1 cucharadita de cardamomo

½ cucharadita de jengibre fresco
¼ de cucharadita de pimienta negra

½ cucharadita de sal (Celtic Grey, del Himalaya o Redmond Real Salt)
1 grano de vainilla o 4 gotas de extracto Medicine Flower Vanilla (opcional)

Usando una batidora de alta velocidad, procesa todos los ingredientes hasta lograr una mezcla cremosa y homogénea. Después de mezclar a fondo, vierte la mezcla de *chai* de macadamia a través de una estopilla o colador de bolsa para filtrar (coloca el paño de dentro hacia fuera, ya que es más fácil descartar el contenido que queda en la bolsa al terminar).

Leche dorada de coco
De 2 a 3 raciones

Esta bebida caliente relajante es un maravilloso sustituto alcalino para el café de la mañana. Tiene especias estupendas, tanto por su sabor como por sus efectos para la salud. El principal ingrediente saludable, la cúrcuma, es antiinflamatorio, antibacteriano, antimicótico y alcalino. La combinación de la cúrcuma con el jengibre y la pimienta negra es muy potente: energiza y desintoxica, lucha contra la inflamación y elimina los antojos de azúcar.

1 taza de leche de coco sin endulzar
1 taza de agua filtrada
1 cucharada de cúrcuma fresca, rallada
1 cucharada de jengibre fresco, rallado
½ cucharadita de extracto de vainilla (uso 2 gotas de Medicine Flower Vanilla)
½ cucharadita de canela
Una pizca de pimienta negra recién molida
Una pizca de nuez moscada
Una pizca de cardamomo molido
Una pizca de clavo de olor molido
Una pizca de pimienta de cayena (opcional)
Stevia líquida orgánica para endulzar, a tu gusto (opcional)

Cuece a fuego lento todos los ingredientes durante diez minutos. ¡Cuélalo y disfruta!

Chía fresca
Para 1 ración

En Sudamérica a esta bebida se la llama agua fresca. Muchos atletas de alta resistencia la consumen porque está llena de minerales alcalinos o electrólitos. Además, la chía es una fuente de combustible de combustión lenta que proporciona energía durante todo el día. También es ideal para la curación y la recuperación tras hacer un esfuerzo. Es importante tener en cuenta que la mayoría de las aguas de coco comercializadas son pasteurizadas, lo que destruye las bacterias, así como los beneficiosos minerales. Cuando compres agua de coco, busca una sin procesar, extraída directamente del coco. O busca marcas que comercialicen agua de coco prensada en frío sin otros ingredientes.

1 rodaja de limón fresco
Agua de coco
4 cucharadas de semillas de chía

Exprime el limón y pon la rodaja en el agua de coco. Añade la chía. Agita con una cuchara y deja reposar de cinco a diez minutos o usa una pequeña batidora eléctrica de mano para agitar durante un minuto.

Limonada alcalina
Para 4 raciones (1 jarra)

Esta «limonada» está cargada de grasas saludables que te ayudan a quemar grasa. Además, los limones son altamente desintoxicantes y alcalinizantes. Por otro lado, el jengibre rallado y la pimienta de Cayena son una gran combinación para aumentar el metabolismo, lo cual contribuye aún más al proceso de quema de grasa.

3 limones, pelados, sin semillas
3 cucharadas de aceite de coco o aceite de oliva virgen extra
1 manzana verde, sin corazón
6 tazas de agua filtrada

1 cucharadita de sal (Celtic Grey, del Himalaya o Redmond Real Salt)
Unas gotas de estevia líquida orgánica, al gusto

1 cucharadita de jengibre rallado (opcional)
Una pizca de pimienta de Cayena (opcional)

Añadir todos los ingredientes a la batidora y mezclar a alta velocidad. Mantener refrigerado, servir ¡y disfrutar!

SMOOTHIES

Smoothie detox del doctor Green
Para 1 o 2 raciones

Este es uno de mis batidos favoritos, ya que se trata de una receta alcalina pura sin fruta añadida. Cuando se necesita un auténtico chute de energía y vitalidad depuradora, no hay nada mejor que tomarse directamente un batido verde. Me encantan especialmente los sabores frescos herbales del cilantro y el perejil.

1 puñado de espinacas
½ limón sin piel
2,5 cm de jengibre
½ pepino fresco, sin piel

1 puñadito de cilantro
1 puñadito de perejil
1 taza de agua de coco (o agua filtrada)

Etevia orgánica líquida o 1 dátil (opcional)
Un poco de hielo (opcional)

¡Bátelo y disfruta!

Batido Chunky Monkey
Para 1 ración

Este delicioso batido utiliza el potente cacao antioxidante para crear un rico sabor a chocolate. Agrega las semillas de cáñamo y la mantequilla de almendra y tendrás muchas grasas saludables. Si no supieras lo que sabes, pensarías que este *smoothie* es un capricho que no deberías permitirte. Sin embargo, tiene infinidad de beneficios para la salud y los niños lo adoran; les encanta todo lo que tenga que ver con este batido, desde el sabor hasta el nombre. Lleva incluso col rizada, uno de los superalimentos más poderosos del mundo, que tiene un contenido alto en minerales esenciales.

1 taza de leche de coco sin endulzar (o leche de almendra o leche de cáñamo)
1 plátano, pelado y congelado
½ taza de col rizada
2 cucharadas de mantequilla de almendra cruda
2 cucharadas de cacao crudo
1 cucharada de semillas de cáñamo o de chía
5 hojas de menta (opcional)

¡Bátelo y disfruta!

Smoothie explosión omega matinal
Para 1 ración

Elaboré esta deliciosa bebida con el objetivo específico de ayudar a aumentar la ingesta de ácidos grasos omega-3. Por término medio la dieta estadounidense tiene una proporción 19:1 de omega-6/omega-3, muy desequilibrada. De hecho, esa cantidad desproporcionada de ácidos grasos omega-6 consumidos causa inflamación, lo que, a su vez, provoca enfermedades. Comienza a tomar el control de tu salud incorporando más ácidos grasos esenciales a tu dieta.

1 gran puñado de espinacas
½ taza de arándanos
1 cucharada de mantequilla de almendra cruda
1 cucharada de semillas de chía
1 cucharada de linaza molida
1 cucharada de semillas de cáñamo
1 cucharada de aceite de coco
1 taza de leche de coco (o leche de almendra)

¡Bátelo y disfruta!

Smoothie Bloody Mary
Para 2 raciones

Debo empezar diciéndote que este es el batido matutino favorito de Kelly Ripa,* que ha probado casi todas mis recetas. Hace un tiempo dedicó su programa *Live with Kelly*, con John Leguizamo, a los *smoothies* y preparó este. Es salado y sabroso, sin alcohol (por lo que es alcalino, no ácido) e incluso puedes añadirle un poco más de pimienta de Cayena.

4 tomates pequeños (los tomates Roma son perfectos)
1 tallo de apio
½ pepino
1 limón, recién exprimido
½ cucharadita de pimienta de Cayena
¼ de cucharadita de sal (Celtic Grey, del Himalaya o Redmond Salt Real)
½ cucharadita de pimienta negra

Pon todos los ingredientes en una licuadora y mezcla bien. Vierte en un vaso con hielo y ¡ya tienes tu *mocktail* (cóctel sin alcohol) alcalino de la mañana!

Batido proteínico de tarta de zanahoria
Para 1 ración

Este es, sin duda alguna, el batido que tiene una mayor aceptación. Una vez realicé una encuesta *online* y ganó con muchísima diferencia. Es imposible superar a un alimento increíblemente saludable que además tiene el sabor de un postre tradicional. Las zanahorias son extraordinarias para la vista gracias a la vitamina C y al betacaroteno, y también son antioxidantes, por lo que ayudan a frenar el envejecimiento prematuro. Agrega una cucharada de mi suplemento de proteína orgánica diaria y tendrás un impulso matutino que sabe de maravilla.

---

* N. del T.: autora del prólogo.

- 1 taza de leche de coco (o de almendra) sin endulzar
- 1 cucharada de mantequilla de almendra cruda
- ½ plátano, pelado y congelado
- 1 puñado de espinacas
- 3 zanahorias, ralladas
- 1 cucharadita de canela
- 1 cucharada de polvo de proteína vegetal (opcional) (puedes agregar 1 cucharada de Alkamind Organic Daily Protein en sabores de chocolate cremoso o coco vainilla o 2 cucharadas de semillas de cáñamo o semillas de chía para añadir grasas y proteínas)

¡Bátelo todo y disfruta!

Smoothie de panecillo de canela
Para 2 raciones

Cuando era niño, los bollitos de canela eran mi perdición. Y la verdad es que son de los peores alimentos que puedes llevarte a la boca, porque están cargados de gluten, azúcar y grasas trans. No te imaginas lo contento que me puse cuando supe que podría sustituirlos por una bebida tan saludable que satisface mis ganas de tomar dulce.

- 1 taza de leche de almendra o leche de coco
- 1 gran puñado de espinacas
- 1 plátano, pelado y congelado
- 2 cucharadas de mantequilla de almendra cruda
- 1 dátil, deshuesado
- ¾ de cucharadita de canela
- 1 cucharada de semillas de cáñamo
- ½ cucharadita de vainilla (opcional) (prefiero 2 gotas de Medicine Flower Vanilla)
- Cubitos de hielo (opcionales)

Pon todos los ingredientes en una licuadora y mézclalos hasta que quede un líquido homogéneo.

Smoothie detox de menta verde
Para 1 o 2 raciones

Seguramente no se te ocurriría jamás ponerle lechuga romana a un batido, pero esta combinación es una deliciosa mezcla verde centrada en los sabores de la menta y el jengibre. Ambas plantas tienen propiedades muy curativas para el intestino, ya que combaten las náuseas, alivian el dolor de estómago y son potentes antiinflamatorios. La lima añade también un toque ácido para proporcionar un sabor equilibrado y exquisito.

- *1 pepino, sin piel*
- *6-8 hojas de lechuga romana (o un manojo grande de espinacas)*
- *1 taza de agua de coco (o agua filtrada)*
- *1 lima, recién exprimida*
- *2,5 cm de jengibre, fresco*
- *1 manojo de hojas frescas de menta*
- *Estevia líquida orgánica o 1 dátil (opcional)*
- *Un poco de hielo (opcional)*

¡Bátelo y disfruta!

DESAYUNOS

Desayuno guerrero de chía
Para 2 o 3 raciones

La verdad es que le pongo semillas de chía a casi todo. Son hidrófilas, lo que significa que pueden aumentar su tamaño hasta veinte veces en el agua. Eso les da una textura especial. También son eficaces para la limpieza del intestino delgado. Imagínatelas como microesferas que se arrastran por todo el organismo y lo limpian. Además de proporcionar una buena cantidad de proteína, la chía es un magnífico remedio para el estreñimiento.

Se pueden preparar en unos minutos por la noche y guardar en la nevera. Estarán listas para comer a la mañana siguiente. De hecho, cuanto más tiempo reposen, más gruesas y ricas se pondrán.

1 taza de leche de almendra o de coco, sin endulzar
4 cucharadas de semillas de chía
½ cucharadita de vainilla (o 2 gotas de extracto Medicine Flower Vanilla)
½ cucharadita de canela
1 cucharada de copos de coco rallado sin endulzar
¼ de taza de frutos secos picados (almendras, nueces de macadamia o semillas de cáñamo crudas)
Fruta fresca (semillas de granada, fresas o arándanos) para esparcir por encima (opcional)

La noche antes mezcla la leche de almendra y las semillas de chía en un frasco de conserva. Agrega la vainilla, la canela y los frutos secos picados. Ciérralo firmemente con su tapa y agítalo hasta que los ingredientes se mezclen bien. Refrigéralo durante la noche (o al menos durante cinco horas).

A la mañana siguiente, agita o bate la mezcla y distribúyela en dos o tres cuencos para servir. Cúbrela con fruta fresca, copos de coco, más frutos secos picados y semillas de cáñamo o de chía. Esta receta es para una ración lo suficientemente grande como para durar dos días (y al segundo día sabe aún mejor).

Gachas calientes de invierno
Para 2 raciones

Para esta receta hace falta leche de coco entera, de la que viene en lata (libre de BPA), no en un cartón. Se trata de un verdadero regalo de la naturaleza. Esta leche está repleta de grasas saturadas sanas; es uno de los alimentos más saludables que puedes ingerir. Además de los beneficios para la salud, es rica y cremosa, y tiene un delicioso sabor tropical. Las grasas sanas te hacen sentir lleno al saciar los receptores cerebrales que controlan el apetito. Además, incrementan el metabolismo, que es otra manera de favorecer la pérdida de peso.

½ taza de quinoa, enjuagada
1 lata de 450 ml de leche de coco con toda su grasa (recomiendo Native Forest)
1 cucharadita de canela
1 cucharadita de semillas de chía
1 cucharada de almendras crudas en láminas
1 cucharada de semillas de cáñamo

Echa todos los ingredientes en una cacerola, excepto las almendras y las semillas de cáñamo, y cocínalos a fuego lento durante diez a quince minutos, o hasta que se absorba el líquido. Coloca la mezcla en un bol para servir y échale por encima las almendras y las semillas de cáñamo. ¡Buen provecho!

Bol de pacanas para desayuno
De 2 a 4 raciones

2 tazas de pacanas, remojadas
1 taza de agua de coco
½ cucharadita de canela

½ cucharadita de sal (Celtic Grey, del Himalaya o Redmond Real Salt)

½ vaina de vainilla (o 2 gotas de Medicine Flower Vanilla)

Vierte todos los ingredientes en una batidora y procesa a alta velocidad hasta que se alcance una consistencia suave y cremosa. Sirve en un bol y decora con trozos de nueces de macadamia, pacanas o almendras laminadas.

APERITIVOS

Hummus de ajo
Para muchos

2 tazas de garbanzos
5 dientes de ajo
½ taza de zumo de limón, recién exprimido
¼ de taza de aceite de sésamo crudo

¼ de taza de aceite de oliva virgen extra
½ taza de tahini crudo
¾ de taza de agua filtrada

1 cucharadita de sal (Celtic Grey, del Himalaya o Redmond Real Salt)
Pimentón o pimentón ahumado, para decorar (opcional)

Para germinar los garbanzos: durante la noche remójalos en abundante agua filtrada. Por la mañana, cuélalos, enjuágalos en el colador y déjalos reposar un mínimo de diez a doce horas antes de comer. (Pueden hincharse hasta casi el doble de su tamaño original).

Para preparar el hummus: vierte todos los ingredientes, excepto el pimentón, en una batidora o un procesador de alimentos y bátelos hasta que quede una pasta homogénea. Decora con pimentón, si lo utilizas. Sirve con verduras crudas (rábano, apio, pimienta roja o amarilla, pepino, brócoli, etc.) y ¡que aproveche!

Rodajas de col rizada tostada al curri
Para 2 raciones

Me encanta secar estas rodajas con un deshidratador porque se vuelven supercrujientes cuando se deshidratan a fuego lento durante bastante tiempo. Además, el proceso también retiene todos los fitonutrientes, que no se echan a perder con el calor. También se pueden hacer en el horno a la temperatura mínima. Solo acuérdate de que sea lentamente y a fuego bajo para obtener los mejores resultados.

1 cabeza de col rizada cortada en pedazos grandes	1 cucharadita de curri en polvo (u otro condimento de tu elección)	Sal (Celtic Grey, del Himalaya o Redmond Real Salt)
2 cucharaditas de aceite de oliva virgen extra		Pimienta negra (opcional)

Mezcla la col rizada con el aceite y sazona con curri en polvo, sal marina y pimienta negra si lo deseas.

Método de cocción: hornea de ocho a diez minutos a 190 °C o hasta que esté crujiente, teniendo cuidado de que no se queme.

Método de deshidratado: usando un deshidratador Excalibur, deshidrata la col rizada a 45 °C durante aproximadamente ocho horas o hasta alcanzar la textura crujiente deseada.

Método de deshidratado rápido: en un deshidratador Excalibur, deshidrata la col rizada a 60 °C durante una hora.

Reduce la temperatura a 45 °C y deshidrata durante tres o cuatro horas más, hasta que quede crujiente.

Transfiere las rodajas de col rizada a un recipiente hermético o sella al vacío si la vas a almacenar durante más tiempo.

Pimientos shishito salteados, de dos maneras
De 2 a 4 raciones

Este aperitivo se sirve en algunos de los mejores restaurantes de Manhattan, como Nobu y Tao. Nada puede igualar su sabor y su intensidad, y sin embargo es una receta saludable y fácil de preparar. Si es lo suficientemente bueno para ser servido en algunos de los mejores restaurantes del mundo, creo que estarás de acuerdo en que es un plato inmejorable para tomarlo cada cierto tiempo. Pero ten cuidado porque uno de cada diez pimientos suele ser muy picante, así que diviértete jugando a la ruleta rusa de los pimientos. Sin embargo, en realidad no te juegas mucho, porque si pierdes, solo tienes que tomar un trago de agua con limón y ¡volver a jugar!

Pimientos salteados
- 10-20 pimientos shishito (dependiendo de cuántos quieras servir)
- 1 cucharada de aceite de coco
- Sal (Celtic Grey, del Himalaya o Redmond Real Salt)

Pimientos salteados en salsa de sésamo con ajo
- 2 cucharaditas de aceite de sésamo tostado
- 1 cucharada de aceite de coco
- Un pellizco de escamas de pimienta roja triturada
- 1 diente de ajo, picado
- 1 ½ cucharadas de tamari sin trigo (o añadir Braggs Liquid Aminos o Coconut Aminos)
- Semillas de sésamo crudo, para adornar

Para los pimientos salteados: calienta el aceite en una sartén a fuego medio. Agrega los pimientos shishito y sofríelos, dándoles la vuelta con frecuencia, hasta que queden tiernos y con ampollas, aproximadamente de tres a cuatro minutos por cada lado. Colócalos en un plato, añade sal marina generosamente ¡y sírvelos!

Para los pimientos salteados en salsa de sésamo con ajo: calienta el aceite de sésamo tostado y el aceite de coco en una sartén. Añade los pimientos shishito y sofríelos, dándoles la vuelta con frecuencia, hasta que queden tiernos y con ampollas, aproximadamente de tres a cuatro minutos por cada lado o hasta que estén ligeramente dorados por ambos lados.

Agrega las escamas de pimienta roja triturada y el ajo picado, luego sofríe sin dejar de remover durante treinta segundos más. Agrega el tamari y sofríe, removiendo los pimientos para que se recubran homogéneamente, durante un minuto. Espolvoréales semillas de sésamo crudo, sirve ¡y disfrútalos!

Rodajas de calabacín al horno con salsa de eneldo fresco
Para 2 raciones

En muchas ocasiones te apetece comer patatas fritas como aperitivo o tomarlas con alguna salsa, pero como bien sabes se trata de un alimento muy perjudicial para la salud. Creo que esta receta es el mejor sustituto de las patatas fritas, que normalmente están cargadas de ácidos grasos omega-6 proinflamatorios. Es un sustituto delicioso que les encantará incluso a tus hijos y querrán repetir.

Rodajas de calabacín al horno
2 calabacines
2 cucharadas de aceite de oliva virgen extra (o aceite de coco)
Sal (Celtic Grey, del Himalaya o Redmond Real Salt)

Salsa de eneldo
½ taza de leche de coco enlatada (utilizo Native Forest, la capa espesa de la parte superior)
2 cucharaditas de zumo de limón fresco
1 cucharada de perejil picado
2 cucharadas de eneldo picado

1 diente de ajo, picado
Sal (Celtic Greg, del Himalaya o sal real de Redmond)
Pimienta negra, al gusto

Para las rodajas: precalienta el horno a 105 °C y cubre una bandeja para hornear con papel pergamino. Corta finamente el calabacín (usando una mandolina, si lo deseas). Seca las rodajas de calabacín con una toalla de papel para absorber el exceso de agua. Colócalos en la bandeja. Unta cada rodaja con aceite de oliva y espolvorea sal marina. Hornea durante dos horas. La alternativa consiste en usar un deshidratador a 45 °C durante doce horas (durante la noche).

Para la salsa de eneldo: mezcla todos los ingredientes en un procesador de alimentos. Agrega un poco de agua si sale demasiado espeso.

Manzanas Honeycrisp con mantequilla de coco y canela caliente

Para 2 raciones

Aunque las manzanas Honeycrisp son una buena opción, te conviene acompañarlas de una grasa sana para ralentizar la absorción de los azúcares que de otro modo harían subir bruscamente tu insulina. La grasa añadida también retrasará el proceso de fermentación de los azúcares y su conversión en ácido en tu organismo. Para los niños puedes cortar la manzana en forma octogonal. Te asombrará lo eficaz que es una forma caprichosa para llamar la atención de tus hijos.

2 manzanas Honeycrisp (o manzanas verdes), cortadas

¼ de taza de manteca de coco
½ cucharadita de canela

Pon las manzanas en dos cuencos. Calienta la manteca de coco colocándola en un vaporizador durante diez minutos. Sácala y viértela sobre las manzanas. Espolvoréales canela.

Rollos de aguacate salado
Para 1 ración

La idea de esta receta es similar a la de un rollito de primavera vietnamita. Solo tienes que enrollarlos y estarán listos para picar, para compartir si haces una fiesta en casa o para llevar y tomar sobre la marcha.

- ½ aguacate en rodajas
- 1 hoja de lechuga
- ½ tomate, cortado en cubos
- 1 cucharadita de cilantro picado
- ¼ de cebolla roja, cortada en cubos, o como prefieras
- ½ cucharadita de comino
- Sal (Celtic Grey, del Himalaya o Redmond Real Salt) y pimienta, al gusto
- Un pequeño manojo de espinacas
- Chiles verdes jalapeños, al gusto (opcional)
- Brotes de alfalfa (¡añádele algo de energía!) (opcional)

Unta el aguacate en la hoja de lechuga y añádele el tomate, el cilantro, la cebolla roja, el comino, la sal marina y la pimienta. Añade las espinacas y los chiles verdes y los brotes de alfalfa si los utilizas. ¡Dobla por la mitad y disfruta!

Bombas de grasa de aceite de coco
Para 12 unidades

Ya sabes que el aceite de coco es, junto con los aguacates, una de mis fuentes preferidas de grasa sana. Estas bombas de pequeño tamaño son una delicia y te proporcionan rápidamente una gran dosis de los triglicéridos de cadena media que tu cuerpo necesita para su rendimiento óptimo. Además de su exquisito sabor tropical te brindan una energía duradera. Tómalas como aperitivo o como postre sencillo; es un placer del que puedes disfrutar sin tener luego que arrepentirte.

1½ tazas de copos de coco sin endulzar
¼ de taza de aceite de coco prensado en frío
¼ de taza de mantequilla de vaca alimentada con pasto (Kerrygold) o agrega un ¼ de taza adicional de aceite de coco (para veganos)
¼ de cucharadita de canela
¼ de cucharadita de granos de vainilla en polvo (o 2 gotas de Medicine Flower Vanilla)
Una pizca de sal (Celtic Grey, del Himalaya o Redmond Real Salt)
20 gotas de extracto de estevia líquida orgánica (o cualquier otro edulcorante bajo en carbohidratos como Lo Han o gotas de coco de Medicine Flower) (opcional)

Precalienta el horno a 175 °C. Esparce los copos de coco triturados en una bandeja para hornear. Hornéalos de cinco a ocho minutos hasta que queden de un color dorado suave. Remuévelos una o dos veces mientras están en el horno para evitar que se quemen. Sácalos del horno y transfiérelos cuidadosamente a una batidora. Bátelos hasta que alcancen una consistencia suave y uniforme.

A continuación, agrega la mantequilla de vaca alimentada con pasto* (ablandada a temperatura ambiente, cortada en trozos) y el aceite de coco (en su forma blanda y líquida, que se produce a temperatura ambiente, o por encima de 24 °C). Agrega también la canela, la vainilla, la sal marina y la estevia (opcional) y vuelve a batir.

Una vez que obtengas una consistencia suave, vierte una cucharada y media de bombas de grasa de aceite de coco en cada molde de papel para magdalenas pequeñas o en una bandeja de cubitos de hielo. Colócalas en la nevera durante al menos treinta minutos para enfriar y solidificar.

¡Tómalas cuando sientas antojos de azúcar o como aperitivo saludable y como una estupenda adición durante el ayuno intermitente!

---

* Al realizar la transición a una dieta alcalina, puedes consumir mantequilla de vacas alimentadas con pasto, ya que se trata de una grasa sana. Sin embargo, sigue siendo un producto lácteo, que tiene algunos efectos de acidificación. Podrías sustituirla por ¼ de taza más de aceite de coco (un total de ½ taza si no usas mantequilla) siguiendo las instrucciones.

Sushi de calabacín
Para 2 raciones

Esta deliciosa receta les encantará a los amantes del *sushi*. Para los niños es fácil de comer con los dedos y al mismo tiempo es lo suficientemente elegante como para servir como un manjar extraordinario en cualquier fiesta. El relleno también se puede utilizar como aderezo vegetariano y la salsa es muy sabrosa y puedes usarla como aderezo para otros platos si duplicas las cantidades de la receta.

4 calabacines
¼ de taza de perejil
1 lata de corazones de alcachofa
2 dientes de ajo
1 limón, recién exprimido

1 cucharadita de ralladura de limón
1 lata de alubias blancas
¼ de taza de anacardos o nueces de macadamia
1 cucharada de aceite de coco

Sal (Celtic Grey, del Himalaya o Redmond Real Salt)
Pimienta al gusto

Corta el calabacín longitudinalmente usando una mandolina, o rebánalo muy delgado con un cuchillo o pelador de patatas. Unta con aceite de coco y reserva.

Mezcla el perejil, las alcachofas, el ajo, el zumo y la ralladura de limón, las alubias blancas y los anacardos en un procesador de alimentos hasta que formen una pasta. Sofríe las rodajas de calabacín en el aceite de coco un minuto por cada lado, o déjalas crudas. Esparce el relleno en cada rebanada de calabacín. Enrolla. Sazona con sal marina y pimienta.

ENSALADAS

Ensalada de col rizada marinada favorita del doctor Daryl con su aderezo
Para 2 raciones

Esta es mi ensalada favorita, y podría comerla todos los días —de hecho, a menudo lo hago—. Por eso le puse mi nombre. Este plato incluye también el que es sencillamente el mejor aderezo del mundo y que puede usarse como un delicioso *dip* para los palitos de verduras (un excelente aperitivo alcalino que puedes tomar tanto durante la depuración alcalina de siete días como en cualquier otro momento). Siempre hago al menos el doble de la cantidad; así tengo bastante para ponérselo a todo lo que me apetece. Trata de hacerlo en una licuadora o miniprocesador de alimentos (en este último sale un poco más espeso). También puedes usar aminoácidos de coco en lugar de Braggs Aminos, si prefieres su sabor.

Aderezo
½ taza de aceite de oliva virgen extra
2 cucharadas de zumo de limón
2 cucharadas de Braggs Liquid Aminos
2 cucharadas de cebolla roja, picada
1 diente de ajo
½ cucharadita de chipotle en polvo
1 ½ dátiles sin hueso
¼ de cucharadita de sal (Celtic Grey, del Himalaya o Redmond Real Salt)
Una pizca de pimienta de Cayena

Ensalada
1 manojo de col rizada, lechuga romana o espinacas
1 pimiento amarillo o rojo (no verde, ya que son ácidos) (opcional)
1 aguacate, cortado en rodajas o en cubos (opcional)
1 tomate, cortado en rodajas (opcional)

Mezcla los ingredientes del aderezo de ensalada en una minibatidora o procesador de alimentos a alta velocidad hasta que quede una pasta completamente homogénea y resérvala.

Tras lavar a fondo las hojas de col rizada, quítale el centro y pica o separa las hojas en pequeños trozos. Colócalas en un recipiente grande donde puedas removerlas con facilidad. Vierte un poco de zumo de limón recién exprimido (medio limón) y 1 cucharadita de sal marina sobre las hojas y revuélvelas hasta que todas queden ligeramente recubiertas. Cubre y refrigera (de treinta a sesenta minutos es suficiente).

Corta el pimiento y añádelo a la col rizada. Agrega el aderezo y mezcla a fondo para suavizar aún más la col rizada. Colócala en un plato y luego añade el aguacate cortado en rodajas y los tomates. Sazona con sal marina al gusto.

Ensalada de col rizada con tahini verde
Para 4 raciones

¿Alguna vez has notado que la textura de la col rizada no era tan agradable como podría ser? Esto sucede porque antes de usarla hay que sacarle las venas fibrosas de las hojas. Cuando voy a cocinar una col rizada, la pongo en una bolsa libre de BPA con limón y sal marina y la dejo reposar durante treinta minutos para que se ablande. También le puedes poner aceite de oliva y sal marina para lograr el mismo efecto de ablandado.

Aderezo de tahini
⅓ de taza de aceite de oliva virgen extra
3 cucharadas de tahini
2 ½ cucharadas de vinagre de sidra de manzana
2 cucharaditas de tamari sin gluten (o Braggs Liquid Aminos)
2 ¼ cucharaditas de zumo de limón, recién exprimido

¾ de cucharadita de sal (Celtic Grey, del Himalaya o Redmond Real Salt)
1 diente de ajo grande, picado
1 ½ cucharaditas de semillas de sésamo crudo
1 cucharada de perejil, picado
1 cucharada de cebollino, picado

Ensalada
1 manojo de col rizada
1 pimiento amarillo o rojo, cortado en cubos o tiras
1 tomate, cortado en cubos
1 aguacate, cortado en cubos
Germinados, para adornar (opcional)
Pimienta (opcional)

Para el aderezo: combina todos los ingredientes excepto las hierbas en un tazón pequeño y bátelos o mézclalos. Una vez bien mezclados, agrega las hierbas al aderezo y mezcla con una cuchara.

Para la ensalada: la col rizada puede estar dura. Si deseas ablandarla primero, agrega 1 cucharadita de sal marina y zumo de medio limón, masajea con las manos y deja reposar durante treinta minutos. Si no, coloca la col rizada en un tazón grande. Añade el pimiento y el aderezo de tahini y mezcla bien con una cuchara. A continuación, esparce por encima los tomates, el aguacate y los brotes germinados, si los utilizas. Sazona con sal marina y pimienta, sirve y ¡buen provecho!

Ensalada tailandesa de quinoa
Para 2 raciones

En esta receta el secreto para obtener un gusto intenso es el vinagre de sidra de manzana, que utilizo tanto por su sabor como por sus propiedades alcalinas, lo que lo convierte en un tónico para cualquier persona que sufra de reflujo. Este plato combina el vinagre de sidra de manzana con limón, ajo y tahini para un sabor picante con un exótico toque tailandés.

Aderezo tailandés
- ¼ de taza de agua filtrada
- 1 cucharada de semillas de sésamo
- 1 cucharadita de ajo, picado
- 1 cucharadita de zumo de limón, recién exprimido
- 3 cucharaditas de vinagre de sidra de manzana
- 2 cucharaditas de tamari sin gluten
- ¼ de taza de tahini crudo (mantequilla de sésamo)
- 1 dátil, sin hueso
- ½ cucharadita de sal (Celtic Grey, del Himalaya o Redmond Real Salt)
- ½ cucharadita de aceite de sésamo tostado

Ensalada
- 1 taza de quinoa
- 1 gran puñado de rúcula
- 1 tomate, cortado en rodajas
- ¼ de cebolla roja, cortada en cubos

Para el aderezo: prepara la quinoa en un vaporizador o en una olla arrocera y reserva. Si se cocina en la hornilla, mezcla una taza de quinoa con dos tazas de agua filtrada o caldo vegetal sin levadura y cocina a fuego medio durante quince o veinte minutos o hasta que se absorba todo el líquido.

Mezcla los ingredientes del aderezo en una batidora.

Para la ensalada: combina la quinoa, la rúcula, los tomates y la cebolla en cubos en un plato de servir o en un tazón. Añade el aderezo tailandés, mezcla con una cuchara y sirve.

Ensalada de aguacate, tomate y cebolla
Para 2 raciones

Esta es una ensalada simple, rápida y fácil de preparar. De hecho, la tomo para desayunar muy a menudo. Sé que es un poco extraño, pero deberías probarla alguna vez. Sáltate la panceta y los huevos y toma unas grasas saludables para comenzar el día; te sorprenderá lo bien que te sientes. También sirve como una riquísima guarnición o incluso un primer plato.

- 2 aguacates, cortados en cubos
- Sal (Celtic Grey, del Himalaya o Redmond Real Salt) y pimienta negra al gusto
- 1 tomate, cortado en cubos
- ½ cebolla roja, cortada en cubos
- 1 pepino, cortado
- ¼ de taza de cilantro (o perejil), finamente picado
- 2 cucharadas de aceite de oliva virgen extra
- 1 cucharada de jugo de limón, recién exprimido
- 1 cucharadita de comino
- ½ jalapeño, cortado en cubos

Sazona los aguacates con la sal y la pimienta. En un tazón pequeño, mezcla el tomate, la cebolla, el pepino, el cilantro y el comino; sazona con más sal y pimienta y viértelo sobre los aguacates. Rocía por encima el aceite de oliva y el zumo de limón y mézclalo todo con cuidado. ¡Añade el jalapeño para darle fuerza!

Ensalada verde de primavera con aderezo de jalapeño y menta
Para 4 raciones

El jalapeño es un ingrediente estupendo para el metabolismo. Sin embargo, debes tener cuidado porque algunos son mucho más picantes que otros. Recuerda que menos es más: empieza con un poco de aderezo y ve aumentándolo a tu gusto. Siempre hago de sobra y se lo echo a todo, o lo mojo todo en él, durante los cuatro días siguientes. Es una gran estrategia para mantenerte alcalino porque la elaboración de ensaladas es facilísima cuando el aderezo ya está hecho.

Aderezo
¼ de taza de zumo de limón, recién exprimido
⅔ de taza de aceite de oliva virgen extra
1 cucharadita de pimienta negra
1 cucharada de menta fresca

1 jalapeño pequeño, finamente picado (quítale las semillas para que pique menos)
Sal (Celtic Grey, del Himalaya o Redmond Real Salt)

Ensalada
1 cabeza de col rizada, cortada en pequeñas tiras
1 pepino, picado
1 remolacha, rallada
2 cucharadas de semillas de girasol
2 cucharadas de semillas de cáñamo

Para el aderezo: bate todos los ingredientes y sazona con sal marina. Vierte suficiente sobre la ensalada para cubrir toda la verdura. Puedes untar el aderezo a la col rizada con las manos «masajeándola» o dejar que marine durante treinta minutos para suavizar su textura.

Para la ensalada: combina todos los ingredientes en un tazón grande. Aliña solo la ensalada que vas a comer.

Ensalada de pomelo y berros
Para 4 raciones

Muchos pensamos que los berros son esa hierba delicada y poco sustanciosa que se pone en los sándwiches, pero nada podría estar más lejos de la realidad. En una calificación de superalimentos ricos en nutrientes, los berros recibieron cien de un total de cien puntos, destronando a la reina de las verduras, la col rizada. Aunque algunos cítricos son ácidos, el ácido cítrico del pomelo es alcalino una vez consumido. Esto significa que puedes disfrutar de su sabor punzante y refrescante mientras obtienes los beneficios de una fruta rica en minerales, con bajo contenido en azúcar. Combinada con esta potente verdura, es una de las ensaladas más poderosas que puedes comer.

Aderezo
½ cucharadita de jengibre, picado
Zumo de 1 lima, recién exprimido
½ cucharadita de sal (Celtic Grey, del Himalaya o Redmond Real Salt)
2 cucharadas de aceite de oliva virgen extra

Ensalada
2 tazas de hojas de berro, picado
2 cebolletas, cortados en trozos pequeños
2 cucharadas de hojas de cilantro, picadas
2 cucharadas de hojas de menta, picadas
2 cucharadas de hojas de albahaca, partidas

1 pomelo mediano, cortado en trozos pequeños
2 cucharadas de almendras crudas, cortadas
4 cucharadas de semillas de granada
1 cucharadita de semillas de sésamo crudo
½ cucharadita de jalapeño, picado
½ aguacate, cortado

Para el aderezo: en un bol pequeño, mezcla el jengibre, el zumo de limón, la sal marina y el aceite de oliva virgen extra.

Para la ensalada: en un tazón grande, añade el berro, la cebolleta, el cilantro, la menta y la albahaca. Agrega los trozos de pomelo al tazón de mezcla. Rocía el aderezo de jengibre en la ensalada y mezcla bien. Cubre con las almendras, las semillas de granada, las semillas de sésamo, el jalapeño y el aguacate.

Ensalada cruda picada con aderezo de limón y estragón
Para 4 raciones

Esta ensalada es colorida, sabrosa y muy recomendable para quienes tienen artritis. Esto se debe a que el apio ayuda a estimular el sistema linfático y a eliminar toxinas como el ácido úrico, un subproducto ácido del metabolismo de las proteínas y la fructosa. Ese movimiento y el aumento del flujo pueden aliviar la inflamación de las articulaciones.

Aderezo
¼ de taza de zumo de limón, recién exprimido
2 cucharadas de vinagre de sidra de manzana
⅔ de taza de aceite de oliva virgen extra
1 pequeño puñado de hojas de estragón, picadas
1 cucharadita de pimienta negra

Sal (Celtic Grey, del Himalaya o Redmond Real Salt)

Ensalada
1 cabeza de col rizada, cortada en pequeñas tiras
2 tallos de apio, en cubos
1 pepino, cortado en cubos
2 zanahorias, cortadas en cubos
1 hinojo, cortado finamente
1 remolacha, rallada
1 cucharada de semillas de girasol, preferiblemente puestas en remojo durante la noche para germinar
1 lata de 425 g de garbanzos, enjuagada y escurrida (prefiero Eden Organics)

Combina todos los ingredientes de la ensalada en un tazón grande. Aliña solo lo que vas a comer. Mezcla todos los ingredientes y sazona con sal marina. Vierte lo suficiente en la ensalada para recubrir todos los vegetales. Sírvelo y ¡buen provecho!

Ensalada de col y manzana con remolacha
Para 4 raciones

La col morada entra en la misma categoría que el brócoli, las coles de Bruselas y la coliflor por su reputación para combatir el cáncer. Está repleta de fibra y del mineral alcalino potasio; por eso les recomiendo a los pacientes con cáncer que la coman siempre que puedan, especialmente cruda y en zumo. Esta ensalada es sorprendentemente ligera y refrescante, y es genial en las barbacoas de verano como alternativa más ligera a la ensalada de col con mayonesa.

Ensalada
1 lechuga de mantequilla, picada
1 manzana verde, cortada en espiral
1 remolacha pequeña, cortada en espiral
1 taza de col morada, picada

2 cucharadas de semillas de cáñamo
2 cucharadas de semillas de girasol

Aderezo
¼ de taza de zumo de limón, recién exprimido
2 cucharadas de vinagre de sidra de manzana
⅔ de taza de aceite de oliva virgen extra
¼ de taza de cilantro, picado
1 cucharadita de pimienta negra
Sal (Celtic Grey, del Himalaya o Redmond Real Salt)

Para la ensalada: mezcla todos los ingredientes de la ensalada en un tazón.
Para el aderezo: mezcla todos los ingredientes y sazónalos con sal marina. Aliña la ensalada justo antes de comer. Conserva la ensalada y el aderezo por separado.

Ensalada de aguacate, zanahoria y jengibre
Para 4 raciones

Me encantan los sabores asiáticos frescos de esta ensalada, especialmente porque el aderezo de cebolla me recuerda mucho a la versión que sirven los restaurantes de *sushi*. Además, el gusto del sésamo, el tahini y el tamari le aporta una deliciosa profundidad al sabor.

Ensalada
1 lechuga romana, picada
1 aguacate, cortado en rodajas o en cubos
1 pimiento rojo, cortado en rodajas o en cubos
½ cebolla roja, picada
1 tomate, cortado en cubos, o ½ taza de tomates **cherry** cortados por la mitad (opcional)

Aderezo
¼ de taza de agua filtrada
2 cucharadas de zumo de limón, recién exprimido
1 cucharada de aceite de oliva virgen extra
1 cucharadita de tahini
½ cucharadita de aceite de sésamo, tostado
1 cucharada de **shoyu** o tamari sin trigo o Braggs Liquid Aminos

½ taza de zanahorias, picadas y sin pelar
2 cucharadas de jengibre, picado
¼ de cucharadita de sal (Celtic Grey, del Himalaya o Redmond Real Salt)
1 dátil, sin hueso
1 cucharadita de vinagre de sidra de manzana (opcional)

Vierte todos los ingredientes del aderezo en la batidora y bátelos a alta velocidad. En un bol para mezclar combina el aderezo con la lechuga romana, la cebolla y el pimiento, y mézclalos bien. Colócalo en un tazón de servir con el aguacate y el tomate en la parte superior ¡y disfrútalo!

SOPAS

Caldo sin huesos
De 2 a 4 raciones

Este caldo vegetal alcalino se puede tomar crudo o caliente. Es un caldo mineral rico en potasio que se elabora cociendo cualquier combinación de las siguientes verduras alcalinas:

Verduras de hoja verde: col rizada, espinacas, acelgas, berros, hojas de remolacha, col, hojas de nabo, hojas de mostaza.

Verduras verdes y blancas: apio, hinojo, judías verdes, col, calabacín, brócoli, hinojo, nabo, chirivía, puerros, patatas nuevas (raspadas y eliminando los brotes, cortadas a un grosor de ¼ pulgadas. La parte más nutritiva de la patata nueva es la piel y la pulpa que se encuentra junto a ella, por lo que puedes pelar la patata y cocinar a fuego lento las peladuras con el resto del caldo para aprovechar al máximo los nutrientes, las vitaminas y los minerales).

Verduras rojas y naranja: zanahorias, remolachas, batatas, calabazas.

Hierbas y especias: comino, cúrcuma, pimienta de Cayena, eneldo, ajo, jengibre, perejil, cilantro y cebolla. Si vas a utilizar cebolla y ajo o especias como el comino y la cúrcuma, saltéalas en la olla con un poco de aceite de coco.

Mi combinación preferida
2 calabacines medianos
2 puerros, picados
2 tallos de apio, picado
2 ramitas de perejil, sin tallos y con las hojas picadas
1 manojo de espinacas, sin tallos y con las hojas picadas
225 g de judías verdes, cortadas
1 cebolla picada
5 dientes de ajo
1 litro de agua filtrada
Sal (Celtic Grey, del Himalaya o Redmond Real Salt) al gusto

Elige al menos cuatro de las verduras de la lista anterior. Lávalas y luego pícalas en trozos pequeños del tamaño de un bocado, suficiente para dos tazas.

Coloca las verduras en una olla con el agua filtrada, añadiendo algo de sal marina y especias y hierbas (siempre agrego ajo).

Cuando el agua rompa a hervir, cuécelas a fuego lento, durante unos cuarenta y cinco minutos o hasta que las verduras estén blandas.

Deja enfriar y cuela el caldo. Con las verduras puedes hacer un puré con una batidora de inmersión o desecharlas, ya que se han extraído la mayoría de sus nutrientes. El caldo puede conservarse unos días en el refrigerador en un recipiente herméticamente cerrado. También se puede congelar para consumirlo más adelante.

Sopa de lentejas rojas y col rizada
Para 4 raciones

Este plato es el favorito de mi esposa, Chelsea, porque es sustancioso, reconfortante, fácil de hacer y está riquísimo. También es ideal para bajar de peso. Hay tres tipos de lentejas: rojas, verdes y marrones. Para las sopas me gusta la variedad roja porque se ablanda y tiene una textura agradable. También es la más dulce y la que tiene un sabor más pronunciado a frutos secos. Cuando le aconsejo a alguien que coma alubias y otras legumbres, le recomiendo las pequeñas, como estas lentejas. Se cocinan enseguida (a diferencia de las verdes, que son más duras y tardan el doble de tiempo). La col rizada también va estupendamente con este plato porque se pone tierna; en cambio, en las ensaladas hay que ablandarla con zumo de limón. Recomiendo cocinar una gran cantidad para aprovechar las sobras, ya que mejora a medida que los sabores se mezclan.

1 cucharada de aceite de coco
1 cebolla mediana, finamente picada
4 dientes de ajo, picados
2 zanahorias grandes, picadas
2 tallos de apio, picados

1 manojo de col rizada, cortado en tiras
6 tazas de caldo vegetal
1 ½ tazas de lentejas rojas, enjuagadas

Sal (Celtic Grey, del Himalaya o Redmond Real Salt) al gusto
Pimienta negra, al gusto

Calienta el aceite de coco en una olla grande a fuego medio. Agrega la cebolla y sofríela hasta que quede translúcida, aproximadamente de tres a cinco minutos. Incorpora el ajo, las zanahorias, el apio y la col rizada y sofríe de dos a tres minutos. Añade el caldo, las lentejas, la sal marina y la pimienta. Cocina a fuego medio-bajo hasta que las lentejas estén tiernas, veinte minutos. ¡Sirve y que aproveche!

Sopa de zanahoria al curri
Para 4 raciones

Este curri lleva cuatro de mis especias favoritas: cilantro, comino, cúrcuma y cardamomo. Y aunque lo más destacable de este plato es su sabor, también es extraordinariamente saludable. El curri se puede hacer con diversas especias; sin embargo, suele ser de color amarillo debido a la cúrcuma (esto te permite saber que por lo general va a ser un plato antiinflamatorio lleno de antioxidantes). La cúrcuma es estupenda para la memoria debido a su ingrediente principal, la curcumina. Los estudios han demostrado que la curcumina puede despejar el cerebro de depósitos de placa y proteína, lo cual podría ayudar a combatir el cáncer, la enfermedad de Alzheimer y otras afecciones potencialmente mortales.

1 cucharada de aceite de coco
1 trozo de jengibre de unos 4 cm, cortado y triturado
4 dientes de ajo
Ralladura y zumo de 1 lima

2 cucharaditas de curri en polvo
1 cucharadita de cúrcuma
3 tazas de zanahorias cortadas en trozos de 2,5 cm

1 taza de leche de coco de 440 ml con toda su grasa (recomiendo la marca Native Forest)
2 tazas de agua, filtrada
½ manojo de cilantro, picado

Calienta el aceite de coco en una olla grande a fuego medio. Agrega el jengibre, el ajo y la ralladura de limón y cocínalos hasta que estén ligeramente dorados, de tres a cuatro minutos. Agrega el curri y cocina hasta que desprenda su aroma, aproximadamente un minuto.

Añade las zanahorias, la leche de coco y el agua. Lleva a ebullición, reduce a fuego lento, tápalo y cuece durante quince minutos. Apaga el fuego y déjalo reposar durante treinta minutos para permitir que los sabores se fusionen.

Procesa la sopa en una batidora o en un procesador de alimentos y haz un puré. Decora con cilantro picado y jugo de limón, y ¡buen provecho!

Suculenta sopa de verduras de invierno
Para 4 raciones

Esta receta rústica inspirada en la cocina italiana está llena de sabor. La contundente combinación de verduras ricas en minerales la convierten en un entrante sustancioso de gran poder nutritivo. Las alubias blancas aportan una buena dosis de proteína, mientras que el repollo está lleno de fibra saludable.

- 3 cucharadas de aceite de oliva virgen extra
- 3 puerros, sin las partes verdes y cortados finamente
- 2 zanahorias
- 1 bulbo de hinojo, rebanado finamente
- 4 dientes de ajo, picados
- 2 ramitas de romero frescas, sin hojas y cortadas
- 1 taza de col de Saboya (repollo verde), cortada en rodajas finas
- 6 tazas de caldo vegetal (sin levadura)
- 1 lata de 420 g de alubias blancas, escurridas y enjuagadas (yo uso Eden Organics)
- Un puñado de hojas de perejil, picado
- Sal (Celtic Grey, del Himalaya o Redmond Real Salt) y pimienta, al gusto

En una olla grande, calienta el aceite a fuego medio-bajo, agrega los puerros, las zanahorias y el hinojo y cocina hasta que los puerros estén tiernos y ligeramente dorados, de unos cinco a ocho minutos. Añade el ajo y el romero y cocina durante un minuto más. A continuación, saltea el repollo durante un minuto más. Incorpora el caldo y calienta hasta llevar a ebullición. Agrega las alubias y cocina a fuego bajo de diez a quince minutos, hasta que las verduras estén tiernas. Agrega el perejil y sazona con sal marina y pimienta.

Gazpacho
De 2 a 4 raciones

Esta es mi sopa de verano favorita. Los ingredientes son altamente desintoxicantes y los sabores, pronunciados y refrescantes. Puede tomarse como comida o servido en copas de cóctel con cuchara como un buen aperitivo para una fiesta.

Esta deliciosa sopa se puede disfrutar durante todo el año. ¡Y cuanto más tiempo repose, mejor sabe!

4 tomates bola grandes
1 pimiento rojo
1 pepino
½ cebolla roja
¼ de taza de cilantro fresco
¼ de taza de perejil fresco

2 dientes grandes de ajo
½ lima, recién exprimida
1 limón, recién exprimido
3 cucharadas de aceite de oliva virgen extra

1 cucharadita de sal (Celtic Grey, del Himalaya o Redmond Real Salt) al gusto
1 cucharadita de pimienta negra, o al gusto

Colócalo todo en un procesador de alimentos con la cuchilla «S». Mezcla pulsando, hasta dejarla ligeramente espesa o líquida, como gustes (yo la prefiero un poco espesa).

Las mejores verduras de verano frías
De 2 a 4 raciones

Este es un plato estupendo para un día caluroso de verano. La receta consiste en combinar las verduras alcalinas más potentes, por lo que obtienes una gran dosis de clorofila, un eficaz desintoxicante y depurador de la sangre. Es muy sana para el sistema digestivo y altamente recomendable para quien sufra de estreñimiento. También puedes realzar su sabor con un poco de pimienta de Cayena o pimentón ahumado.

2 tazas de agua filtrada
2 pepinos medianos, picados
½ manojo de tus verduras favoritas (col rizada, espinacas, rúcula, acelga)
2 tallos de apio

¼ de taza de zumo de limón, recién exprimido
¼ de taza de aceite de oliva virgen extra
1 diente de ajo

1 cucharadita de sal (Celtic Grey, del Himalaya o Redmond Real Salt)
Albahaca, pimentón o pimienta de Cayena, para decorar

Mezcla todos los ingredientes, excepto la albahaca y las especias, en una licuadora a alta velocidad hasta lograr la consistencia deseada. Come inmediatamente o sirve frío. Decora con albahaca, pimentón o la pimienta de Cayena.

Bisque de pimientos rojos crudos radiantes
De 2 a 4 raciones

Me encanta este *bisque** por su textura suave y su sabor salado, pero además tiene muchos beneficios para la salud por los que podemos apreciarlo. Aunque los pimientos rojos son un alimento corriente, sus beneficios son extraordinarios. Contienen más del 200 % de la ingesta recomendada de vitamina C y son ricos en licopeno, una sustancia con demostradas propiedades para combatir el cáncer, incluido el de próstata y el de pulmón. También tienen un contenido elevado de vitamina A y folato. Lo mejor de todo es que los pimientos rojos ayudan a quemar más calorías y estimulan la termogénesis, lo que acelera el metabolismo.

3 tazas de agua filtrada
¼ de taza de aceite de oliva virgen extra
1 cucharadita de semillas de alcaravea
2 dientes de ajo
2 pimientos rojos medianos, picados
2 pepinos medianos, picados
½ cebolla roja mediana, picada
1 cucharadita de sal (Celtic Grey, del Himalaya o Redmond Real Salt)
Pimentón o pimienta de Cayena, para decorar

Bate todos los ingredientes a alta velocidad hasta que obtengas la consistencia deseada. Tómalo de inmediato o sírvelo frío.

Sopa fría de jengibre con tomate y especias
De 2 a 4 raciones

Casi todo el mundo ha probado el gazpacho y es sin duda una de mis recetas favoritas y refrescantes de verano; pero si quieres añadir variedad a su sabor, esta versión le aporta la frescura de las especias asiáticas y el jengibre. A los fitonutrientes saludables del licopeno presentes en el tomate se añaden las propiedades antiinflamatorias del jengibre.

---

* N. del T.: sopa *velouté*, cremosa y muy condimentada, de origen francés.

3 tomates
110 g de jengibre picado
½ taza de tahini
1 cucharadita de cardamomo
1 cucharadita de comino

½ cucharadita de alcaravea
2 dientes de ajo
¼ de taza de albahaca picada
¼ de taza de perejil picado

¼ de taza de aceite de oliva virgen extra
1 cucharadita de sal (Celtic Grey, del Himalaya o Redmond Real Salt)

Coloca todos los ingredientes en una batidora y mezcla. Si es necesario, agrega agua filtrada para alcanzar la consistencia deseada.

ENTRANTES

Filetes de coliflor con jengibre, cúrcuma y comino
Para 4 raciones

De niño odiaba con todas mis fuerzas la coliflor. ¡Hoy en día me encanta! Mi mujer, Chelsea, y yo probamos este plato en Morini, un maravilloso restaurante de Manhattan, y nos enamoramos de él. Tras muchas tentativas y fallos llegamos por fin a reproducirlo y logramos una versión antiinflamatoria de la salsa de carne. Recuerda saltear la coliflor con aceite de coco porque puede resistir temperaturas muy altas, a diferencia de otros muchos tipos de aceites que se vuelven rancios y se convierten en grasas trans. Notarás que no le da sabor de coco a los alimentos sino que solo deja un suave regusto. ¡Espero que te guste tanto como a nosotros!

Filetes de coliflor
1 gran cabeza de coliflor
1 cucharada de aceite de coco
Sal (Celtic Grey, del Himalaya o Redmond Real Salt) y pimienta al gusto

Salsa antiinflamatoria
1 cucharada de aceite de oliva virgen extra
1 cucharadita de jengibre recién rallado
1 cucharadita de comino molido

½ cucharadita de cúrcuma
Un pequeño puñado de cilantro, picado

Para los filetes: precalienta el horno a 205 ºC. Corta el tallo de la coliflor y retira las hojas exteriores. Usando un cuchillo grande, corta la coliflor de la parte superior a la base en «filetes» (de unos 2 cm de espesor).

Sazona cada filete por ambos lados con sal marina y pimienta negra.

Calienta el aceite de coco en una sartén a fuego medio-alto. Cocina el filete de coliflor hasta que esté dorado y crujiente, y luego dale la vuelta y haz lo mismo por el otro lado (aproximadamente dos minutos por cada lado, dependiendo del tamaño del filete de coliflor). A continuación, coloca los filetes en una bandeja para hornear.

Para la salsa: en un recipiente separado, bate el aceite de oliva, el jengibre, el comino y la cúrcuma. Unta con un pincel (o vierte con una cuchara) la mezcla en los filetes de coliflor.

Hornéalos hasta que estén tiernos, unos quince minutos. Decóralos con cilantro y sírvelos.

Bol de burrito de quinoa
Para 2 raciones

Este entrante está delicioso y es fácil de preparar. Me gustan las alubias adzuki no solo porque son una proteína completa sino también porque son más pequeñas y más fáciles de digerir que otras alubias. Las pongo en remojo durante la noche o las compro en una lata sin BPA. Este plato lo comemos cada semana porque a nuestro hijo, Brayden, le encanta también.

1 taza de quinoa
2 tazas de agua filtrada
2 latas de 420 g de alubias adzuki, enjuagadas y escurridas (utilizo Eden Organic)
4 cebollas verdes, en rodajas
2 limas, recién exprimidas
4 dientes de ajo, picados
1 cucharadita colmada de comino
2 aguacates, cortados
Un pequeño puñado de cilantro, picado

Cuece la quinoa en una olla a fuego alto. Cuando el agua hierva, tapa la olla, baja el fuego al mínimo y cocina de quince a veinte minutos o hasta que se absorba el agua y la quinoa quede cocida.

Mientras cocinas la quinoa, vierte las alubias en una cacerola pequeña y cocínalas a fuego lento. Agrega las cebollas, el zumo de lima, el ajo y el comino y deja que los sabores se combinen entre diez y quince minutos.

Cuando la quinoa esté hecha, ponla en cuencos individuales para servir. Cúbrela con las alubias, el aguacate y el cilantro. ¡Sirve y disfruta!

Linguine de calabacín con espinacas y pesto de limón
Para 2 raciones

A la hora de adoptar una alimentación alcalina una de mis mayores dificultades ha sido encontrar un sustituto de la pasta. Al fin y al cabo, soy italiano. Pero la pasta es gluten, una de las sustancias más ácidas que existen. Por eso, descubrir los espaguetis de calabacín (o tiras de calabacín en espiral) lo cambió todo. Puedes hacerlos con un pelador, pero te recomiendo adquirir un cortador de verduras en espiral. La textura imita exactamente la de la pasta y da la impresión de que estás comiendo auténticos espaguetis. Puedes comerlos crudos o salteados durante no más de cuatro minutos, para que conserven las enzimas. Agrega una salsa tibia y no habrá necesidad de saltearlos. Yo mismo hago mi pasta de calabacín, pero cada vez hay más tiendas que los venden envasados en la sección de verdura fresca, lo que hace que comer de manera alcalina sea más fácil.

4 calabacines medianos
3 tazas de brotes de espinacas
¼ de taza de albahaca
3 dientes de ajo
¼ de taza de anacardos

½ taza de aceite de oliva virgen extra
Zumo de 1 limón pequeño o mediano

Sal (Celtic Grey, del Himalaya o Redmond Real Salt) al gusto
Pimienta, al gusto
½ taza de tomates **cherry** *cortados por la mitad*

Para preparar la pasta de calabacín: utiliza un cortador en espiral para convertir el calabacín en hebras largas. Es mejor comerlo crudo, aunque también puede estar ligeramente salteado.

Para preparar el pesto de limón: tritura las espinacas, la albahaca, el ajo y los anacardos en un procesador de alimentos con una hoja S hasta que queden finamente picados.

Con el procesador de alimentos encendido, agrega poco a poco el aceite de oliva y el zumo de limón. Sazona con sal marina y pimienta.

Mezcla la pasta de calabacín con el pesto de limón y sirve. Decora con tomates *cherry*.

Banh Mi de hojas de berza
Para 1 ración

La elaboración de esta receta es divertida. Es un plato que, debido a su delicada envoltura y a su salsa deliciosa, tiene toda la apariencia de una comida sofisticada de restaurante. Está repleta de brotes y aguacate, y puedes darle una presentación elegante si tienes invitados para comer, de manera que se trata de un plato tan saludable como tentador. Es extraordinariamente popular en las fiestas y muy fácil de servir en bandeja como aperitivo.

Salsa para mojar
¼ de taza de aceite de oliva virgen extra
1 cucharadita de jengibre, picado (la manera fácil de hacerlo es rallarlo con un acanalador de fruta)
1 diente de ajo, picado
1 cebolla verde, en rodajas

Banh Mi
½ pepino, cortado en tiras
1 zanahoria, cortada en tiras
½ aguacate, en rodajas
1 pequeño puñado de brotes de alubia mung (se pueden encontrar en la sección de verdura fresca; si no hay, utiliza otros brotes)

2 ramitas de albahaca, picadas
3-4 ramitas de menta, picadas
1 pequeño puñado de cilantro, picado
1 hoja de berza grande sin la parte gruesa del tallo
1 endibia (opcional)

En un tazón, mezcla todos los ingredientes de la salsa y reserva.

Enrolla el pepino, la zanahoria, el aguacate, los brotes y las hierbas en la hoja de berza como si fuera un burrito. (Si lo deseas, utiliza una endibia para atar la hoja de berza). Sirve con la salsa para mojar.

«Arroz» frito con salsa picante
Para 4 raciones

Me encanta el arroz frito, y este es un sustituto increíblemente parecido al original. El arroz frito alcalino, un plato al estilo asiático tradicional, es un estupendo sucedáneo de los cereales. He elaborado una salsa picante saludable inspirándome en el sabor oriental. La mayoría de las salsas picantes están cargadas de azúcares e ingredientes artificiales, pero esta no. Haz una cantidad un poco mayor y utilízala con cualquier alimento. Con la pimienta de Cayena también puedes moderar el nivel de picante.

Salsa picante del Dr. Daryl
¼ de taza de aceite de oliva virgen extra
2 cucharadas de pimentón
1 cucharadita de pimentón ahumado
¼ de taza de cebolla blanca picada
1 diente de ajo pequeño
Una pizca de pimienta de Cayena al gusto
Una pizca de sal (Celtic Grey, del Himalaya o Redmond Real Salt)
Pimienta negra al gusto

Arroz de coliflor
1 cabeza de coliflor
2 cucharadas de aceite de coco
2 cucharadas de ajo, picado
½ taza de col púrpura, finamente cortada
¼ de taza de brócoli
½ cebolla mediana, finamente cortada en cubos
½ taza de zanahoria, finamente cortada
Sal (Celtic Grey, del Himalaya o Redmond Real Salt)
Pimienta negra al gusto
3 cucharadas de Braggs Liquid Aminos
¼ a ½ aguacate en rodajas, para decorar

Mezcla los ingredientes de la salsa picante en una batidora pequeña y reserva. Corta el tallo de la cabeza de la coliflor y retira las hojas. Coloca la coliflor en un procesador de alimentos y pulsa durante treinta segundos aproximadamente (la coliflor debe quedar formando granos, como si fuera arroz, y necesitarás alrededor de dos tazas).

En una cacerola o *wok* grandes, calienta el aceite de coco a fuego medio-alto. Agrega el ajo picado, las verduras, la sal marina y la pimienta negra. Añade Braggs Liquid Aminos, mezcla y sofríe de diez a quince minutos, hasta que las verduras estén tiernas.

Cubre con la salsa picante del doctor Daryl y el aguacate cortado en rodajas.

Calabaza cidra a la marinara
Para 2 raciones

La calabaza cidra* es una de las opciones más geniales para quien esté siguiendo una dieta alcalina. Solo tienes que usar el tenedor y arrancar de debajo de la piel esas tiras que son los espaguetis de la madre naturaleza. También es un vegetal bajo en almidón, por lo que puedes comerlo de manera habitual y te sentará estupendamente. Añádele la marinara, agrégale más verduras y tus hijos se la zamparán sin tener ni idea de lo saludable que es.

Marinara
- 3 tomates medianos
- ½ taza de hojas (sueltas) de albahaca
- ¼ de taza de aceite de oliva virgen extra
- ¼ de taza de tomates secados al sol
- ¼ de taza de cebolla roja, picada
- 2 cucharadas de orégano fresco, picado
- 1 cucharada de zumo de limón, recién exprimido
- 1 diente grande de ajo
- 1 cucharadita de sal (Celtic Grey, del Himalaya o Redmond Real Salt)
- 1 cucharadita de pimienta negra
- 1 cucharada de romero, salvia o estragón, picado (opcional)
- 2 tazas de espinacas (opcional; es una manera estupenda de añadir más verdura)

Calabaza cidra
- 1 calabaza cidra mediana
- 1 gran puñado de espinacas
- 2 cucharaditas de aceite de coco
- 2 cucharaditas de ajo, picado
- Sal (Celtic Grey, del Himalaya o Redmond Real Salt) al gusto
- Pimienta negra, al gusto

Para la marinara: para obtener una salsa fina, coloca todo el contenido en la batidora y mezcla hasta obtener la consistencia deseada. Para una salsa espesa, aparta dos tomates y las hierbas. Mezcla todo lo demás hasta que quede suave y cremoso. Ahora coloca el contenido en un procesador de alimentos. A continuación, agrega los dos tomates y las hierbas, y mézclalos con los ingredientes, dejando la salsa un poco espesa.

Para la calabaza cidra: precalienta el horno a 190 °C. Corta la calabaza por la mitad longitudinalmente. Saca las semillas y las tiras de carne con una cuchara. Extiende una cucharadita de aceite de coco por el interior de cada mitad.

---

* N. del T.: el nombre en inglés es *spaghetti squash* (calabaza espagueti).

Esparce el ajo picado por ambas mitades y espolvorea sal marina y pimienta. Coloca la calabaza con la parte interior hacia abajo en una bandeja para hornear y hornea durante treinta y cinco minutos.

Con cuidado, utiliza un tenedor para extraer las hebras de la calabaza. Calienta una sartén a fuego medio. Coloca la calabaza en ella y cúbrela con salsa marinara (uso alrededor de dos tercios de la salsa y guardo el resto). Agítala para que se mezcle bien hasta que esté caliente. Cubre con albahaca fresca y escamas de pimiento rojo antes de servir (opcional).

Pimientos rellenos de quinoa
Para 4 raciones

Me encanta cómo encajan en el pimiento todos estos ingredientes. Es una comida fácil de preparar y de comer. Tradicionalmente, esta receta de Europa del Este suele emplear carne picada, queso y arroz para el relleno. Sin embargo, ya sabes lo que pienso de estos alimentos: son ácido en estado puro. Mi versión es alcalina y no menos sabrosa y satisfactoria. Se trata de un plato contundente, especialmente indicado para las temporadas de otoño o invierno.

1 taza de quinoa
2 tazas de agua filtrada o caldo vegetal sin levadura
1 cucharada de aceite de coco
½ taza de cebolla amarilla, picada
½ taza de tomate, picado

1 taza de alubias adzuki en lata (prefiero Eden Organic)
1 cucharada de comino
¼ de taza de cilantro, picado
8 pimientos rojos
1 ½ tazas de caldo vegetal (sin levadura)

2 aguacates cortados en rodajas
Sal (Celtic Grey, del Himalaya o Redmond Real Salt)
Zumo de limón
Pimienta negra al gusto

Para la quinoa: en una olla pequeña, hierve la quinoa en el agua a fuego medio. Baja el fuego, cubre y sigue cocinando hasta que toda el agua se haya evaporado y la quinoa esté tierna, de quince a veinte minutos. Destapa la olla, remueve la quinoa para evitar que se pegue y pásala a un tazón grande.

Para el sofrito de cebolla: en una sartén grande a fuego medio, agrega el aceite de coco y la cebolla. Sofríela hasta que se ablande un poco, alrededor de dos minutos. Añade el tomate y cocina durante un minuto más. A continuación, agrega las alubias adzuki, el comino y el cilantro. Sofríe durante aproximadamente otros dos minutos y retira la sartén del fuego.

Mezcla bien la quinoa y el sofrito de cebolla. Corta la parte superior de los pimientos y vacíalos. Rellénalos con la mezcla de quinoa y sofrito. Coloca los pimientos rellenos en una olla grande o un horno holandés y vierte el caldo vegetal en el fondo de la olla. Cubre y cocina a fuego muy lento durante unos cuarenta y cinco minutos.

Cuando esté listo para servir, retira la tapa y deja enfriar de cinco a diez minutos. Transfiere los pimientos rellenos de quinoa a los platos con una espumadera. Coloca unas rodajas de aguacate en la parte superior, exprime un poco de zumo de limón y sazona con sal marina y pimienta negra.

Bok choy con especias indias
Para 1 o 2 raciones

3 tazas de bok choy, triturado (o usar espinacas)
1 cucharada de aceite de coco
½ taza de pimiento rojo, cortado en cubos
2 cucharadas de albahaca fresca, finamente picada
½ taza de piñones
1 taza de nueces, en remojo durante la noche
1 ½ cucharadas de zumo de limón fresco
1 cucharada de jengibre fresco
1 cucharada de **garam masala**
½ cucharadita de sal (Celtic Grey, del Himalaya o Redmond Real Salt)
1 cucharada de ajo, picado
½ cucharada de pimienta negra
Opcional: ¡añadir jalapeño o guindilla para darle fuerza!

Saltea el bok choy o las espinacas y el pimiento rojo en el aceite de coco en una sartén durante cinco minutos, o hasta que los ingredientes estén ligeramente blandos. Mézclalos con la albahaca picada en un bol y reserva.

Mezcla los ingredientes restantes en un procesador de alimentos con la hoja «S» hasta que quede una pasta homogénea. Añade esto a la mezcla de bok choy y remuévelo bien. Déjalo reposar de una a dos horas. ¡Sirve y disfruta!

Coles de Bruselas con pistachos y limón
Para 4 raciones

La coliflor no era la única verdura que no me gustaba de niño; ¡también odiaba las coles de Bruselas! Me gustaría echarle la culpa de mi aversión al sabor amargo y agrio que podían tener estos alimentos. Pero la verdad es que durante la infancia le tenía aversión a cualquier cosa que fuera verde y saludable. Intentaba darle las verduras al perro, pero ni siquiera él se las comía. En la actualidad estas verduras llenas de energía son uno de mis alimentos preferidos, y no solo míos sino de todos los que siguen una alimentación alcalina. ¿Te has dado cuenta de la increíble cantidad de buenos restaurantes que sirven coles de Bruselas asadas? Esta verdura tiene un sabor extraordinario y es una gran fuente de hierro, proteína, vitamina C, potasio y sulforafano, una sustancia química a la que se le atribuyen propiedades anticancerígenas. Las coles son estupendas para cualquiera que sufra de anemia y contienen antioxidantes, lo que significa que ayudan a retrasar el envejecimiento prematuro. Recuerda que no hay que hervirlas, ya que toda esa riqueza mineral desaparecería con el calor. En lugar de eso, sofríelas, ásalas o hazlas al vapor o salteadas.

2 cucharadas de aceite de coco
¾ de taza de pistachos, sin cáscara
Ralladura y zumo de 1 limón

16 coles de Bruselas grandes, con las hojas separadas del núcleo. Corta el tallo y pela las hojas

Sal (Celtic Grey, del Himalaya o Redmond Real Salt) y pimienta al gusto

Calienta el aceite de coco en un *wok* o sartén grandes a fuego medio-alto. Agrega los pistachos y la ralladura de limón y sofríe durante un minuto. Incorpora las hojas de coles de Bruselas, removiendo durante unos cinco minutos, hasta que tengan un color verde brillante pero sigan estando crujientes. Exprime el zumo de limón sobre las hojas y sazona con sal marina y pimienta.

POSTRES

Pudín de chía, coco y vainilla original
Para 2 raciones

Este, sin lugar a dudas, es mi postre favorito. Se tardan solo diez minutos en prepararlo en la batidora, pero ten en cuenta que tendrás que dejarlo reposar durante la noche en el frigorífico. Siempre digo, medio en broma, que hay que hacer mucha cantidad porque, de todas formas, no durará. Las civilizaciones maya y azteca utilizaron la chía para obtener energía y fuerza, ya que tiene un 50 % de omega-3 (es una de las fuentes más ricas de estos ácidos grasos) y un 20 % de proteínas. También tiene un elevado contenido en fibra, que ayuda a reducir la inflamación intestinal y disminuye el colesterol. Además, es ideal para los problemas de estreñimiento. Unas dos cucharadas de semillas de chía te proporcionan el 18 % de la cantidad de calcio que necesitas al día, un 35 % de fósforo, un 24 % de magnesio y un 50 % de manganeso. Por todas estas razones, es uno de los mejores alimentos para neutralizar el ácido y equilibrar el pH.

2 tazas de agua de coco o agua filtrada (prefiero el agua de coco; es más dulce)
½ taza de anacardos crudos
2 cucharadas de aceite de coco
3 dátiles, sin hueso

⅛ de cucharadita de sal (Celtic Grey, del Himalaya o Redmond Real Salt)
1 cucharada de coco sin endulzar
2 cucharaditas de vainilla (Medicine Flower Vanilla, 15 gotas)

1 cucharadita de canela
6 cucharadas de semillas de chía
Semillas de granada, canela o granos de cacao como aderezo

Bate todos los ingredientes excepto las semillas de chía y granada en una batidora hasta que estén bien mezclados, entre cuarenta y sesenta segundos. Luego, en la velocidad más baja, agrega la chía y bate durante un minuto para añadirla a la mezcla. Si tu batidora no tiene una opción de baja velocidad, mezcla las semillas de chía con una cuchara. Coloca la mezcla en un recipiente hermético y refrigera durante al menos cinco horas antes de servir.

Decora con semillas de granada, canela o granos de cacao.

Variación: para el pudín de chía de chocolate, basta con añadir ¼ de taza de cacao crudo antes de la primera mezcla y, opcionalmente, cinco gotas de extracto ligero de chocolate (me gusta Medicine Flower).

Mousse de chocolate con aguacate
Para 2 raciones

Nunca adivinarías que este manjar tan sano está hecho con aguacate. Su delicioso sabor engaña; de hecho, al comerlo tendrás la impresión de que estás traicionando tu propósito de seguir una alimentación saludable. Es tan espeso, tan cremoso y con un sabor tan intenso a chocolate que diría que es incluso mejor que la auténtica *mousse* de chocolate.

- 1 ½ aguacates
- ⅔ de taza de agua de coco, a ser posible cruda
- 1 cucharada de vainilla (uso 10 gotas de Medicine Flowers Vanilla)
- 2 cucharadas de cacao crudo
- 3 dátiles sin hueso (puedes usar 5 para conseguir un poco más de dulzor)
- 1 ½ cucharaditas de sal marina (Celtic Grey, del Himalaya o Redmond Real Salt)

Mezcla a velocidad alta en la batidora y ¡disfruta! Refrigera las sobras para que se solidifiquen.

Fruta con canela y jengibre con salsa dulce de tahini
Para 2 raciones

Esta fue una de las primeras recetas que elaboré cuando comencé a experimentar con alimentos crudos. Me encanta este postre porque utiliza el tahini y le da un sabor dulce, algo que puede resultarnos un poco raro pero que es habitual en muchos dulces israelíes como el *halvah*. Tiene un sabor sorprendente a sésamo y resulta ideal para equilibrar el azúcar en la sangre. Además, todas las grasas, la canela y el jengibre ayudan a neutralizar la acidez de la pera y la manzana verde.

Fruta
2 a 3 cucharadas de jengibre fresco, al gusto
1 cucharadita de canela
1 cucharadita de sal (Celtic Grey, del Himalaya o Redmond Real Salt)
1 pera
1 manzana verde

Salsa dulce de tahini
3 cucharadas de tahini
3 cucharadas de mantequilla de almendra cruda
1 cucharada de néctar de coco líquido (utilizo la marca Coconut Secret, Raw Coconut Nectar)
2 cucharadas de aceite de coco
2 cucharaditas de tamari sin gluten
¼ de cucharadita de pimienta de Cayena (opcional)

Ralla el jengibre en un pequeño bol. Añade la sal marina y la canela y mézclalo todo. Corta la fruta en cubitos, agrégala al bol y mezcla bien.

En otro bol, mezcla todos los ingredientes de la salsa y extiéndelos sobre la fruta.

Bayas picadas con menta y mantequilla de coco
Para 1 ración

Este es otro manjar dulce al que se añaden grasas saludables para ralentizar el efecto del azúcar. Si quieres comer fruta, esta es la mejor manera de comerla y mantener la alcalinidad. Acuérdate siempre de elegir la fruta basándote en lo que es orgánico y de temporada.

1 taza de bayas surtidas: arándanos, fresas y frambuesas	2 cucharadas de mantequilla de coco, blanda o derretida 1 cucharada de menta picada

Rocía la mantequilla de coco sobre las bayas y esparce la menta por encima.

Chocolate caliente sin lácteos
Para 2 raciones

El chocolate caliente es uno de nuestros alimentos favoritos y más entrañables; sería una lástima eliminarlo de una dieta saludable. La verdad es que el chocolate a la manera tradicional es muy ácido porque combina leche, chocolate y azúcar. Esta receta utiliza leche de almendra o de coco y cacao, así que su sabor no tiene nada que envidiarle; la diferencia es que puedes tomarlo sin sentirte culpable por ello.

2 tazas de leche de almendra (o coco)	¼ de taza de cacao crudo 1 cucharadita de canela	Una pizca de pimienta de Cayena (opcional)

Ponlo todo en una batidora, hazlo puré y luego caliéntalo en la hornilla (si tienes una batidora de alta potencia como Vitamix, la mezcla puede calentarse sin necesidad de utilizar la hornilla).

Yogur helado de plátano con chocolate
Para 2 raciones

Seguramente habrás pensado que los helados no tienen cabida en una dieta alcalina, pero este sustituto del helado sin lácteos ni azúcar va a convertirse en tu mejor aliado, especialmente en los meses de verano. Debido a que tiene la consistencia de un yogur congelado y a su combinación de sabores de chocolate y plátano, puede satisfacer todos tus antojos de postre sin necesidad de ingredientes ácidos. Considéralo un premio por comer de una manera tan saludable.

- *2 plátanos, pelados y congelados*
- *3 cucharadas de cacao puro en polvo*
- *1 cucharada de mantequilla de almendra cruda*
- *¼ de taza de leche de almendra sin endulzar*
- *1 cucharada de semillas de chía, para adornar*
- *1 cucharada de semillas de cáñamo, para adornar*

Coloca los plátanos y el cacao en la batidora y mezcla mientras agregas poco a poco la leche de almendra hasta que alcance la consistencia del yogur congelado (es posible que sobre algo de la leche de almendras). Espolvorea por encima las semillas de chía y cáñamo.

- APÉNDICE 1 -
TEN UN BOTIQUÍN DE SALUD

Hay dolencias cotidianas que pueden tratarse con remedios naturales. Por eso los tengo siempre a mano en un armario al que prefiero llamar botiquín de salud en lugar de botiquín médico.

Carbón activado. El carbón activado absorbe las toxinas y las expulsa del cuerpo. Puede salvarte la vida en cualquier clase de intoxicación alimentaria. Cuando viajo, siempre lo llevo conmigo. A veces, las madres les dan a sus hijos enfermos tostadas quemadas por los efectos del carbón. Un producto que me gusta especialmente es el carbón activado de coco. También sirve para las resacas y la intoxicación alcohólica.

Bicarbonato. Lo uso en baños y en picaduras de mosquitos y de abejas. Poner un poco de pasta (bicarbonato mezclado con agua) en la picadura tiene un efecto antiinflamatorio y alivia el dolor. Una vez a la semana, lávate los dientes con agua y bicarbonato de sodio; neutraliza el ácido y ayuda a prevenir las enfermedades de las encías y los dientes. También es bueno para eliminar el sarro. Antes tenía una dentadura fatal (me han hecho cuatro endodoncias por todo el azúcar y el ácido que comía), pero desde que adopté el estilo de vida alcalino no he vuelto a tener una sola caries.

Aceite de coco prensado en frío. Por su versatilidad, está en el primer puesto de mi lista. Cada noche me lo unto en la piel para mantenerla hidratada, tonificada y sin arrugas.

Jarabe de saúco. Este remedio no solo tiene un sabor delicioso, sino que además es antiviral y antibacteriano. Cuando sientas síntomas como la gripe, tómalo tres veces al día. Según demuestran las investigaciones sobre el tema, es tres veces más eficaz que el Tamiflu. Se lo doy a los niños cuando empiezan a enfermar. Puedes conseguirlo en tiendas de alimentación natural.

Sales de Epsom. Son buenas para sacar las astillas incrustadas. Remoja la parte del cuerpo en la que tienes la astilla en agua tibia con bicarbonato de sodio y sales de Epsom. Esta solución disminuye la inflamación y la toxicidad y ayuda a expulsar cualquier elemento extraño que haya entrado en la piel.

Aceite de orégano. Se trata de un maravilloso aceite antiviral, antifúngico y antibacteriano. En cuanto noto que estoy a punto de caer enfermo, tomo veinte gotas disueltas en un vaso de 180 a 235 ml de agua. Es un aceite tan fuerte que casi quema. Tienes que diluirlo, agitarlo y bebértelo rápidamente (porque el aceite y el agua no se mezclan bien). La verdad es que tiene un sabor algo desagradable, pero merece la pena aguantarlo. Asimismo, es ideal para eliminar las bacterias que entran en el cuerpo al respirar (¡úntate una pizca bajo la nariz antes de los vuelos!).

Aceite de lavanda. Es ideal para:
- La relajación y el alivio del estrés: viértelo en el baño para ayudar a la desintoxicación. Combina ocho gotas de aceite de lavanda con dos tazas de sales de Epsom y una taza de bicarbonato de sodio. Agrega esto a agua muy caliente, báñate durante veinte minutos, luego envuélvete en una toalla y tápate con mantas. Hazlo antes de dormir; sudarás, ¡pero te sentirás tan relajado y descansado que dormirás mejor que nunca!
- Curación de trastornos de la piel y heridas: aplica el aceite esencial directamente sobre la piel.

- Alivio del insomnio: frótatelo en el cuello, vierte una gota o dos en la almohada o espárcelo por el aire.

Aceite de menta. Es ideal para:
- Mejorar la concentración y la energía: espárcelo por el aire.
- Ayudar a la digestión, aliviando las náuseas y el reflujo ácido: ingiérelo por vía oral, una gota en un vaso de agua (por esta vía utiliza solo los aceites de mayor calidad).
- Mejorar la respiración, especialmente cuando estamos resfriados: espárcelo por el aire o aplícatelo tópicamente por el pecho.
- Aliviar de manera eficaz los dolores de cabeza producidos por la tensión. Aplica tópicamente en la frente y en las sienes (tarda treinta minutos en tener pleno efecto).
- Utilizar en un difusor antes de ir a dormir.

Aceite de incienso. Es ideal para:
- Reducir la inflamación: aplícatelo sobre la piel o tómatelo por vía oral (por esta vía utiliza solo los aceites de más alta calidad).
- Combatir el cáncer: los estudios han demostrado que el aceite puede destruir las células cancerosas; consulta con tu médico acerca de la mejor manera de usar aceite de incienso en tu tratamiento. Utilízalo en un difusor por la noche o úntatelo en los pies antes de acostarte. También puedes ponerte una gota en el pulgar (con mirra) y frotarte el paladar con el dedo; esto es eficaz para el cáncer de cerebro y pulmón.
- Limpiar y desintoxicar el cuerpo: añádelo al agua del baño.
- Reforzar la inmunidad: aplícatelo en el cuello y detrás de las orejas.
- Luchar contra la infección: espárcelo por el aire.
- Mejorar las afecciones de la piel, las cicatrices, los efectos del envejecimiento y el acné: aplícatelo tópicamente.

Aceite de limón. Es ideal para:
- Desintoxicar el cuerpo y el sistema linfático. Toma una gota por vía oral un par de veces al día (utiliza solo los aceites de mayor calidad por vía oral).
- Apoyar al sistema inmunitario para prevenir enfermedades: espárcelo por el aire.
- Destruir bacterias: úsalo para mantener limpio el hogar o aplícatelo en las manos.

- Elevar el estado de ánimo y los niveles de energía: espárcelo por el aire.

Aceite de árbol del té. Es ideal para:
- Eliminar hongos, levaduras e infecciones: aplícatelo directamente.
- Mejorar el acné: mézclalo con miel y utilízalo como loción limpiadora para la cara.
- Reducir y prevenir la caspa: añade unas gotas al champú.
- Limpiar: añade unas gotas al agua para usar en un aerosol.
- Tratar las infecciones del oído de los niños (siempre consultando con el pediatra).

Hidrosol de plata. La plata tiene propiedades antibióticas. Robert Scott Bell, homeópata y doctor en Humanidades —un estupendo amigo, compañero y médico que aparece en la serie documental *La verdad sobre el cáncer*—, se ofreció a compartir sus hallazgos más recientes sobre la plata coloidal.

Desde la aparición de la penicilina, la comunidad médica adoptó un nuevo enfoque de atención sanitaria basado en los antibióticos (medicamentos que obran maravillas para eliminar las infecciones bacterianas). Lo que no tuvo en cuenta al hacerlo fue la rápida y creciente resistencia de los microbios a los antibióticos creados para destruirlos.

Lo que viene a continuación es información sobre la sustancia que he utilizado en lugar de antibióticos, tanto con mi familia como con mis pacientes durante la última década: el hidrosol de plata, que tiene propiedades antibacterianas, antifúngicas y antivirales.

¿De qué manera funciona la plata como agente antimicrobiano? En primer lugar, los iones de plata destrozan la membrana externa de la célula patógena. Luego, atacan las enzimas que metabolizan el oxígeno y la energía de los microbios, ahogando a las bacterias nocivas. La plata es viroestática, lo que significa que al entrar en contacto con los virus detiene la replicación viral. A diferencia de los antibióticos, incluso cuando se toma varias veces al día, el hidrosol de plata no perjudica a la flora intestinal sana.

Tomar un suplemento de hidrosol de plata bioactivo fiable puede aportarle beneficios al régimen diario de cualquier persona. No obstante, si tu salud está en riesgo, debes seguir las instrucciones de tu médico para adoptar las mejores medidas de prevención. Sin embargo, dado que muchas infecciones por estafilococos se transmiten a través de las fosas nasales y las vías respiratorias superiores, una medida prudente podría ser reforzar tus defensas con una formulación de plata de calidad a través de un nebulizador. Para ayudar a tu sistema inmunitario, basta con irrigar la garganta con una preparación de hidrosol de plata cada dos o tres horas; sobre todo, antes, durante y después de un viaje aéreo, o cuando estés cerca de algún enfermo (especialmente al visitar un hospital).

Y cuando llega la temporada de los resfriados y la gripe, hay una buena razón por la que cada vez más gente decide reemplazar los desinfectantes de manos por geles y aerosoles de plata: funcionan mejor que el alcohol bencílico y el triclosán, dos sustancias muy tóxicas y ácidas para el organismo que alteran el sistema endocrino.

El hidrosol de plata es seguro, no tóxico, se elimina de forma eficaz y al parecer es verdaderamente beneficioso para ayudar a prevenir o al menos reducir el riesgo de infecciones. Ten presente que solo recomiendo el uso de hidrosol de plata bioactiva y no la plata coloidal genérica, que suele tener demasiados compuestos (sales y proteínas) y partículas que por su gran tamaño resultan ineficientes. Recomiendo las marcas Sovereign Silver y Argentyn 23 para profesionales de la salud. Es el protocolo de recuperación de la salud intestinal de acción más rápida que conozco.

Aunque no soy partidario del uso indiscriminado de antibióticos, los únicos de estos fármacos que están contraindicados con el uso de la plata son las sulfonamidas (Bactrim, Septra), debido a la fuerte afinidad existente entre la plata y el azufre.

En la plata, cuanto más pequeñas sean las partículas, mejor. A causa de la pureza y la actividad características de esta clase específica de plata coloidal, cualquiera puede utilizar concentraciones muy seguras y bajas para alcanzar el objetivo de reducir la carga de patógenos. Sigue estas pautas para las siguientes afecciones, pero asegúrate de consultar primero con tu médico.

Dosis de adulto: 30 ml de plata con 30 ml de aloe; tómalos directamente con el estómago vacío tres veces al día, seguido de reposición de probióticos cada noche durante una o dos semanas para la disbiosis intestinal leve o el crecimiento excesivo de cándida.

Crecimiento excesivo de cándida o disbiosis intestinal leve: las nanopartículas de plata pueden eliminar las bacterias resistentes a los antibióticos y tienen poderosas propiedades antifúngicas, por lo que desempeña una potente actividad contra las levaduras, entre ellas la *Candida albicans* (*in vitro*). Toma 30 ml de plata (1 a 2 cucharadas) con 30 ml de líquido de aloe puro, directamente con el estómago vacío tres veces al día, seguido de una reposición de probióticos a primeras horas de la noche durante una o dos semanas. Quienes pesen menos de cincuenta y cinco kilos pueden tomar la mitad de la dosis.

Inflamación intestinal crónica: por favor, consulta con tu médico si tienes problemas intestinales inflamatorios más graves, como enfermedad de Crohn, síndrome del intestino irritable, síndrome del intestino permeable, colitis, diverticulitis o enfermedad celíaca. Sigue el mismo protocolo que para la disbiosis intestinal leve, aunque es posible que se requieran cuatro, seis u ocho semanas para completarlo.

Mantenimiento: una cucharadita diaria.

Desarrollo de la inmunidad: tres cucharaditas diarias.

Soporte inmunitario crónico: cinco cucharaditas diarias.

Salud gastrointestinal: una o dos cucharadas con aloe tres veces al día.

Soporte inmunitario agudo: siete cucharaditas diarias.

- APÉNDICE 2 -

GUÍA DEFINITIVA DE LOS ALIMENTOS ALCALINOS Y ÁCIDOS

La siguiente tabla es una estupenda guía de referencia rápida de los alimentos alcalinos y ácidos más consumidos habitualmente. Al principio, muchos alimentos y bebidas pueden parecer alcalinos o ácidos, cuando, de hecho, ¡son justo lo contrario! Consume estos alimentos alcalinos sin restricciones. Trata de incorporar el 80 % o más en tu dieta diaria.

ALIMENTOS ALCALINOS

VERDURAS ALTAMENTE ALCALINAS
Acelgas (suizas)
Agropiro
Apio
Berros
Bok choy
Brócoli
Brotes
Cebada forrajera
Col rizada
Colinabo
Endibia
Espárragos
Espinacas
Hierbas
Hojas de berza
Hojas de diente de león
Hojas de mostaza
Hojas de nabo
Hojas de remolacha
Lechuga
Lechuga de hoja suelta
Lechuga francesa
Lechuga romana
Pepino
Pimiento (*capsicum*)
Rábano daikon
Raíz de bardana
Raíz de loto
Verduras para ensalada

ALIMENTOS ALCALINOS

VERDURAS MODERADAMENTE ALCALINAS
Achicoria
Alcachofas
Alcachofas de Jerusalén
Berenjena
Calabacín
Cebolla roja
Cebolleta
Choy sum
Col blanca
Col china
Col de Saboya
Col napa
Col roja
Col verde
Coles de Bruselas
Coliflor
Colinabo
Fideos de calabacín
Judías verdes
Limoncillo
Okra
Puerros
Remolacha
Tirabeque

VERDURAS LIGERAMENTE ALCALINAS
Ajo
Cebollas
Chirivías
Edamame (soja)
Guindilla (jalapeño)
Guisantes
Jícama
Pimiento (shishito)
Setas (medicinales en polvo)
Zanahorias

VERDURAS DE MAR ALTAMENTE ALCALINAS
Algas marinas
Algas nori
Chlorella
Quelpos

VERDURAS DE MAR MODERADAMENTE ALCALINAS
Algas verdiazuladas
e3Live
Espirulina

VERDURAS DE MAR LIGERAMENTE ALCALINAS
Arame
Dulse

PESCADO (SALVAJE CAPTURADO EN EL MAR) MODERADAMENTE ALCALINO
Anchoas
Arenque
Salmón (Alaska, Nueva Zelanda, España)
Sardinas
Trucha

FRUTOS SECOS, MANTEQUILLAS DE FRUTOS SECOS Y SEMILLAS (CRUDAS) ALTAMENTE ALCALINOS
Mantequilla de semilla de cáñamo
Semillas de cáñamo (sin irradiar, sin cáscara)
Semillas de chía

FRUTOS SECOS, MANTEQUILLAS DE FRUTOS SECOS Y SEMILLAS (CRUDAS) MODERADAMENTE ALCALINOS
Comino negro
Harina de lino
Linaza
Macadamia
Manteca de cacao
Manteca de coco
Mantequilla de nuez de macadamia
Semillas de calabaza
Semillas de cardamomo
Semillas de comino
Semillas de hinojo
Semillas negras

FRUTOS SECOS, MANTEQUILLAS DE FRUTOS SECOS Y SEMILLAS (CRUDAS) LIGERAMENTE ALCALINOS
Almendras (con moderación)
Anacardos (con moderación)
Avellanas
Cáscaras de semilla de *psyllium*
Castañas
Ghee (transitorio)
Mantequilla de almendra (con moderación)
Mantequilla de anacardos (casera, con moderación)
Mantequilla de animales alimentados con pasto (transitorio)
Nueces
Nueces de Brasil
Piñones
Pistachos
Quinoa
Semillas de apio
Semillas de cártamo (con moderación)
Semillas de cilantro
Semillas de eneldo
Semillas de girasol (con moderación)
Semillas de sésamo

ALIMENTOS ALCALINOS

Tahini

GRANOS Y CEREALES LIGERAMENTE ALCALINOS
Amaranto (germinado)
Cacao (con moderación)
Harina de semilla de cáñamo (germinada)
Harina de trigo sarraceno (germinada)
Kamut (germinado)
Trigo sarraceno (germinado)

FRUTA ALTAMENTE ALCALINA
Aguacate

FRUTA MODERADAMENTE ALCALINA
Coco (carne)
Lima
Limón
Tomate

FRUTA LIGERAMENTE ALCALINA
Aceitunas (verdes)
Granada
Pomelo
Sandía (neutro)

BEBIDAS ALTAMENTE ALCALINAS
Agua (H_2 - hidrógeno molecular/ionizado)
Agua (ionizada)
Batido verde (sin fruta)
Infusión de cúrcuma/jengibre/limón/pimienta negra
Infusión de diente de león
Infusión de hierbas
Infusión de hierbas Essiac

Zumo verde (prensado en frío, sin fruta)

BEBIDAS MODERADAMENTE ALCALINAS
Agua de coco (cruda)
Agua de limón (recién exprimido)
Batido verde (con grasas saludables y no más de una fruta)
Leche de cáñamo
Lima (recién exprimida)
Té de ginseng
Zumo de granada (fresco, sin endulzar)

BEBIDAS LIGERAMENTE ALCALINAS
Agua (filtrada)
Infusión de manzanilla
Leche de almendra (sin endulzar)
Leche de coco (sin endulzar)
Teecino (té)
Zumo de pomelo (recién exprimido)
Zumo de tomate (fresco)
Zumo de zanahoria

ACEITES Y VINAGRES ALTAMENTE ALCALINOS
Aceite de aguacate
Aceite de coco (prensado en frío)
Aceite de comino negro (aceite de semilla negra)
Aceite de pescado (omega-3)
Aceite TCM

ACEITES Y VINAGRES LIGERAMENTE ALCALINOS
Aceite de cáñamo (fresco/consumir inmediatamente)
Aceite de chía (fresco/consumir inmediatamente)
Aceite de lino (fresco/consumir inmediatamente)
Aceite de nuez de macadamia
Aceite de oliva (virgen extra)
Aceite de sésamo
Aceite de Udo (con moderación)
Aminos de coco
Bragg's Liquid Aminos (de transición de la salsa de soja)
Vinagre de sidra de manzana

LÁCTEOS (ALIMENTOS DE TRANSICIÓN) MODERADAMENTE ALCALINOS
Crema de coco
Ghee (mantequilla clarificada)
Mantequilla de animales alimentados con pasto (por ejemplo, Kerrygold)
Nata de montar espesa (transitoria)
Yogur de coco

HIERBAS Y ESPECIAS ALTAMENTE ALCALINAS
Cilantro
Cúrcuma
Jengibre
Perejil

ALIMENTOS ALCALINOS

Rúcula
Sal (Celtic Grey)
Sal (del Himalaya)
Sal (negra hawaiana)

HIERBAS Y ESPECIAS MODERADAMENTE ALCALINAS
Albahaca
Canela
Cardamomo
Cebollino
Chile en polvo
Cilantro
Comino
Curri
Eneldo
Estragón
Hinojo
Mejorana
Menta
Nuez moscada
Orégano
Pimentón
Pimienta (cayena)
Pimienta (negra)
Sal (marina sin blanquear)
Salvia
Semillas de alcaravea
Tomillo

HIERBAS Y ESPECIAS LEVEMENTE ALCALINAS
Laurel

LEGUMBRES ALTAMENTE ALCALINAS
Legumbres germinadas (por ejemplo, garbanzos germinados)

LEGUMBRES MODERADAMENTE ALCALINAS
Alubias de lima
Hummus (fresco)

LEGUMBRES LIGERAMENTE ALCALINAS (TODO CON MODERACIÓN)
Alubias adzuki
Alubias blancas
Alubias de careta
Alubias mung
Alubias pintas
Frijoles
Frijoles *cannellini*
Garbanzos
Granos de cacao
Guisantes partidos
Haba de riñón blanca
Habas verdes
Lentejas
Regaliz
Trébol rojo

ALIMENTOS PROCESADOS/ CONDIMENTOS MODERADAMENTE ALCALINOS
Alubias (en una lata libre de BPA)
Wasabi

PRODUCTOS HORNEADOS/ POSTRES ALTAMENTE ALCALINOS
Polvo de hornear

PRODUCTOS HORNEADOS/ POSTRES MODERADAMENTE ALCALINOS
Panes germinados

EDULCORANTES MODERADAMENTE ALCALINOS
Cacao (crudo)
Estevia
Lo Han
Polen de abeja

APÉNDICE 2

ALIMENTOS ÁCIDOS

TRATA DE EVITAR ESTOS ALIMENTOS Y BEBIDAS, Y DE QUE NO SUPEREN EL 20% DE TU DIETA.

GRANOS Y CEREALES LEVEMENTE ÁCIDOS
Arroz (blanco e integral)
Avena
Avena (sin gluten, copos, con moderación)
Avena (sin gluten, cortada, con moderación)
Avena (sin gluten, entera, con moderación)
Escaña
Escaña almidonera
Espelta
Farro (entero)
Harina de arroz
Harina de avena
Harina de avena (sin gluten, con moderación)
Harina de soja
Maíz (fresco/no genéticamente modificado)
Muesli (sin gluten)
Pasteles de arroz
Salvado de avena
Sorgo
Trigo *heirloom* (tradicional)

GRANOS Y CEREALES MODERADAMENTE ÁCIDOS
Avena (instantánea)
Cebada (entera)
Centeno
Farro (mondado)
Fideos
Granola
Harina de avena (con gluten)
Harina de cebada
Mijo
Pan integral

Salvado (cereal)
Trigo

GRANOS Y CEREALES ALTAMENTE ÁCIDOS
Harina de trigo
Maíz (procesado)
Malta

LEGUMBRES LIGERAMENTE ÁCIDAS
Frijoles negros
Miso
Soja (no genéticamente modificada, fermentada)
Tempeh
Tofu (fermentado)

LEGUMBRES MODERADAMENTE ÁCIDAS
Frijoles refritos
Shoyu (crudo)
Soja (genéticamente modificada, sin fermentar)
Tofu (sin fermentar)

CARNE MODERADAMENTE ÁCIDA
Bistec
Cabra
Carne asada
Conejo
Cordero
Hígado
Manteca
Pato
Pavo
Pollo
Seitán
Venado

CARNE ALTAMENTE ÁCIDA
Carne de ternera (hamburguesas)
Carne de ternera (salchicha)
Cerdo
Fiambres
Jamón
Longaniza
Ternera
Tocino

ALIMENTOS FERMENTADOS LEVEMENTE ÁCIDOS
Lassi
Miso
Natto
Pepinos encurtidos
Remolachas encurtidas
Soja (no genéticamente modificada)
Tamari (sin gluten)
Tempeh

ALIMENTOS FERMENTADOS MODERADAMENTE ÁCIDOS
Salsa de soja
Shoyu (crudo)

ALIMENTOS FERMENTADOS: ALTAMENTE ÁCIDOS
Kéfir
Kombucha

LÁCTEOS LEVEMENTE ÁCIDOS
Leche (cabra, camello, oveja)
Suero
Yogur de soja

LA DIETA ANTIÁCIDA

ALIMENTOS ÁCIDOS

LÁCTEOS MODERADAMENTE ÁCIDOS
Mantequilla (de animales no alimentados con pasto)
Queso de cabra
Queso vegano
Yogur

LÁCTEOS ALTAMENTE ÁCIDOS
Crema agria
Helado
Leche (desnatada de vaca)
Leche (toda la grasa)
Margarina
Mozzarella
Nata
Queso camembert
Queso cheddar
Queso crema
Queso de cuerda
Queso gouda
Requesón

VERDURAS LEVEMENTE ÁCIDAS
Ñames
Patata al horno
Patatas (almacenadas)
Ruibarbo

VERDURAS ALTAMENTE ÁCIDAS
Maíz
Setas (comestibles)

VERDURAS DE MAR LEVEMENTE ÁCIDAS
Agar
Jijiki
Kombu
Wakame

PESCADO LEVEMENTE ÁCIDO
Abadejo
Chancharro
Dorada
Lenguado
Lubina
Pargo
Pescadilla
Pez blanco
Pez raya
Platija
Salmón (del Atlántico)
Salmón (enlatado)

PESCADO MODERADAMENTE ÁCIDO
Atún
Bacalao
Bagre
Blanquillo
Caballa
Perca
Pez azul
Pez emperador
Vieiras

PESCADO ALTAMENTE ÁCIDO
Almejas
Atún (enlatado)
Cangrejo
Gamba
Langosta
Marrajo
Mejillones
Mero
Ostras
Pez aguja
Pez espada
Róbalo

OTROS, ALTAMENTE ÁCIDOS
Huevo (entero)
Huevo (solo clara)

FRUTA LEVEMENTE ÁCIDA
Aceitunas (maduras)
Arándanos
Caquis
Cerezas (agrias)
Cerezas (dulces)
Ciruelas
Dátiles (frescos)
Frambuesas
Fresas
Guava
Kiwi
Mandarinas
Manzanas (verdes)
Manzanas deshidratadas
Moras
Nectarinas
Papayas
Zarzamoras

FRUTA MODERADAMENTE ÁCIDA
Albaricoques
Chirimoya
Higos (frescos)
Mandarinas
Mangos
Manzanas (distintas de las verdes)
Melocotones
Naranjas
Peras
Plátanos
Uvas
Yaca

FRUTA ALTAMENTE ÁCIDA
Albaricoques (secos)
Arándanos (secos)
Cantalupo
Ciruelas
Frutos secos
Grosellas
Higos (secos)
Melón

ALIMENTOS ÁCIDOS

Pasas
Piñas

BEBIDAS LEVEMENTE ÁCIDAS
Agua (grifo)
Batido verde (con fruta)
Bebidas descafeinadas
Leche de arroz (sin endulzar)
Leche de soja (sin endulzar)
Té (verde)
Té *matcha*
Zumo verde (con fruta)

BEBIDAS MODERADAMENTE ÁCIDAS
Agua (principalmente embotellada)
Bebidas carbonatadas
Bebidas deportivas
Cacao caliente
Expreso
Licor (solo)
Té (blanco)
Té (negro)
V8
Vino (blanco)
Zumo de fruta (fresco)
Zumo de naranja
Zumo de pera
Zumo de uva

BEBIDAS: ALTAMENTE ÁCIDAS
Agua (carbonatada)
Agua con gas y refrescos
Batidos
Bebidas energéticas
Café
Café (descafeinado)
Capuchino
Cerveza
Cerveza sin alcohol

Expreso (con leche)
Licor de malta
Licores (mezclados)
Tequila
Vino (tinto)
Vodka
Whisky
Zumo de fruta (procesado)
Zumo de piña

ACEITES Y VINAGRES LEVEMENTE ÁCIDOS
Aceite de cáñamo
Aceite de cártamo
Aceite de chía (debido a la oxidación)
Aceite de girasol
Aceite de linaza (debido a la oxidación)
Aceite de nuez
Aceite de semilla
Aceite de semilla de uva (debido a la oxidación)

ACEITES Y VINAGRES MODERADAMENTE ÁCIDOS
Aceite de canola
Aceite de semilla de algodón
Aceite de semilla de uva
Aceite de soja
Vinagre balsámico

ACEITES Y VINAGRES ALTAMENTE ÁCIDOS
Aceite de cacahuete
Aceite de germen de trigo
Aceite de maíz
Aceites vegetales hidrogenados
Vinagre

FRUTOS SECOS, MANTEQUILLAS DE FRUTOS SECOS Y SEMILLAS LEVEMENTE ÁCIDOS
Almendras
Chufa
Frutos secos tostados (por ejemplo, almendras)
Nuez de soja

FRUTOS SECOS, MANTEQUILLAS DE FRUTOS SECOS Y SEMILLAS ÁLTAMENTE ÁCIDOS
Cacahuetes
Mantequilla de anacardo (comprada en la tienda)
Mantequilla de cacahuete

HIERBAS Y ESPECIAS LEVEMENTE ÁCIDAS
Sal *kosher*
Sal marina (blanqueada)

HIERBAS Y ESPECIAS ALTAMENTE ÁCIDAS
Sal (de mesa)

ALIMENTOS PROCESADOS Y CONDIMENTOS LEVEMENTE ÁCIDOS
Ensalada de col (fresca)
Mostaza
Palomitas

ALIMENTOS PROCESADOS Y CONDIMENTOS MODERADAMENTE ÁCIDOS
Aderezo para ensaladas
Cuscús
Frijoles horneados
Galletas saladas (de centeno)
Pasta de tomate

ALIMENTOS ÁCIDOS

Pepinillos dulces
Salsa de soja
Salsa de tomate

ALIMENTOS PROCESADOS Y CONDIMENTOS ALTAMENTE ÁCIDOS
Burritos
Carne de ternera envasada
Conservantes
Espaguetis
Galletas saladas (harina blanca)
Glutamato monosódico
Kétchup
Lasaña
Macarrones
Mayonesa
Mermelada
Mojama
Nuggets de pollo
Pasteles de fruta
Patatas fritas
Paté
Pepinillos picados
Pizza
Pudín
Salchichas
Salchichas de cerdo
Salchichón
Salsa de arándanos
Salsa Worcestershire
Sándwich de pollo
Sopa de pollo

Tabasco
Tacos
Tortilla
Tortitas
Tostaditas de maíz

ALIMENTOS HORNEADOS Y REPOSTERÍA MODERADAMENTE ÁCIDOS
Levadura nutricional
Pan de centeno
Pan de centeno integral
Pan de trigo integral
Pita (de harina entera)
Tapioca

ALIMENTOS HORNEADOS Y REPOSTERÍA ALTAMENTE ÁCIDOS
Bagels
Brownies
Cruasanes
Donuts
Galletas
Hojaldres
Magdalenas
Palitos de pan
Pan blanco
Panecillo danés
Pita (de harina blanca)
Pretzels
Tarta de manzana
Tarta de queso
Tarta de zanahoria

EDULCORANTES LEVEMENTE ÁCIDOS
Azúcar de coco
Chocolate (negro > 80%)
Néctar de coco

EDULCORANTES MODERADAMENTE ÁCIDOS
Algarrobo
Azúcar (integral)
Azúcar demerara
Azúcar turbinado
Miel (natural)
Panela
Sacarina

EDULCORANTES ALTAMENTE ÁCIDOS
Agave
Aspartamo
Azúcar (blanco)
Azúcar procesado
Cacao (procesado)
Edulcorantes artificiales
Jalea
Jarabe de arce
Jarabe de arroz
Jarabe de arroz integral
Leche chocolateada
Melaza
Miel (procesada)
Sacarosa
Splenda
Sweet'n Low

- APÉNDICE 3 -
CONTADOR DE CARBOHIDRATOS NETOS

CONTADOR DE CARBOHIDRATOS NETOS

Gramos de carbohidratos por 100 g de alimento

Acelgas, 2,14
Achicoria, 3,58
Aguacate, 3,65
Ajo (diente), 1
Alcachofas, 5,11
Alcachofas de Jerusalén, 15,84
Algas marinas, *kelp*, 8,27
Algas marinas, *wakame*, 8,64
Algas, espirulina, 2,02
Almendras enteras, crudas, 2,9
Alubias adzuki, 10
Alubias blancas, 13,05
Alubias de Lima, 6
Alubias de Lima, semillas inmaduras, 15,27
Alubias de metro, 8,35
Alubias pintas, 4,1
Alubias rojas, 35
Amaranto, hojas, 4,02
Anacardos, crudos, 7,9

Apio nabo, 7,4
Apio, 1,37
Arándanos azules, 17,51
Arándanos rojos, 5
Arroz, blanco, 43,48
Arroz, integral, 40,92
Arrurruz, 12,09
Arvejillas y judías verdes, 3,6
Banana, mediana, 23,85
Benincasa hispida (calabaza china en conserva), 0,1
Berenjena, 2,88
Berro de jardín, 4,4
Berro, 0,79
Berzas, 1,42
Bok choy, 0,4
Brócoli, 4,04
Brotes de bambú, 3
Calabaza de invierno, bellota, 8,92
Calabaza de invierno, cidra, 5,41

CONTADOR DE CARBOHIDRATOS NETOS

Gramos de carbohidratos por 100 g de alimento

Calabaza de invierno, *Cucurbita maxima*, 4,8
Calabaza de invierno, moscada, 9,69
Calabaza de verano, calabacín, incluye piel, 2,11
Calabaza de verano, *pattypan*, 2,64
Calabaza, 6
Calabaza, de verano, de cuello derecho y cuello torcido, 2,88
Calabaza, flores blancas (*calabash*), 2,89
Cardo, 2,47
Castañas de agua, chinas (*Matai*), 20,94
Cebada, cocida, 39,31
Cebolla, dulce, 3,79
Cebolla, primavera o cebolleta (incluye tallos y bulbo), 6,65
Cebollas, 4,74
Cebollino, 1,85
Chalotas, 13,6
Chanterelle, setas, 3,06
Chayote, fruto, 2,81
Chile serrano, 5,42
Chirivías, 9,35
Cilantro, 0,87
Col china, 2,03
Col de Saboya, 3
Col rizada, 5,15
Col roja, 5,27
Col, 3,3
Coliflor, 2,97
Colinabo, 2,6
Copos de coco, crudos, sin endulzar, 0,9
Dátil, Medjool, 16,39
Endibia, 0,25
Epazote, 3,64
Escarola, 0,5
Espárragos, 1,78
Espinacas, 1,43
Frambuesas, rojas, 6,69
Fresas, 8,67
Frijol de cabecita negra (alubia de careta), 13,83
Frijoles mung, semillas maduras, germinados, 2,3
Fruta de la pasión, 2,31
Garbanzos, 11
Granada, semillas, 13
Grañones de trigo sarraceno, cocidos, 29
Grelo, 0,15
Guandú, semillas inmaduras, 2,57
Guindilla picante, roja, 3
Guindilla, jalapeño, 2,94
Guisantes, verdes, 1,95
Habas de Lima, 6,5
Habas verdes, en vaina, 10,13
Habas, semillas inmaduras, 7,5
Harina de avena, instantánea, 29
Harina de avena, sin gluten, 24
Helecho avestruz, 5,54
Hierba de limón (*citronella*), 25,31
Hierba de San Antonio, hojas, 8,62
Hinojo, bulbo, 4,2
Hojas de achicoria, 0,7
Hojas de batata, 3,52
Hojas de calabaza, 2,33
Hojas de diente de león, 5,7
Hojas de mostaza, 1,13
Hojas de nabo, 3,93
Hojas de remolacha, 0,63
Hojas de uva, 6,31
Jarabe de arce, crudo, 13,9
Jícama, 4
Kiwi, entero, 8,84
Leche entera, 11,03
Leche de almendra endulzada, 5,53
Leche de almendra sin endulzar, 0,6
Leche de cabra cruda, 10,86
Leche de coco endulzada, 8,3
Leche de coco sin endulzar, 1
Lechuga china, 1,95
Lechuga francesa (incluye las variedades Boston y Bibb), 1,13
Lechuga romana, 1,19
Lechuga, hoja verde, 1,57

CONTADOR DE CARBOHIDRATOS NETOS

Gramos de carbohidratos por 100 g de alimento

Lechuga, hojas rojas, 1,36
Lechuga, iceberg (incluye la variedad Crisphead), 1,77
Lentejas, germinadas, 4
Lima, entera, 5,16
Lima, zumo, 3
Limón, 3,81
Limón, zumo, 3,86
Maíz, dulce, amarillo, 16,7
Maíz, dulce, blanco, 16,32
Mango, entero, 31,49
Mantequilla de almendra, cruda, 2,8
Manzana, Granny Smith, roja deliciosa, 15,76
Melocotón, 1 pequeño, 7,85
Melón amargo, puntas frondosas, 3,29
Miel, cruda, 18,4
Mijo, cocido, 38,71
Nabo, 4,63
Naranja, 12,39
Nopales, 4,25
Nueces de Brasil, crudas, 1,5
Nueces de macadamia, crudas, 1,5
Nueces, crudas, 1,9
Ñame, 23,78
Ñame, Hawai, 4,27
Okra, 7,64
Pacanas, crudas, 0,5
Palmitos, 13,09
Pan blanco, rebanada, 10,65
Pan de Ezequiel, rebanada, 10
Pan de trigo integral, rebanada, 11,16
Pan de Udi, rebanada (sin gluten), 19
Pan, multicereal, 13
Pan, rebanada germinada, 16
Papaya, 12,21
Pasas, 31
Pasta, arroz, 41
Pasta, Penne, espagueti, 40,45
Pasta, quinoa, seca, 42
Patata, blanca, carne y piel, 13,31
Patata, dulce, 16,9

Patata, roja, carne y piel, 14,2
Patata, Russet, carne y piel, 16,77
Pepino, con piel, 3,13
Pera, 1 entera, 20,56
Petasita (fuki), 3,61
Pimiento banana, 7,31
Pimiento, morrón amarillo, 18,78
Pimiento, morrón rojo, 3,93
Pimiento, morrón verde, 3,7
Pimiento, serrano, 5,42
Piña, en dados, 17,38
Piñones, crudos, 1,9
Pistachos, sin cáscara, crudos, 5,03
Pomelo, rosa, rojo, blanco, 8,9
Puerros (bulbo y parte inferior de la hoja), 12,35
Quinoa, cocida, 9
Rábanos, 1,8
Raíz de bardana, 14,04
Raíz de jengibre, 15,77
Raíz de loto, 12,33
Remolacha, 6,76
Rúcula, 2,05
Rutabagas, 6,32
Sagitaria, 20,23
Salsify (ostra vegetal), 15,3
Sandía, 10,88
Semillas de alfalfa, germinadas, 0,2
Semillas de calabaza, con cáscara, crudas, 1
Semillas de cáñamo, crudas, 3
Semillas de chía, 1,1
Semillas de girasol, sin cáscara, crudas, 2
Semillas de lino, enteras, crudas, 0,2
Semillas de rábano, germinadas, 3,6
Semillas de sésamo, crudas, 2
Setas de ostra, 24,11
Setas *enoki*, 5,11
Setas, blancas, 2,26
Setas, *maitake*, 4,14
Setas, marrones, italianas o Crimini, 13,8
Setas, Morel, 3,7

CONTADOR DE CARBOHIDRATOS NETOS

Gramos de carbohidratos por 100 g de alimento

Setas, Portobello, 1,47
Soja, semillas maduras, germinadas, 8,47
Soja, verde, 6,85
Succotash, con maíz y alubias de Lima, 15,79
Taro, 22,36
Tomates rojos, maduros, todo el año, promedio, 2,69
Tomatillos, 3,94
Tubérculo de frijol alado, 28,1

Verdolaga, 3,39
Wasabi, raíz, 15,74
Yuca, 36,26
Zanahorias, 6,78
Zanahorias, mini, 5,34
Zarandaja, semillas inmaduras, 5,89

Fuente: Rami Abramov de Tasteaholics.com, https://www.tasteaholics.com/low-carb-vegetables/2017.

AGRADECIMIENTOS

A lo largo de esta senda son muchos los que me han ayudado y les agradezco enormemente su contribución.

En primer lugar, mi más sincero agradecimiento a mi editorial, Hachette Group, y en particular a mi editora, Renee Sedliar, que creyó en mí y en mi visión desde el momento en que nos conocimos y a la que estoy infinitamente agradecido por darme la oportunidad de compartir con el mundo esta importante información. Gracias por tu constante apoyo y confianza.

Gracias a mi equipo de agentes literarios de Stonesong, especialmente a Ellen Scordato, sin los que este libro no habría sido posible; me guiaron a través del proceso brindándome un apoyo imprescindible. Os aprecio y valoro infinitamente vuestra labor.

A mi compañera de redacción, Jamie Shaw, que tomó mis ideas y me ayudó a plasmarlas. Te doy las gracias por las incontables horas invertidas en este proyecto y por involucrarte en él con la misma pasión que yo. Eres una verdadera maestra de la escritura y ha sido un privilegio trabajar a tu lado.

A mis otros editores, Lori Hobkirk y Katie McHugh Malm, cuya destreza, perspicacia y paciencia me maravillan. Gracias por pulir este extenso proyecto y por el tiempo dedicado a trabajar meticulosamente para conseguir que este libro dé lo mejor de sí.

A Chris Cook, mi diseñador gráfico, gracias por darle vida a mi marca.

Kelly Ripa, a quien no tengo palabras para darle las gracias como se merece. Eres la personificación de la salud y me siento honrado de que formes parte de mi misión de ayudar a cambiar vidas. Te estoy infinitamente agradecido por el mensaje que compartes en el prólogo. Eres una fuente de inspiración para mí, y para muchos otros, por tu dedicación a predicar con el ejemplo. Kelly, eres un modelo a seguir; sé que tus palabras conducirán a los demás a una mejor salud.

Bobbi Brown, a quien admiro enormemente. Es una gurú de la belleza, y sin embargo entiende que esta comienza con una salud óptima desde el interior y se refleja en el aspecto externo. Gracias por ser no solo parte de mi libro, sino también por dejarme formar parte del tuyo.

También debo agradecer a mis predecesores en el campo de la salud, los pioneros que se atrevieron a enfrentarse a la comunidad médica para descubrir las causas de la verdadera salud. Su trabajo y su sabiduría me llevaron a donde estoy hoy. A D. D. Palmer, B. J. Palmer, Antoine Béchamp, Claude Bernard, Royal Raymond Rife, Günther Enderlein y Gaston Naessens, gracias por liderar el camino.

También hay muchos colegas y mentores profesionales que han servido de fundamento para mi obra y la han inspirado. El número uno de la lista es Tony Robbins, que me ayudó a moldearme a nivel personal y profesional; hoy no estaría aquí si no me hubiera fortalecido con sus estrategias vitales. Te estoy eternamente agradecido.

Ty y Charlene Bollinger, a quienes agradezco su imprescindible investigación sobre el cáncer y que me presentaran (y le presentaran al mundo) numerosos protocolos de cáncer de vanguardia que fueron cruciales durante el tratamiento de la enfermedad de mi padre. No puedo imaginarme cómo habría hecho el viaje sin vuestra ayuda.

A mis compañeros en la cruzada de la salud, cuyos métodos, modalidades y mensajes han perfeccionado mi labor; estoy orgulloso de que juguemos en la misma liga. Al doctor Dan Murphy: tu investigación para la profesión quiropráctica y la nutrición para el envejecimiento saludable y la optimización del cerebro ha sido invaluable no solo para este libro, sino también para mi práctica clínica.

Doug Caporrino, el doctor Daniel Johnston, Richard y Mary Harvey, Ross Bridgeford, Stu Mittleman, Paulo Fernandes, Jane Goldberg, Art Jaffe, Carine Vermenot y Leonardo Chiriboga: sois mi tribu.

Gracias también a los que accedieron a ser entrevistados para este libro. A Paul Barattiero y el doctor Robert Scott Bell, a quienes agradezco vuestra amistad y liderazgo intelectual en campos emergentes tan importantes. Es impresionante vuestra dedicación desinteresada a ayudar al prójimo. Al doctor Joe Hibbeln y James Lebeau, por compartir vuestra experiencia. Vuestro trabajo en las pruebas de pH y ácidos grasos omega-3/omega-6, respectivamente, es la esencia de mi labor.

Ernest Lupinacci, brillante y visionario especialista en *branding*. ¿Qué puedo decir? ¡Eres un genio! Gracias.

Para Stu Gelbard, es emocionante aprender de alguien que está a la vanguardia de una nueva y emocionante frontera de la salud. Gracias por compartir conmigo tus consejos y conocimientos, así como por tu apoyo incondicional para eliminar la acidez.

Para Amy Natsoulis y mi hermano Tony; aprecio enormemente vuestra experiencia en temas legales.

Gracias por todo el trabajo esmerado y complejo que hacéis en mi nombre.

Y junto a todos los profesionales que ayudaron a que este libro viera la luz hubo amigos que me animaron. Ron Tumpowsky, a quien conozco de toda la vida: eres un verdadero amigo que ha estado ahí para mí en todo momento. Josh Shaw, has sido uno de mis amigos más cercanos desde la niñez. Nunca habría llegado a donde estoy, personal o profesionalmente, sin tus sabios consejos y tu apoyo. Eres un emprendedor brillante, y soy afortunado de haber encontrado en ti a un asesor de confianza y un amigo.

John Decker, Aviva Drescher, Garrett y Nicole McNamara, Tom Yates, Leslie Jacovino, Denise Werleman y Sara Bliss: gracias por ser los mejores representantes de mi marca. Es maravilloso contar con gente firmemente convencida que difunde el mensaje y ayuda a los demás a alcanzar la verdadera salud.

Joan Pelzer, gracias por toda tu ayuda con las redes sociales y por ser siempre una fuerza tan positiva en este mundo.

Y, por último, a mi familia. Sheri, George y Rick, mi familia de Pittsburgh, los mejores suegros que un hombre podría pedir. Gracias por vuestro amor y apoyo incondicional.

A mis hermanos, Tony y Brandon, y a sus familias; siempre habéis estado a mi lado, a lo largo de todos los altibajos de la vida, animándome e inspirándome a alcanzar mis sueños. Sois mis mejores aliados y defensores. Soy realmente muy afortunado.

Querida mamá, tu fuerza, tu determinación, tu amor incondicional y tu apoyo me han sostenido a través de algunos de los momentos más difíciles y desafiantes de mi vida. Eres el alma más desinteresada que he conocido y siempre has dado ejemplo. Me enseñaste lo que significa realmente la familia poniéndonos siempre por delante y tú eres el ejemplo más extraordinario a seguir. Te quiero muchísimo más de lo que pueden expresar estas palabras.

… y papá. Me hiciste el hombre que soy hoy. Nunca podré agradecerte lo suficiente lo mucho que luchaste y a todo lo que renunciaste. Eras un extraordinario padre de familia, un ejemplo de honradez y siempre vivirás en mi corazón. Me esforzaré todo lo que pueda por seguir adelante con tu legado en nuestra familia. Siempre recordaré con emoción la valentía con la que luchaste mientras escribía este libro. Estás inextricablemente ligado a este proyecto y tu historia servirá de inspiración a muchos. Prometo proteger siempre los principios que me enseñaste y mantenerme fiel a lo que soy. Te quiero y te echo de menos.

Chelsea, mi pilar. Este libro no habría sido posible sin ti. Has estado ahí en todo momento, para lo bueno y para lo malo. Eres la esposa y la madre más maravillosa del mundo, y te estoy infinitamente agradecido por todo lo que haces por mí y por nuestros dos hermosos hijos. Gracias a ti pude llevar a cabo este desafiante y duradero proyecto durante el período más doloroso de mi vida. Estabas a mi lado en todo momento, para darme fuerzas con tu apoyo y tu amor. Me sería imposible amarte más de lo que te amo.

Y mis hijos, Brayden y Alea, sois la luz de mi vida y me traéis verdadera alegría y felicidad. Teneros como mis hijos me hace esforzarme por ser una mejor persona y ha sido mi estímulo para dar lo mejor de mí en este libro. Sois nuestro futuro. Representáis a la nueva generación a la que aspiro servir, con el propósito de llevarles la salud. Estoy tremendamente orgulloso de ser vuestro padre; os quiero a los dos con toda mi alma.

Y, por último, a la comunidad «eliminar la acidez»: sois mi tribu. Me llena de gozo vuestra curiosidad, vuestro compromiso con la mejora continua y la buena salud y el apoyo que os rendís mutuamente y del que me hacéis partícipe. Seguid luchando por aquello en lo que creéis y difundiendo esta información.

RECURSOS

PRODUCTOS
SUPLEMENTOS ALCALINOS

Kit de prueba de índice de ácido omega-3 Alkamind

Analiza tu proporción omega-3/omega-6.

http://www.GetOffYourAcid.com, 844-200-ALKA (2552).

Hidrosol de plata bioactiva (plata coloidal)

Natural-Immunogenics Corporation, líder en tecnología hidrosol. Productos bioactivos de plata coloidal.

http://bit.ly/2mXIEF4.

Suplemento de verduras deshidratadas

Alkamind Daily Greens. Una cucharada, con veintisiete de las verduras crudas, hierbas, brotes y frutas bajas en azúcar más alcalinizantes, te proporciona cinco raciones de verduras orgánicas para alcalinizar y energizar el cuerpo.

http://www.GetOffYourAcid.com, 844-200-ALKA (2552).

Suplemento de sal mineral

Alkamind Daily Minerals. Por su contenido en los cuatro minerales fundamentales —citrato de calcio, glicinato de magnesio, bicarbonato de potasio y bicarbonato de sodio— es un suplemento bien equilibrado que nos ofrece las sales minerales medicinales más puras y tiene un ligero y refrescante sabor natural a limón.

http://www.GetOffYourAcid.com, 844-200-ALKA (2552).

Suplemento de ácidos grasos Omega-3 (aceite de pescado)

Alkamind Daily Omega-3. No pude encontrar la fórmula exacta que nuestros cuerpos necesitan en lo que respecta a la proporción EPA/DHA, así que creé la mía propia. Alkamind Daily Omega-3 utiliza un proceso llamado destilación molecular para filtrar orgánicamente y realizar una triple depuración que elimina el mercurio y otros contaminantes tóxicos, y al mismo tiempo concentrar el aceite de pescado. El beneficio es que en lugar de tener que tomar de seis a ocho cápsulas para obtener los 3.000 mg diarios recomendados de aceite de pescado, solo tienes que tomar tres, justo la mitad. Alkamind Daily Omega-3 tiene la proporción exacta de EPA/DHA que tu cuerpo requiere, que es 2:1. Somos la única empresa que ofrece la relación exacta de 2:1 con el proceso de destilación molecular. Estos dos factores hacen que Alkamind Daily Omega-3 sea el principal aceite de pescado del mundo y el más avanzado tecnológicamente.

http://www.GetOffYourAcid.com, 844-200-ALKA (2552).

Fuentes de algas basadas en plantas para DHA (para vegetarianos)

- Deva Omega-3.
- Nature's Way Neuromins DHA.
- Neuromins 200 DHA.
- NuTru O-Mega-Zen3.
- Vitamina Shoppe Neuromins DHA.

Suplemento de proteína en polvo de base vegetal

Alkamind Organic Daily Protein.* No todas las proteínas en polvo son iguales. La mayoría utiliza suero de leche, azúcar, edulcorantes artificiales y rellenos, que son tóxicos y ácidos. Organic Daily Protein contiene tres proteínas alcalinas –cáñamo, guisante y sachi inchi– y aceite de coco, para crear una proteína orgánica en polvo con un delicioso sabor, que se puede utilizar como reemplazo total de la comida, como aperitivo saludable o tras entrenar para una rápida recuperación.

http://www.GetOffYourAcid.com, 844-200-ALKA (2552).

---

* N. del T.: proteína diaria orgánica Alkamind.

MSM puro (sulfuro orgánico)
http://www.organic-sulfur.com.

PROGRAMAS DE LIMPIEZA Y DESINTOXICACIÓN

El programa Alkamind de depuración alcalina en siete días y el desafío de desintoxicación en dos días*

Estos dos programas son la solución para bajar de peso, sentirse bien y combatir la inflamación del cuerpo. No son programas basados en la privación; de hecho, ¡las recetas alcalinas son tan deliciosas que tendrás la impresión de estar saltándote una dieta!

http://www.GetOffYourAcid.com, 844-200-ALKA (2552).

EQUIPO

Exprimidor favorito

Hurom (extractor de zumo prensado en frío por masticación).

http://www.hurom.com, 800-235-2140.

Licuadoras favoritas
Nutribullet

http://www.nutribullet.com, 800-523-5993.

Vitamix

https://www.vitamix.com/us/en_us, 800-848-2649.

Deshidratador favorito

Mi deshidratador favorito es el Excalibur, que solo cuesta alrededor de cien dólares. Sin embargo, también se pueden adquirir otros por treinta. Es una inversión que vale la pena si quieres empezar a elaborar delicias vegetales crudas y alcalinas de todo tipo.

http://www.excaliburdehydrator.com, 800-875-4254.

Máquina BEMER (PEMF)

https://getoffyouracid.bemergroup.com/en-US, 917-572-3971.

Máscaras de entrenamiento de oxígeno a gran altura

https://www.trainingmask.com, 888-407-7555.

Sistema de filtración de agua alcalina con hidrógeno molecular

Synergy Science Echo H_2 Water. Existen más de setecientos estudios que demuestran que el hidrógeno molecular tiene extraordinarios beneficios terapéuticos (ciento cincuenta de esos estudios han sido realizados

---

* N. del T.: *Alkamind 7-Day Alkaline Cleanse y 2-Day Detox Challenge*.

con modelos de enfermedades humanas). El gas de hidrógeno (H_2) es la molécula más pequeña del universo, con aproximadamente la mitad del tamaño del oxígeno, lo que le da una mayor biodisponibilidad celular que cualquier otro suplemento, fármaco o nutracéutico. El fundador Paul Barattiero es la principal autoridad en hidrógeno molecular y ha construido un potente sistema de hidratación (Echo 9 Ultra H_2), que utilizo en mi hogar.

https://www.synergyscience.com/#agent=GETOFFYOURACID, 800-337-7017.

OTROS RECURSOS
Fundación All Hands and Hearts

Cada año, por término medio, los desastres naturales afectan a las vidas de doscientos dieciocho millones de personas. Tras los desastres, se envía ayuda a los países que los sufren para las necesidades básicas, pero estos fondos se agotan pronto, dejando a innumerables niños sin escuelas en las que puedan sentirse seguros. La fundación All Hands and Hearts comienza a actuar cuando muchos dejan de hacerlo, restaurando la esperanza y reconstruyendo escuelas seguras y resilientes por todo el mundo.
http://www.allhandsandhearts.org.

Bremner Farms

Almendras orgánicas sin pasteurizar ni irradiar.
http://www.organicalmondsraw.com/almonds, 530-893-4950.

The Robert Scott Bell Show

El programa del doctor Robert Scott Bell se transmite en directo de lunes a viernes, de siete a nueve de la noche, y los domingos de una a tres de la tarde, en Genesis Communications Network (GCN). Asimismo, se retransmite simultáneamente en YouTube (RSBellMediaChannel) con emisiones vía UK Health Radio, iTunes, Stitcher, Tunein y SoundCloud.

Robert Scott Bell (Academia Estadounidense de Homeopatía Clínica 1994) ha sido miembro de la Junta Directiva de la Asociación Estadounidense de Farmacéuticos Homeopáticos (1999-2001) y sigue brindando su apoyo directo a quienes lo necesitan. Asimismo, trabaja con los médicos en los casos más difíciles. Hace veintiséis años, él mismo superó numerosas enfermedades crónicas mediante el uso de homeopatía, medicina herbal, alimentos integrales orgánicos, minerales, grasas esenciales y el poder transformacional de la creencia. Como homeópata, ha dedicado su vida a revelar el poder curativo que reside en el interior de todos nosotros.

http://www.robertscottbell.com/.

Aceites esenciales

Mis marcas favoritas son Young Living, Do Terra y NOW Foods.

The Food Revolution Network*

La Food Revolution Network está comprometida con la alimentación sana, sostenible, humana y consciente para todos. Dirigida por John y Ocean Robbins, con más de seiscientos mil miembros y con la colaboración de muchos de los principales líderes revolucionarios de alimentos, la red tiene como objetivo capacitar al individuo, fomentar el desarrollo de la comunidad y transformar los sistemas alimentarios para contribuir a la salud de las personas y el planeta.

http://www.foodrevolution.org.

Pescado fresco y capturado en estado salvaje

http://www.VitalChoice.com, 800-608-4825.

Instituto Hope4Cancer

El Instituto Hope4Cancer, fundado por el doctor Antonio Jiménez, se dedica a restaurar la esperanza y la salud de los pacientes a los que les han diagnosticado cáncer. La organización cuenta con dos clínicas en México y ofrece terapias alternativas para fortalecer y curar a los pacientes.

http://www.hope4cancer.com, 888-544-5993.

Analizador de cetonas en el aliento

Ketonix es el primer medidor reutilizable de cetonas en el aliento.

http://www.ketonix.co/, 301-302-0832.

Prueba de agotamiento de micronutrientes de los laboratorios SpectraCell

http://www.spectracell.com, 800-227-5227.

Tiras reactivas de pH

Estas son las tiras reactivas de pH más precisas para probar los niveles de pH de la saliva y la orina. Estas tiras de vanguardia con dos colores ofrecen una precisión increíble en menos de quince segundos.

---

* N. del T.: La revolución alimentaria.

http://www.GetOffYourAcid.com, 844-200-ALKA (2552).

Aceites esenciales crudos con sabores (para alimentos)

http://www.medicineflower.com/esoilpr.html, 800-787-3645.

The Truth About Cancer*

Este es un sitio web cuyo objetivo es ayudarnos a hacernos cargo del cáncer. Hay muchos artículos de médicos, investigadores, expertos y sobrevivientes de esta enfermedad que tratan acerca de la educación sobre el cáncer y su prevención.

http://www.thetruthaboutcancer.com.

---

* N. del T.: la verdad sobre el cáncer.

REFERENCIAS

«2013 Milliman Medical Index», Milliman, 2013.

ABC News. «The Big Business of Falling Asleep», 9 de diciembre de 2004. Consultado en http://abcnews.go.com/GMA/story?id=343792&page=1.

«Abdominal Fat and What to Do About It». *Harvard Family Health Guide*, 9 de octubre de 2015.

Adebamowo, C. A., D. Spiegelman, C. S. Berkey *et al.* «Milk Consumption and Acne in Adolescent Girls». *Dermatology Online Journal* 12 (2006): 1.

Albert, B. B. «Higher Omega-3 Index Is Associated with Increased Insulin Sensitivity and More Favourable Metabolic Profile in Middle-Aged Overweight Men». *Scientific Reports* 4.6697 (2014).

Ali, Sadia, Sachin K. Garg, Beth E. Cohen, Prashant Bhave, William S. Harris y Mary A. Whooleya. «Association between Omega-3 Fatty Acids and Depressive Symptoms among Patients with Established Coronary Artery Disease: Data from the Heart and Soul Study». *US National Library of Medicine*, National Institutes of Health, 18 de febrero de 2009.

Altered States. «Monitoring Your Body's pH Levels». 2013. Consultado en http://altered-states.net/barry/update178/.

Alzheimer's Association. «Facts and Figures». 2016. Consultado en http://www.alz.org/facts/

Alzheimer's Research UK. «Dementia Deaths Set to Quadruple by 2040». 19 de mayo de 2017.

American Cancer Society. «Cancer Facts & Figures». 2017. Consultado en https://www.cancer.org/research/cancer-facts-statistics/all-cancer-facts-figures/cancer-facts-figures-2017.html.

Anand, Preetha *et al.* «Cancer Is a Preventable Disease that Requires Major Lifestyle Changes». *Pharmaceutical Research* 25.9 (septiembre de 2008).

Anxiety and Depression Association of America. «Facts & Statistics». 2017. Consultado en https://adaa.org/about-adaa/press-room/facts-statistics.

Aubrey, Allison. «The Average American Ate (Literally) a Ton This Year». *NPR*, 31 de diciembre de 2011. Consultado en http://www.npr.org/sections/thesalt/ 2011/12/31/144478009/the-average-american-ate-literally-a-ton-this-year.

Ballantyne, Coco. «Fact or Fiction? Vitamin Supplements Improve Your Health». *Scientific American*, 17 de mayo de 2007. Consultado en https://www.scientificamerican.com/article/fact-or-fiction-vitamin-supplements-improve-health/.

Barefoot, Robert R. y Carl M. Reich. *The Calcium Factor: The Scientific Secret of Health and Youth*. Wickenburg, AZ: Bokar Consultants, 2002.

Barnard, Neal. «Got Truth? The Dairy Industry's Junk Science». *Naked Food Magazine* (2012). Consultado en http://nakedfoodmagazine.com/got-truth/.

Barron, Jon. *Lessons from the Miracle Doctors: A Step-by-Step Guide to Optimum Health and Relief from Catastrophic Illness*. Laguna Beach, CA: Basic Health Publications, 2008, 77-80 y 111-114.

Bartels, Elmer C., Marios C. Balodimos y Lester R. Corn. «The Association of Gout and Diabetes Mellitus». *Medical Clinics of North America* 44.2 (marzo de 1960): 433-438.

Berger, T. J. *et al.* «Antifungal Propertie of Electrically Generated Metallic Ions». *Antimicrobial Oligodynamic Agents and Chemotherapy* 10.5 (1976): 856-860.

Bernstein, A. M. y W. C. Willett. «Trends in 24-Hour Urinary Sodium Excretion in the United States, 1957.2003: A Systematic Review». *American Journal of Clinical Nutrition* 92.5 (noviembre de 2010): 1172-1180.

Better Health Foundation. «State of the Plate Report». 2011. Consultado en http://www.pbhfoundation.org/pdfs/about/res/pbh_res/stateplate.pdf.

Bittman, Mark. «Is Junk Food Really Cheaper?». *New York Times*, 24 de septiembre de 2011.

Blaylock, Russell. *Natural Strategies for Cancer Patients*. Nueva York: Kensington Publishing, 2003.

Blumenthal, Robin Goldwyn. «Drink Up!». *Barron's*, 23 de julio de 2012. Consultado en http://www.barrons.com/articles/SB50001424053111904346504577531063244598398.

Bollinger, Ty. *Cancer: Step Outside the Box*, 6.ª ed. Infinity 510^2 Partners, 2014.

Boswell, Mark y B. Eliot Cole, eds. *American Academy of Pain Management, Weiner's Pain Management: A Practical Guide for Clinicians*, 7.ª ed. Boca Raton, FL: CRC Press, 2006, 584-585.

Boutenko, Victoria. «Oxalic Acid in Spinach». *Raw Family Newsletter*, 11 de julio de 2014. Consultado en http://www.rawfamily.com/oxalic-acid-in-spinach.

Breau, Anne. «The Mathematics of Middleage Spread: Getting Older, Losing Muscle». *Indiana Public Media*, 3 de febrero de 2012. Consultado en http://indianapublicmedia.org/amomentofscience/the-mathematics-of-middle-age-spread/.

Brewer, George J. y Sukhvir Kaur. «Zinc Deficiency and Zinc Therapy Efficacy with Reduction of Serum Free Copper in Alzheimer's Disease». *International Journal of Alzheimer's Disease* (10 de octubre de 2013).

Brogan, Kelly. «Taming the Monkey Mind: How Meditation Affects Your Health and Wellbeing». *Mercola.com*, 20 de febrero de 2014. Consultado en http://articles.mercola.com/sites/articles/archive/2014/02/20/meditation-relaxation-response.aspx.

Brown, M. D., C. A. Hart, E. Gazi, S. Bagley y N. W. Clarke. «Promotion of Prostatic Metastatic Migration Toward Human Bone-Marrow Stoma by Omega 6 and Its Inhibition by Omega 3 PUFAs». *British Journal of Cancer* 94 (2006): 842-853.

Burdge, G. C. y P. C. Calder. «Conversion of A-Linolenic Acid to Longer-Chain Polyunsaturated Fatty Acids in Human Adults». *Reproductive Nutrition and Development* 45 (2005): 581-597.

Burdge, G. C. y S. A. Wootton. «Conversion of A-Linolenic Acid to Eicosapentaenoic, Docosapentaenoic and Docosahexaenoic Acids in Young Women». *British Journal of Nutrition* 88 (2002): 411-420.

Burdge, G. C. *et al.* «Eicosapentaenoic and Docosahexaenoic Acids Are the Principal Products of Alpha-Linolenic Acid Metabolism in Young Men». *British Journal of Nutrition* 88 (2002): 355-363.

Burris, J., W. Rietkerk y K. Woolf. «Acne: The Role of Medical Nutrition Therapy». *Journal of the Academy of Nutrition and Diet* 113.2 (2013): 416-430; doi: 10.1016/j.jand.2012.11.016.

Burrows, T. *et al.* «Omega-3 Index, Obesity and Insulin Resistance in Children». *International Journal of Pediatric Obesity* 6.2-2 (junio de 2011): e532-539.

Campbell, T. Colin. *The China Study*. Dallas, TX: BenBella Books, 2006.

«Cancer Overtakes Heart Disease as the Main Cause of Death in 12 European Countries». *Science Daily*, 14 de agosto de 2016.

Centers for Disease Control and Prevention. «Behavioral Risk Factor Surveillance System». 2017. Consultado en https://www.cdc.gov/brfss/index.html.

__«Childhood Obesity Facts». 2013. Consultado en https://www.cdc.gov/healthyschools/obesity/facts.htm.

__«Health: United States». 2016. Consultado en https://www.cdc.gov/nchs/hus/index.htm.

__«Heart Disease Risk Factors». 2012. Consultado en https://www.cdc.gov/heartdisease/risk_factors.htm.

__«Inflammatory Bowel Disease». 2017. Consultado en https://www.cdc.gov/ibd/index.htm.

__«Insufficient Sleep Is a Public Health Epidemic». 2015. Consultado en https://www.cdc.gov/features/dssleep/index.html.

__«Long-Term Trends in Diagnosed Diabetes». Abril de 2017. Consultado en https://www.cdc.gov/diabetes/statistics/slides/long_term_trends.pdf.

__«National Diabetes Statistics Report». 2017. Consultado en https://www.cdc.gov/diabetes/pdfs/data/statistics/national-diabetes-statistics-report.pdf.

__«Nearly 1 in 10 US Adults Report Depression». 2010. Consultado en http://thechart.blogs.cnn.com/2010/10/01/cdc-nearly-1-in-10-u-s-adults-depressed/.

__«Types of Fungal Diseases». 2017. Consultado en https://www.cdc.gov/fungal/diseases/index.html.

Chan, J. K., *et al.* «Effects of Dietary Alpha-Linolenic Acid and Its Ratio to Linoleic Acid on Platelet and Plasma Fatty Acids and Thrombogenesis». *Lipids* 28 (1993): 811-817.

Chen, X. y H. J. Schluesener. «Nanosilver: A Nanoproduct in Medical Application». *Toxicology Letters* 176 (2008): 1-12.

Chestnut, James. *The Wellness Prevention Paradigm*. Singapore: TWP Press, 2011.

«Chlorophyll and Chlorophyll in Chlorophyllin Is Effective in Limiting Aflatoxin Absorption in Humans». *News Medical Life Sciences*, 30 de diciembre de 2009.

Cleland *et al.* «A High Omega-3 Index May Provide Effective Pain Relief for People with Chronic Musculoskeletal Pain». *Nutrition & Dietetics* 66 (2009): 4-6.

Colliver, Victoria. «Medi-Cal Costs Soar as Alzheimer's Takes a Huge Financial Toll in State». *San Francisco Chronicle*, 4 de noviembre de 2015.

Consumer Search. «Best Juicers –Top 5 Juicer Reviews». 2012.

Council for Agricultural Science and Technology. *Mycotoxins: Economic and Health Risks*. Task Force Report Number 116. Ames, IA, noviembre de 1989.

Critser, Greg. *Fat Land: How Americans Became the Fattest People in the World*. Boston, MA: Houghton Mifflin Harcourt, 2004.

Crohns and Colitis Foundation of America. «IBS and IBD: Two Very Different Disorders». 1 de junio de 2012. Consultado en http://www.crohnscolitisfoundation.org/resources/ibs-and-ibd-two-very.html?print=t.

Cryer, B. y M. Feldman. «Effects of Very Low Doses of Daily, Long-Term Aspirin Therapy on Gastric, Duodenal and Rectal Prostaglandins on Mucosal Injury in Healthy Humans». *Gastroenterology* (1999): 117.

Cryer, Byron. «NSAID-Associated Deaths: The Rise and Fall of NSAID-Associated GI Mortality». *American Journal of Gastroenterology* 100 (2005): 1694-1695. doi:10.1111/j.1572-0241.2005.50565.

Cytokine Research Laboratory, Dept of Experimental Therapeutics, University of Texas M. D. Anderson Cancer Center, Houston TX.

David, A. Rosalie y Michael R. Zimmerman. «Cancer: An Old Disease, a New Disease, or Something In Between?». *Nature Reviews Cancer* 10 (octubre de 2010): 728-733.

Davis, D. R. «Declining Fruit and Vegetable Nutrient Composition: What Is the Evidence?». *Horticultural Science* 44.1 (febrero de 2009): 15-19.

De Mello, V. D., A. T. Erkkila, U. S. Schwab *et al.* «The Effect of Fatty or Lean Fish Intake on Inflammatory Gene Expression in Peripheral Blood Mononuclear Cells of Patients with Coronary Heart Disease». *European Journal of Nutrition* 48.8 (diciembre de 2009): 447-455.

de Nadai, T. R. *et al.* «Metabolic Acidosis Treatment as Part of a Strategy to Curb Inflammation». *International Journal of Inflammation* (2013).

«Deadly NSAIDS». *American Nutrition Association, Nutrition Digest* 38.2. Consultado en http://americannutritionassociation.org/newsletter/deadly-nsaids.

Dean, Carolyn. *The Magnesium Miracle*. Nueva York: Ballantine Books, 2014.

Deangela, Emma. «Hormones in Milk». *The Alkaline Diet*, marzo de 2013. Consultado en http://thealkalinediet.org/blog/hormones-in-milk.

Deardorff, Julie. «A Nutrition Gap in Modern Medicine», *Chicago Tribune*, 26 de marzo de 2013.

Dhingra, R., L. Sullivan y P. F. Jacques *et al.* «Soft Drink Consumption and Risk of Developing Cardiometabolic Risk Factors and the Metabolic Syndrome in Middle-Aged Adults in the Community». *Circulation* 116 (2007): 480-488.

Diamond, D. M. y U. Ravnskov. «How Statistical Deception Created the Appearance That

Statins Are Safe and Effective in Primary and Secondary Prevention of Cardiovascular Disease». *Expert Review of Clinical Pharmacology* 8.2 (marzo de 2015): 201-210.

Didymus, John Thomas. «Study: High Fructose Corn Syrup Is as Addictive as Cocaine». *Digital Journal*, 8 de junio de 2013. Consultado en http://www.digitaljournal.com/article/351810.

«Dirt Poor: Have Fruits and Vegetables Become Less Nutritious?». *Scientific American*, 2011.

Dorfman, Kelly. «Do You Have One of the Most Common Nutritional Deficiencies?». *Huffington Post*, 29 de agosto de 2012. Consultado en http://www.huffingtonpost.com/kelly-dorfman/vitamin-deficiency_b_1633446.html.

Doyle, Kathryn. «Drinking Diet Soda Linked to a Widening Waistline with Age: People Over Age 65 Who Drink Diet Soda Daily Tend to Expand Their Waistlines by Much More Than Peers Who Prefer Other Beverages, Possibly Contributing to Chronic Illnesses That Go Along with Excess Belly Fat». *Reuters*, 18 de marzo de 2015. Consultado en http://www.reuters.com/article/us-health-aging-soda-bellyidUSKBN0ME2MH20150318.

Earth Policy Institute, US Dept of Agriculture. «U.S. Meat Consumption Per Person, 1902-2012». 2013. Consultado en www.earth-policy.org/datacenter/xls/highlights25_1.xls.

Eating Well. «What Is a Serving of Vegetables?». 2017. Consultado en http://www.eatingwell.com/article/17573/what-is-a-serving-of-vegetables/.

Emken, E. A. *et al.* «Dietary Linolenic Acid Influences Desaturation and Acylation of Deuterium-Labeled Linoleic and Linolenic Acids in Young Adult Males». *Biochimica et Biophysica Acta* 1213 (1994): 277-288.

Environmental Working Group. «Body Burden: The Pollution in Newborns». A Benchmark Investigation of Industrial Chemicals, Pollutants, and Pesticides in Umbilical Cord Blood. 14 de julio de 2005.

Epel, Elissa S., Elizabeth H. Blackburn, Jue Lin, Firdaus S. Dhabhar, Nancy E. Adler, Jason D. Morrow y Richard M. Cawthon. «Accelerated Telomere Shortening in Response to Life Stress». Proceedings of the National Academy of Sciences of the United States of America 101.49 (7 de diciembre de 2004): 17312-17315.

Ergas, D. E. Eilat, S. Mendlovic y Z. M. Sthoeger. «N-3 Fatty Acids and the Immune System in Autoimmunity». *Israel Medical Association Journal* 4.1 (enero de 2002): 34-38.

Fairfield, Hannah. «Metrics: Factory Food». *The New York Times*, 3 de abril de 2010.

Feskanich, D., W. C. Willett y G. A. Colditz. «Calcium, Vitamin D, Milk Consumption, and Hip Fractures: A Prospective Study Among Postmenopausal Women». *American Journal of Clinical Nutrition* 77 (2003): 504-511.

Fife, Bruce. *Oil Pulling Therapy, Detoxifying and Healing the Body Through Oral Cleansing*. Colorado Springs, CO: Piccadilly Books, 2008.

Fisher, M. C., D. A. Henk y C. J. Briggs *et al.* «Emerging Fungal Threats to Animal, Plant and Ecosystem Health». *Nature* 484 (2012): 186-219. doi: 10.1038/nature10947.

Food and Nutrition Board, Institute of Medicine. «Dietary Reference Intakes for Energy, Carbohydrate, Fiber, Fat, Fatty Acids, Cholesterol, Protein, and Amino Acids (Macronutrients): A Report of the Panel on

Macronutrients, Subcommittees on Upper Reference Levels of Nutrients and Interpretation and Uses of Dietary Reference Intakes, and the Standing Committee on the Scientific Evaluation of Dietary Reference Intakes». National Academy Press, Washington, D. C., 2002.

Fowler, Sharon P. G., Ken Williams y Helen P. Hazuda. «Diet Soda Intake Is Associated with Long-Term Increases in Waist Circumference in a Biethnic Cohort of Older Adults: The San Antonio Longitudinal Study of Aging». *Journal of American Geriatrics Society*, 17 de marzo de 2015.

Francois, C. A. et al. «Supplementing Lactating Women with Flaxseed Oil Does Not Increase Docosahexaenoic Acid in Their Milk». *American Journal of Clinical Nutrition* 77 (2003): 226-233.

Freuman, Tamara Duker. «Why Juice Cleanses Don't Deliver». *U.S. News & World Report*, 26 de diciembre de 2012. Consultado en http://health.usnews.com/health-news/blogs/eat-run/2012/12/26/why-juice-cleanses-dont-deliver.

Friedman, Lindsay. «Americans More Proactive in Personal Healthcare». *USA Today*, 1 de agosto de 2013.

Fryar, Cheryl D., Margaret D. Carroll y Cynthia L. Ogden. «Prevalence of Overweight, Obesity, and Extreme Obesity Among Adults». *Centers for Disease Control and Prevention*, 2012. Consultado en https://www.cdc.gov/nchs/data/hestat/obesity_adult_11_12/obesity_adult_11_12.htm.

Fung, Jason y Jimmy Moore. *The Complete Guide to Fasting*. Las Vegas, NV: Victory Belt Publishing, 2016, 199-208.

Gan, X., T. Liu, J. Zhong, X. Liu y G. Li. «Effect of Silver Nanoparticles on the Electron Transfer Reactivity and the Catalytic Activity of Myoglobin». *ChemBioChem* 5.12 (3 de diciembre de 2004): 1686-1691.

Garber, C. E. et al. «Quantity and Quality of Exercise for Developing and Maintaining Cardiorespiratory, Musculoskeletal, and Neuromotor Fitness in Apparently Healthy Adults: Guidance for Prescribing Exercise». *Medical Science Sports Exercise* 43.7 (julio de 2011): 1334-1359. doi: 10.1249/MSS.0b013e318213fefb.

Gedgaudas, Nora. *Primal Fat Burner: Live Longer, Slow Aging, Super-Power Your Brain, and Save Your Life with a High-Fat, Low-Carb Paleo Diet*. Atria Books, 2017, 80, 161, 199.

Gerster, H. «Can Adults Adequately Convert A-Linolenic Acid (18:3n-3) to Eicosapentaenoic Acid (20:5n-3) and Docosahexaenoic Acid (22:6n-3)?». *International Journal of Vitamin and Nutrition Research* 68 (1998): 159-173.

Goldberg, Jane G. «Almonds: Raw or Rocket Fuel?». 2015. Consultado en http://drjanegoldberg.com/almonds-raw-or-rocket-fuel/.

Golubovich, V. N. et al. «Binding of Silver Ions by Candida Utilis Cells». *Mikrobiolgiia* 15.1 (1976): 119-122.

Gu, Q., C. F. Dillon y V. L. Burt. «Prescription Drug Use Continues to Increase». *NCHS Data Brief* 42 (septiembre de 2010): 1-8.

Gu, Qiuping, Ryne Paulose-Ram, Vicki L. Burt y Brian K. Kit. «Prescription Cholesterol-Lowering Medication Use in Adults Aged 40 and Over». *Centers for Disease Control and Prevention*, diciembre de 2014. Consultado en https://www.cdc.gov/nchs/products/databriefs/db177.htm.

Gunnars, Kris. «44 Healthy Low-Carb Foods that Taste Incredible». *Authority Nutrition*, 18 de agosto de 2016.

Hageman, William. «Living Healthier at Higher Elevations: The Benefits Are Seen in Lifespan and Disease, Obesity Rates». *Journal of Epidemiology and Community Health*, 7 de septiembre de 2011.

Halldorsson, Thorhallur I., Marin Strøm, Sesilje B. Petersen y Sjurdur F. Olsen. «Intake of Artificially Sweetened Soft Drinks and Risk of Preterm Delivery: A Prospective Cohort Study in 59,334 Danish Pregnant Women». *American Journal of Clinical Nutrition* (2010).

Harvard Health Publications. «Cutting Red Meat for a Longer Life». *Harvard Men's Health Watch*, junio de 2012.

Harvard School of Public Health. «Food Pyramids and Plates: What Should You Really Eat?». 2013. Consultado en https://www.hsph.harvard.edu/nutritionsource/healthy-eating-plate/.

Harvard Women's Health Watch. «Anxiety and Physical Illness». Junio de 2017. Consultado en https://www.health.harvard.edu/staying-healthy/anxiety_and_physical_illness.

He, F. J., C. A. Nowson y G. A. MacGregor. «Fruit and Vegetable Consumption and Stroke: Meta-Analysis of Cohort Studies». *Lancet* 367.9507 (2006): 320-326.

He, F. J. *et al.* «Increased Consumption of Fruit and Vegetables Is Related to a Reduced Risk of Coronary Heart Disease: Meta-Analysis of Cohort Studies». *Journal of Human Hypertension* 21.9 (2007): 717-728.

Hendry, G. A. y O. T. Jones. «Haems and Chlorophylls: Comparison of Function and Formation». *Journal of Medical Genetics* 17.1 (febrero de 1980): 1-14. PMCID: PMC1048480.

Hess, B. «Pathophysiology, Diagnosis, and Conservative Therapy in Calcium Kidney Calculi». *Therapeutische Umschau* (febrero de 2003), Medizinische Klinik, Spital Zimmerberg, Wädenswil, Suiza.

Holmes, R. y D. Assimos. «The Impact of Dietary Oxalate on Kidney Stone Formation». *Urological Research*, octubre de 2004, Department of Urology, Wake Forest University Medical School, Winston-Salem, NC.

Hung, H. C. *et al.* «Fruit and Vegetable Intake and Risk of Major Chronic Disease». *National Cancer Institute* 96.21 (2004): 1577-1584.

Hussein, N. *et al.* «Long-Chain Conversion of [13C]Linoleic Acid and A-Linolenic Acid in Response to Marked Changes in the Dietary Intake in Men». *Journal of Lipid Research* 46 (2005): 269-280.

Inflammatory Bowel Disease Center at Baylor College of Medicine. «Crohns Disease». 2013.

Jansson, G. y M. Harms-Ringdahl. «Stimulating Effects of Mercuric and Silver Ions on the Superoxide Anion Production in Human Polymorphonuclear Leukocytes». *Free Radical Research Communications* 18.2 (1993): 87-98.

Kaluza, J., A. Wolk y S. C. Larsson. «Red Meat Consumption and Risk of Stroke: A Metaanalysis of Prospective Studies». *Stroke* 43.10 (octubre de 2012): 2556-2560.

Kaplan, Karen. «Stress, Anxiety and Pain Disturb Americans' Sleep, Survey Finds». *Los Angeles Times*, 3 de junio de 2013. Consultado en http://articles.latimes.com/2013/jun/03/science/la-sci-sn-sleep-problems-survey-20130603.

Kimball, Molly. «30 Days of Daily Juicing». *Times-Picayune*, 6 de mayo de 2013.

Kimopoulos, Artemis, ed. «Prevention of Coronary Heart Disease: From the Cholesterol Hypothesis to O6/O3 Balance». *World Review of Nutrition and Dietetics*. Basel, Suiza: Karger Publishers, 2007.

King, V. R., W. L. Huang, S. C. Dyall, O. E. Curran, J. V. Priestley y A. T. Michael-Titus. «Omega-3 Fatty Acids Improve Recovery, Whereas Omega-6 Fatty Acids Worsen Outcome, After Spinal Cord Injury in the Adult Rat». *Journal of Neuroscience* 26.17 (2006): 4672-4680.

Klein, S. y R. R. Wolfe. «Carbohydrate Restriction Regulates the Adaptive Response to Fasting». *American Journal of Physiology, Endocrinology, and Metabolism* 262.5 (1 de mayo de 1992): E631-E636.

Knapton, Sarah. «High-Protein Diet "as Bad for Health as Smoking". Research Finds that People Who Eat Diet Rich in Animal Protein Carry Similar Cancer Risk to Those Who Smoke 20 Cigarettes Each Day». *The Telegraph*, 4 de marzo de 2014.

Kok, Dirk J. *et al.* «The Effects of Dietary Excesses in Animal Protein and in Sodium on the Composition and the Crystallization Kinetics of Calcium Oxalate Monohydrate in Urines of Healthy Men». *Journal of Clinical Endocrinology and Metabolism*, octubre de 1990, Department of Endocrinology, University Hospital, Leiden, Países Bajos.

Krumholz, Harlan M., Teresa E. Seeman y Susan S. Merrill. «Lack of Association Between Cholesterol and Coronary Heart Disease Mortality and Morbidity and All-Cause Mortality in Persons Older Than 70 Years». *Journal of the American Medical Association* 272.17 (1994): 1335-1340. doi: 10.1001/jama.1994.03520170045034.

Lamptey, M. S. y B. L. Walker. «A Possible Essential Role for Dietary Linolenic Acid in the Development of the Young Rat». *Journal of Nutrition* 106.1 (1976): 86-93.

Landa, Jennifer. «More Than 24,500 Chemicals Found in Bottled Water». *FoxNews.com*, 13 de enero de 2014.

Lanou, A. J., S. E. Berkow y N. D. Barnard. «Calcium, Dairy Products, and Bone Health in Children and Young Adults: A Reevaluation of the Evidence». *Pediatrics* 115 (2005): 736-743.

Lardner, Anne. «The Effects of Extracellular pH on Immune Function». *Journal of Leukocyte Biology* 69 (abril de 2001).

LeBeau, James. *Balance Your pH*. Thiensville, WI: The Perfect Health Foundation, 1995.

Lembke *et al.* «Higher Omega-3 Levels Could Reduce the Incidence of Neck and Back Pain and Reduce the Need for Medication». *Journal of Sports Science Medicine* 13.1 (enero de 2014): 151-156.

Lenoir, M., F. Serre, L. Cantin y S. H. Ahmed. «Intense Sweetness Surpasses Cocaine Reward». *PLoS ONE* 2.8 (2007): e698.

Leung, Cindy W., Barbara A. Laraia, Belinda L. Needham, David H. Rehkopf, Nancy E. Adler, Jue Lin, Elizabeth H. Blackburn y Elissa S. Epel. «Soda and Cell Aging: Associations Between Sugar-Sweetened Beverage Consumption and Leukocyte Telomere Length in Healthy Adults From the National Health and Nutrition Examination Surveys». *American Journal of Public Health* (16 de octubre de 2014).

Levine, Morgan E. *et al.* «Low Protein Intake Is Associated with a Major Reduction in IGF-1, Cancer, and Overall Mortality in the 65 and Younger but Not Older Population». *Cell Metabolism* 19.3 (4 de marzo de 2014): 407-417.

Lindeberg, Staffan. «Paleolithic Diets as a Model for Prevention and Treatment of Western Disease». *American Journal of Human Biology* 24.2 (marzo-abril de 2012): 110-115.

Loyola University Health System. «New Evidence for Link Between Depression and Heart Disease». *ScienceDaily*, 19 de febrero de 2013. Consultado en https://www.sciencedaily.com/releases/2013/02/130219121604.htm.

Ludwig, David S. y Walter C. Willett. «Three Daily Servings of Reduced-Fat Milk: An Evidence-Based Recommendation?». *Journal of the American Medical Association, Pediatrics* 167.9 (septiembre de 2013): 788-789.

Lustig, Robert H. *Fat Chance: Beating the Odds Against Sugar, Processed Food, Obesity, and Disease*. Nueva York: Avery, 2013, 119.

Lutsey, P. L., L. M. Steffen y J. Stevens. «Dietary Intake and the Development of the Metabolic Syndrome: The Atherosclerosis Risk in Communities Study». *Circulation* 117 (2008): 754-761.

Mangels, Reed. «Protein in the Vegan Diet». *Vegetarian Resource Group*, 2017. Consultado en http://www.vrg.org/nutrition/protein.php.

Marieb, Elaine N. y Katja N. Hoehn. *Human Anatomy and Physiology*, 3.ª ed. Nueva York: Pearson, 2005.

Marler, John B. y Jeanne R. Wallin. «Human Health: The Nutritional Quality of Harvested Food and Sustainable Farming Systems». *Nutrition Security Institute*, 2010. Consultado en http://www.nutritionsecurity.org/PDF/NSI_White%20Paper_Web.pdf.

Mayer, Mark. *Calcification: The Phosphate Factor in Aging and Disease*. Create Space Independent Publishing, 2014.

Mayo Clinic. «Stress: Constant Stress Puts Your Health at Risk». 2017. Consultado en http://www.mayoclinic.org/healthy-lifestyle/stress-management/in-depth/stress/art-20046037.

__ «Water: How Much Should You Drink Every Day?». 2013. Consultado en http://www.mayoclinic.org/healthy-lifestyle/nutrition-and-healthy-eating/in-depth/water/art-20044256.

Mazza, A. *et al.* «Predictors of Cancer Mortality in Elderly Subjects». *European Journal of Epidemiology* 15.5 (junio de 1999): 421-427.

Meier, Barry. «More Emergency Room Visits Linked to Energy Drinks». *The New York Times*, 11 de enero de 2013.

Mensah, G. «Global and Domestic Health Priorities: Spotlight on Chronic Disease». *National Business Group on Health Webinar*, 23 de mayo de 2006.

Mercola, Joseph *et al*. *Total Health Program*, 2005. *Ebook* disponible en http://www.mercola.com/ebook/total-health-book.aspx.

__ «Artificial Sweeteners Gaining Increasingly Bad Press —And For Good Reason». *Mercola.com*, octubre de 2013. Consultado en http://articles.mercola.com/sites/articles/archive/2013/10/23/aspartame-artificial-sweeteners.aspx.

__ *Fat for Fuel*. Carlsbad, CA: Hay House Publishing, 2017, 36.

Mercola.com. «Alkaline Water: If You Fall for This "Water Fad" You Could Do Some Damage». 11 de septiembre de 2010. Consultado en http://articles.mercola.com/sites/articles/archive/2010/09/11/alkaline-water-interview.aspx.

___ «The Truth About Soy Foods: Can Soy Damage Your Health?». 18 de septiembre de 2010. Consultado en http://articles.mercola.com/sites/articles/archive/2010/09/18/soy-can-damage-your-health.aspx.

Moschos, S. J. y C. S. Mantzoros. «The Role of the IGF System in Cancer: From Basic to Clinical Studies and Clinical Applications». *Oncology* 63.4 (2002): 317-332.

Murthy, G. K. y U. Rhea. «Cadmium and Silver Content of Market Milk». Food Protection Research, National Center for Urban and Industrial Health, US Public Health Service. *Journal of Dairy Science* 51.4 (1968): 610-613.

Mychaskiw, Marianne. «Women Spend an Average of $15,000 on Makeup in Their Lifetimes». *InStyle*, 17 de abril de 2013. Consultado en http://www.instyle.com/beauty/15-under-15-best-bargain-beauty-products.

Nafar, F. y K. M. Mearow. «Coconut Oil Attenuates the Effects of Amyloid-β on Cortical Neurons In Vitro». *Journal of Alzheimer's Disease* 39.2 (1 de enero de 2014): 233-237. doi: 10.3233/JAD-131436.

Naish, John. «The Rotten Truth: Why Fruit Sugar Is One of the Most Damaging Ingredients in Our Food». *Daily Mail*, 3 de octubre de 2011. Consultado en http://www.dailymail.co.uk/health/article-2044880/The-rotten-truth-Why-fruit-sugar-damaging-ingredients-food.html.

Nakayama, T. «Studies on Acetic Acid-Bacteria I. Biochemical Studies on Ethanol Oxidation». *Journal of Biochemistry* 46.9 (1959): 1217-1225.

Natural Resources Defense Council. «Select the Right Filter». 2011. Consultado en http://www.laondaverde.org/living/water-air/select-right-filter.asp.

Newport, Mary. *Alzheimer's Disease: What If There Was a Cure?* Nashville, TN: Basic Health, 2011.

Novelli B. «Health Care Reform Hinges on Private-Sector Collaboration». *Preventing Chronic Disease* 6.2 (2009).

Offit, Paul. «The Vitamin Myth: Why We Think We Need Supplements». *The Atlantic*, 19 de julio de 2013. Consultado en https://www.theatlantic.com/health/archive/2013/07/the-vitamin-myth-why-we-think-we-need-supplements/277947/.

Okuyama, H. *et al.* «Statins Stimulate Atherosclerosis and Heart Failure: Pharmacological Mechanisms». *Expert Review of Clinical Pharmacology* 8.2 (marzo de 2015): 189-199.

Olmsted, Larry. *Real Food, Fake Food: Why You Don't Know What You're Eating & What You Can DO About It*. Chapel Hill, NC: Algonquin Books, 2016, 80-85.

Ophardt, Charles E. «pH Scale». *Elmhurst College Chemistry Department*, 2003. Consultado en http://chemistry.elmhurst.edu/vchembook/184ph.html.

Organisation for Economic Co-operation and Development (OECD). «How Does the United States Compare», 2014. Consultado en http://www.oecd.org/unitedstates/Briefing-Note-UNITED-STATES-2014.pdf.

Osterud, Bjarne y Edel O. Elvevoll. «Dietary Omega-3 Fatty Acids and Risk of Type-2 Diabetes: Lack of Antioxidants?». *American Journal of Clinical Nutrition* 94.2 (agosto de 2011): 618-619.

Padova, James N. y Gordon Bendersky. «Hyperuricemia in Diabetic Ketoacidosis». *New England Journal of Medicine* 267 (13 de septiembre de 1962): 530-534. doi: 10.1056/NEJM19620913267110.

Pai, Sunil. *An Inflammation Nation: The Definitive 10-Step Guide to Preventing and Treating All Diseases Through Diet, Lifestyle, and the Use of Natural Anti-Inflammatories*. San Francisco, CA: RocDoc Publications, 2014, 138-139, 142-143.

Pan, A., Q. Sun, A. M. Bernstein, J. E. Manson, W. C. Willett y F. B. Hu. «Changes in Red Meat Consumption and Subsequent Risk of Type 2 Diabetes Mellitus», *Journal of the American Medical Association*, Internal Medicine 173.14 (22 de julio de 2013): 1328-1335.

Park, Alice. «A Thin Gene Is Linked to Heart Disease and Diabetes Risk Factors». *Time*, 27 de junio de 2011.

Park, H. J. «Silver-Ion-Mediated Reactive Oxygen Species Generation Affecting Bactericidal Activity». *Water Research* 43 (2009): 1027-1032.

Parletta, N., T. Niyonsenga, J. Duff. «Omega-3 and Omega-6 Polyunsaturated Fatty Acid Levels and Correlations with Symptoms in Children with Attention Deficit Hyperactivity Disorder, Autistic Spectrum Disorder and Typically Developing Controls». *PLoS ONE* 11.5 (2016): e0156432. https://doi.org/10.1371/journal.pone.0156432.

Patek, Arthur J., Jr. «Chlorophyll and Blood Regeneration». *Journal of the American Medical Association* 106.11 (4 de marzo de 1936): 925.

Pawlosky, R. J. *et al.* «Physiological Compartmental Analysis of Alpha-Linolenic Acid Metabolism in Adult Humans». *Journal of Lipid Research* 42.8 (2001): 1257-1265.

Penna, Dean della. «Testimony on Nutrition; Vitamins: The Bottom Line». *Harvard School of Public Health*, 2013.

Phelan *et al.* «Hormonal and Metabolic Effects of Polyunsaturated Fatty Acids in Young Women with Polycystic Ovary Syndrome: Results from a Cross-Sectional Analysis and a Randomized, Placebo-Controlled Crossover Trial». *American Journal of Clinical Nutrition* 93 (marzo de 2011): 652-662.

PHuel. «How to Measure Your pH with pH Test Strips». 2015. Consultado en http://www.phuelup.com/portfolio/how-to-test-your-ph/.

Physicians Committee for Responsible Medicine. «Survey Finds Americans Lack Basic Nutrition Information». 2012. Consultado en http://www.pcrm.org/health/reports/survey-americans-lack-basic-nutrition-info.

__ «The Power Plate», 2017. Consultado en http://www.pcrm.org/health/diets/pplate/power-plate.

__ «The Protein Myth». 2016. Consultado en http://www.pcrm.org/health/diets/vsk/vegetarian-starter-kit-protein.

Pizzorno, Joseph. «What We Have Learned About Vitamin D Dosing?». *Integrative Medicine* 9.1 (febrero/marzo de 2010).

PR Daily. «Most Employed Americans Work More Than 40 Hours Per Week». 12 de julio de 2012. Consultado en http://m.prdaily.com/Main/Articles/Most_employed_Americans_work_more_than_40_hours_pe_12123.aspx.

Price, Maria Z. «What Is Superfood?». *LiveStrong*, 2011. Consultado en http://www.livestrong.com/article/45305-superfood/.

Puusa, Seppo. «Research Shows Inflammation Causes Acne». *Natural News*, 7 de marzo de 2011. Consultado en http://

www.naturalnews.com/031605_inflammation_acne.html.

Ramsden, Christopher E., Daisy Zamora, Sharon Majchrzak-Hong, Keturah R. Faurot, Steven K. Broste, Robert P. Frantz, John M. Davis, Amit Ringel, Chirayath M. Suchindran y Joseph R. Hibbeln. «Re-Evaluation of the Traditional Diet-Heart Hypothesis: Analysis of Recovered Data from Minnesota Coronary Experiment (1968-1973)». *British Medical Journal* 353 (abril de 2016): 1246.

Ravn, Karen. «Don't Just Sit There. Really». *Los Angeles Times*, 25 de mayo de 2013. Consultado en http://articles.latimes.com/2013/may/25/health/la-he-dont-sit-20130525.

RayStrand.com. «My Concept of Nutritional Medicine», 2017. Consultado en http://www.raystrand.com/nutritional-medicine.asp.

Rentz, E. J. «Viral Pathogens and Severe Acute Respiratory Syndrome: Oligodynamic Ag+ for Direct Immune Intervention». *Journal of Nutritional and Environmental Medicine* 13.2 (junio de 2003): 109-118.

«Retirement & Survivors Benefits: Life Expectancy Calculator», Social Security Administration, 2013.

Ridgeway, Leslie. «High Fructose Corn Syrup Linked to Diabetes». *USC News*, 28 de noviembre de 2012.

Riell, Howard. «Bursting With Energy». *Convenience Store Decisions*, 17 de julio de 2013. Consultado en http://www.cstoredecisions.com/2012/12/10/bursting-with-energy-3/.

Robbins, Anthony. *Unleash the Power Within: Personal Coaching from Anthony Robbins That Will Transform Your Life*. Nueva York: Simon and Schuster Audio, 2012.

Rosen, Meghan. «All Bodies Don't Act Their Age». *Science News* (26 de diciembre de 2015): 20.

Roth, Stephen M. «Why Does Lactic Acid Build Up in Muscles? And Why Does It Cause Soreness?». *Scientific American*, 23 de enero de 2006. Consultado en https://www.scientificamerican.com/article/why-does-lactic-acid-buil/.

Rubenstein, Grace. «New Health Rankings: Of 17 Nations, U.S. Is Dead Last». *The Atlantic*, 10 de enero de 2013. Consultado en https://www.theatlantic.com/health/archive/2013/01/new-health-rankings-of-17-nations-us-is-dead-last/267045/.

Runtuwene, Joshua, Haruka Amitani, Marie Amitani, Akihiro Asakawa, Kai-Chun Cheng y Akio Inui. «Hydrogen-Water Enhances 5-Fluorouracil-Induced Inhibition of Colon Cancer». Department of Psychosomatic Internal Medicine, Kagoshima University Graduate School of Medical and Dental Sciences, Kagoshima, Japón. *Peer Journal*, 7 de abril de 2015.

Saey, Tina Hesman. «Age Is More Than Just a Number». *Science News* (agosto de 2015): 10.

Samuni, A. *et al.* «On the Cytotoxicity of Vitamin C and Metal Ions». *European Journal of Biochemistry* 99 (1983): 562.

Schaefer *et al.* «Higher Level of Certain Fatty Acid Associated with Lower Dementia Risk». *JAMA Neurology* 63 (2006): 1527-1528.

__«Individuals with High Blood Cell DHA Had a 47% Lower Risk of Developing Dementia Than Those with Low DHA». *Journal of the American Medical Association, Neurology* 63 (2006): 1527-1528.

Schatz, Irwin J. *et al.* «Cholesterol and All-Cause Mortality in Elderly People from the Honolulu Heart Program: A Cohort Study». *The Lancet* 358.9279: 351-355.

Schmid, Ron. *Primal Nutrition: Paleolithic and Ancestral Diets for Optimal Health*. Golden, CO: Healing Arts, 2015.

Schulze, M. B., J. E. Manson y D. S. Ludwig et al. «Sugar-Sweetened Beverages, Weight Gain, and Incidence of Type 2 Diabetes in Young and Middle-Aged Women». *Journal of the American Medical Association* 292 (2004): 927-934.

Schwalfenberg, Gerry K. «The Alkaline Diet: Is There Evidence That an Alkaline pH Diet Benefits Health?». *Journal of Environmental and Public Health* (octubre de 2012).

Sears, Barry. *The Anti-Inflammation Zone: Reversing the Silent Epidemic That's Destroying Our Health*. Nueva York: ReganBooks, 2005, 217-218.

Short, Matthew W. y Jason E. Domagalski. «Iron Deficiency Anemia». *American Family Physician* 87.2 (15 de enero de 2007): 98-104.

Sidhu, H., R. P. Holmes, M. J. Allison y A. B. Peck. «Direct Quantification of the Enteric Bacterium Oxalobacter formigenes in Human Fecal Samples by Quantitative Competitive-Template PCR». *Journal of Clinical Microbiology* 37.5 (mayo de 1999): 1503-1509. PMCID:PMC84815.

Simonetti, N. et al. «Electrochemical Oligodynamic Ag+ for Preservative Use». *Applied and Environmental Microbiology* 58.12 (1992): 3834-3836.

Simopoulos, A. P. «Omega-3 Fatty Acids in Health and Disease and in Growth and Development». *American Journal of Clinical Nutrition* 54.3 (septiembre de 1991): 438-463.

__ «Omega-3 Fatty Acids in Inflammation and Autoimmune Diseases». *Journal of the American College of Nutrition* 21.6 (diciembre de 2002): 495-505.

__ «The Importance of the Omega-6/Omega-3 Fatty Acid Ratio in Cardiovascular Disease and Other Chronic Diseases». *Experimental Biology and Medicine* 233.6 (junio de 2008): 674-688, diuL10,3181.0711-MR-311.

__ «The Omega-6/Omega-3 Fatty Acid Ratio, Genetic Ariation, and Cardiovascular Disease». *Asia Pacific Journal of Clinical Nutrition* 17.1 (2008): 131-134.

__ «An Increase in the Omega-6/Omega-3 Fatty Acid Ratio Increases the Risk for Obesity». *Nutrients* 8.3 (2 de marzo de 2016): 128. doi: 10.3390/nu8030128.

__ *International Conference on the Return of Omega-3 Fatty Acids into the Food Supply I. Land-Based Animal Food Products and Their Health Effects*. The Center for Genetics, Nutrition, and Health, Washington, DC, 1998.

__ et al. «Dietary Omega-3 Fatty Acid Deficiency and High Fructose Intake in the Development of Metabolic Syndrome, Brain Metabolic Abnormalities, and Non-Alcoholic Fatty Liver Disease». *Nutrients* 5.8 (agosto de 2013): 2901-2923.

Singh, M. et al. «Nanotechnology in Medicine and Antibacterial Effect of Silver Nanoparticles». *Digest Journal of Nanomaterials and Biostructures* 3.3 (septiembre de 2008): 115-122.

Sircus, Mark. *Anti-Inflammatory Oxygen Therapy: Your Complete Guide to Understanding and Using Natural Oxygen Therapy*. New Hyde Park, NY: Square One Publishers, 2015.

__ *Sodium Bicarbonate: Nature's Unique First Aid Remedy*. New Hyde Park, NY: Square One Publishers, 2014.

Sisson, Mark. *The Primal Blueprint*. Malibu, CA: Primal Nutrition Inc., 2009.

SnyderHealth. «Food "Ash" pH Chart». 2003. Consultado en https://www.snyderhealth.com/documents/FoodAshPHChart.pdf.

Soedamah-Muthu, S. S. y E. L. Ding *et al*. «Milk and Dairy Consumption and Incidence of Cardiovascular Diseases and All-Cause Mortality». *American Journal of Clinical Nutrition* 93.1 (2011): 158-171.

Soscia, S. J., J. E. Kirby y K. J. Washicosky *et al*. «The Alzheimer's Disease-Associated Amyloid Beta-Protein Is an Antimicrobial Peptide». *PLoS One* 5.3 (2010): e9505.

Squitti, R., I. Simonelli, M. Ventriglia, M. Siotto, P. Pasqualetti, A. Rembach, J. Doecke y A. I. Bush. «Meta-Analysis of Serum Non-Ceruloplasmin Copper in Alzheimer's Disease». *Journal of Alzheimer's Disease* 38.4 (1 de enero de 2014): 809-822. doi: 10.3233/JAD-131247.

Stewart, C. S., S. H. Duncan y D. R. Cave. «Oxalobacter Formigenes and Its Role in Oxalate Metabolism in the Human Gut». *FEMS Microbiology Letters* 230.1 (15 de enero de 2004): 1-7.

Stock, Robert, John D. Currence y Elizabeth Swanson. «The Uric Acid and Glutathione Content of Blood in Diabetes Mellitus». *Journal of Clinical Endocrinology Metabolism* 10.3 (1950): 313-317.

Stoll, Andrew. *The Omega-3 Connection: The Groundbreaking Omega-3 Anti-Depression Diet and Brain Program*. Nueva York: Simon & Schuster, 2001, 208.

Taubes, Gary. *Good Calories Bad Calories: Fats, Carbs, and the Controversial Science of Diet and Health*. Nueva York: Anchor, 2008.

Taylor, Eric N. y Gary C. Curhan. «Oxalate Intake and the Risk for Nephrolithiasis». *Journal of the American Society of Nephrology* (30 de mayo de 2007).

The Dr. Oz Show. «The Healing Properties of Juicing: Why Juice Cleanses Don't Deliver». *U.S. News & World Report*, 2012.

Thompson, Chuck. «You're Breathing All Wrong». *Men's Journal*, 2013. Consultado en http://www.mensjournal.com/magazine/you-re-breathing-all-wrong-20130227#ixzz3IaHG9phN.

Tribole, Evelyn. *The Ultimate Omega-3 Diet*. Nueva York: McGraw Hill, 2007, 32, 73, 99, 130, 163-165, 174, 182.

University of New Hampshire. «College Students Face Obesity, High Blood Pressure, Metabolic Syndrome». *ScienceDaily*, 18 de junio de 2007. Consultado en https://www.sciencedaily.com/releases/2007/06/070614113310.htm.

US Census Bureau. «Demographic Trends in the 20th Century». 2002.

Vanderhaeghe, Lorna y Karlene Kasrst. *Healthy Fats For Life: Preventing and Treating Common Health Problems with Essential Fatty Acids*. Hoboken, NJ: Wiley, 2004.

Velasquez-Manoff, Moises. «Are Happy Gut Bacteria Key to Weight Loss?». *Mother Jones*, 22 de abril de 2013.

Wahls, Terry. *The Wahls Protocol*. Nueva York: Avery, 2014, 117.

Wannamethee, Goya, A. Gerald Shaper, Peter H. Whincup y Mary Walker. «Low Serum Total Cholesterol Concentrations and Mortality in Middle Aged British Men». *British Medical Journal* 311 (1995): 409.

Wilson, Jacque. «Eat More "Superfoods" to Lose Weight». *CNN*, 10 de abril de 2012. Consultado en http://www.cnn.com/2012/04/10/health/superfoods-weight-loss-diet/index.html.

Winter, Michael. «Study Links 180,000 Global Deaths to Sugary Drinks». 19 de marzo de 2013.

World Health Organization (WHO). «Silver in Drinking Water». Background Document for Development of WHO Guidelines for Drinking-Water Quality. Ginebra, Suiza, 2003.

Wright, Jonathan V. y Lane Lenard. *Why Stomach Acid Is Good for You: Natural Relief from Heartburn, Indigestion, Reflux and GERD*. Lanham, MD: M. Evans & Co., 2001.

Xu, Qun y Christine G. «Multivitamin Use and Telomere Length in Women». *American Journal of Clinical Nutrition* 89.6 (junio de 2009): 1857-1863

Yale Rudd Center. «Added Sugars Fact Sheet», agosto de 2012. Consultado en http://www.uconnruddcenter.org/files/Pdfs/SSB_AddedSugars.pdf.

Yarrow, Kit. «Paying For a Good Night's Sleep». *Psychology Today*, 29 de enero de 2013. Consultado en https://www.psychologytoday.com/blog/the-why-behind-the-buy/201301/paying-good-nights-sleep

Zhou, Y., Z. Ning, Y. Lee, B. D. Hambly y C. S. McLachlan. «Shortened Leukocyte Telomere Length in Type 2 Diabetes Mellitus: Genetic Polymorphisms in Mitochondrial Uncoupling Proteins and Telomeric Pathways». *Clinical and Translational Medicine* 1 (5 de diciembre de 2016): 8. doi: 10.1186/s40169-016-0089-2.

ÍNDICE TEMÁTICO

A

AA/EPA 86
Aceite
   De árbol del té 330
   De incienso 329
   De lavanda 328
   De limón 329
   De menta 329
   De orégano 328
   De pescado 83, 86, 94, 129, 130, 174, 176, 189, 193, 227, 228, 264, 265, 352
   De semilla de algodón 144, 145
   De soja 144
Aceite de coco
   «Arroz» frito con salsa picante 317
   Bok choy con especias indias 320
   Bombas de grasa de aceite de coco 295
   Calabaza cidra a la marinara 318
   Coles de Bruselas con pistachos y limón 321
   Filetes de coliflor con jengibre, cúrcuma y comino 313
   Fruta con canela y jengibre con salsa dulce de tahini 324
   Leche de almendra y cáñamo 281
   Limonada alcalina 284
   Pimientos rellenos de quinoa 319
   Pimientos shishito salteados, de dos maneras 292
   Pudín de chía, coco y vainilla original 322

   Smoothie explosión omega matinal 285
   Smothie energético de proteínas vegetales 204
   Sopa de lentejas rojas y col rizada 308
   Sopa de zanahoria al curri 309
   Sushi de calabacín 297
Aceite de oliva
   Banh Mi de hojas de berza 316
   Bisque de pimientos rojos crudos radiantes 312
   Calabaza cidra a la marinara 318
   Ensalada cruda picada con aderezo de limón y estragón 304
   Ensalada de aguacate, tomate y cebolla 301
   Ensalada de aguacate, zanahoria y jengibre 305
   Ensalada de col rizada con tahini verde 299
   Ensalada de col rizada marinada favorita del doctor Daryl con su aderezo 298
   Ensalada de col y manzana con remolacha 305
   Ensalada de pomelo y berros 303
   Ensalada verde de primavera con aderezo de jalapeño y menta 302
   Filetes de coliflor con jengibre, cúrcuma y comino 313
   Gazpacho 310
   Hummus de ajo 290
   Las mejores verduras de verano frías 311
   Linguine de calabacín con espinacas y pesto de limón 315
   Rodajas de calabacín al horno con salsa de eneldo fresco 293
   Rodajas de col rizada tostada al curri 291

Salsa picante del Dr. Daryl 317
Sopa fría de jengibre con tomate y especias 312
Suculenta sopa de verduras de invierno 310
Aceite de sésamo
    Ensalada de aguacate, zanahoria y jengibre 305
    Ensalada tailandesa de quinoa 300
    Hummus de ajo 290
    Pimientos shishito salteados, de dos maneras 292
Acelgas
    Caldo deshuesado 306
    Las mejores verduras de verano frías 311
Acetato de etilo 142
Ácido(s)
    Ambientales 261, 263
    Aspártico 123
    Carbónico 33, 34, 67, 89
    Clorhídrico 100, 103, 214, 216, 241
    Dietéticos 260, 262
    Emocionales 261, 263
    Gástrico 99, 100, 101, 102, 103
    Grasos 82, 83, 86, 87, 94, 97, 98, 114, 130, 136, 139, 142, 145, 148, 164, 169, 176, 185, 189, 193, 198, 202, 203, 227, 247, 267, 282, 285, 293, 322, 347, 352
    Láctico 33, 34, 39, 88, 89, 91, 120, 136, 141, 211, 226, 240, 241, 247, 263
    Metabólicos 34, 58, 67, 260, 263
    Oxálico 186, 187
    Químicos 261, 266
    Sulfúrico 29, 33, 135, 147
    Úrico 263
Ácidos grasos
    Omega-3 44, 86, 87, 88, 92, 94, 95, 114, 130, 139, 142, 143, 144, 146, 148, 174, 176, 184, 188, 191, 193, 198, 199, 201, 202, 203, 227, 228, 247, 264, 265, 281, 285, 322, 347, 351
    Omega-6 82, 83, 86, 87, 90, 93, 94, 97, 136, 142, 143, 144, 145, 146, 148, 188, 190, 193, 196, 197, 198, 285, 293, 347, 351
    Omega-9 189
Acidosis 24, 29, 38, 40, 43, 44, 55, 59, 60, 61, 62, 75, 79, 81, 94, 97, 101, 106, 123, 133, 146, 185, 211
    De bajo grado 38
Aderezo tailandés 300
    Ensalada tailandesa de quinoa 300
Aflatoxina 145, 152, 153
Agave, néctar de 125, 126, 140
Agua
    Alcalina 67, 72, 110, 175, 187, 214, 215, 216, 219, 220, 353
    Carbonatada 31, 33, 105, 154, 222, 260
Aguacate
    «Arroz» frito con salsa picante 317
    Banh mi de hojas de berza 316
    Bol de burrito de quinoa 314
    Ensalada de aguacate, tomate y cebolla 301
    Ensalada de aguacate, zanahoria y jengibre 305
    Ensalada de col rizada con tahini verde 299
    Ensalada de col rizada marinada favorita del doctor Daryl con su aderezo 298
    Ensalada de pomelo y berros 303
    Mousse de chocolate con aguacate 323
    Pimientos rellenos de quinoa 319
    Rollos de aguacate salado 295
Agua de coco
    Bol de pecana para desayuno 290
    Chai de nuez de macadamia 282
    Mousse de chocolate con aguacate 323
    Pudín de chía, coco y vainilla original 322
    Smoothie detox del doctor Green 284
    Smoothie detox de menta verde 288
Agua de limón 232
AINE 42
Aire 19, 35, 75, 76, 77, 104, 105, 191, 243, 244, 271, 329, 330
Ajo
    «Arroz» frito con salsa picante 317
    Banh Mi de hojas de berza 316
    Bisque de pimientos rojos crudos radiantes 312
    Bol de burrito de quinoa 314
    Calabaza cidra a la marinara 318
    Ensalada tailandesa de quinoa 300
    Gazpacho 310
    Hummus de ajo 290
    Las mejores verduras de verano frías 311
    Linguine de calabacín con espinacas y pesto de limón 315
    Pimientos shishito salteados, de dos maneras 292
    Salsa picante del Dr. Daryl 317
    Sopa de lentejas rojas y col rizada 308
    Sopa de zanahoria al curri 309
    Sopa fría de jengibre con tomate y especias 312
    Suculenta sopa de verduras de invierno 310
Albahaca
    Banh Mi de hojas de berza 316
    Bok choy con especias indias 320
    Calabaza cidra a la marinara 318
    Ensalada de pomelo y berros 303
    Linguine de calabacín con espinacas y pesto de limón 315
    Sopa fría de jengibre con tomate y especias 312

ÍNDICE TEMÁTICO

Alcachofas
   Sushi de calabacín 297
Alcohol 30, 35, 39, 44, 47, 89, 90, 92, 102, 105, 111, 120, 123, 126, 131, 153, 154, 155, 161, 237, 266, 269, 286, 331, 339
Aldehído C-17 142
Aldosterona 250
Alergias 40, 118, 132, 137, 194
Alfalfa, Brotes de 295
Alimentos ácidos 337
Alimentos alcalinos 333
   Aceites crudos 190
   Brotes 185
   Fruta 207
   Frutas con bajo contenido de azúcar 192
   Frutos secos orgánicos crudos y mantequillas de frutos secos 196
   Grasas transicionales 191
   Grasas y aceites esenciales 188
   Hierba de trigo 199
   Hierbas y especias 198
   Hummus 204
   Leches vegetales 197
   Mantequilla de frutos secos 190
   Proteína vegetal 200
   Quinoa 203
   Semillas de cáñamo 203
   Semillas de chía 202
   Semillas orgánicas crudas 190, 197
   Vegetales con almidón 206
   Vegetales de hoja verde oscuro 185
   Verduras 205
   Verduras crucíferas 194
   Verduras de mar 199
   Verduras ricas en azufre 194
   Verduras sin almidón y bajas en almidón 192
Alimentos desencadenantes 41, 42
Alimentos de soja 150
Alimentos fermentados 39, 73, 337
Alimentos procesados 48, 51, 89, 90, 99, 106, 131, 132, 135, 143, 144, 159, 169, 259, 262, 266
Almendras
   Desayuno guerrero de chía 288
   Ensalada de pomelo y berros 303
   Gachas calientes de invierno 289
   Leche de almendra y cáñamo 281
Almidones 56, 169
alubias 148, 177, 182, 200, 201, 204, 205, 206, 268, 297, 308, 310, 314, 315, 319, 320, 344
Alzhéimer 93, 94, 95, 96, 218
Amortiguadores ácidos 66
   Amortiguadores dietéticos 68

Amortiguadores pulmonares 67
Amortiguadores renales 68
Amortiguadores sanguíneos 66
Anacardos
   El pudín de chía, coco y vainilla original 322
   Linguine de calabacín con espinacas y pesto de limón 315
   Sushi de calabacín 297
Antibióticos 22, 35, 37, 38, 70, 71, 89, 112, 138, 148, 186, 218, 261, 330, 331, 332
Antioxidantes 73, 95, 127, 185, 189, 192, 194, 198, 200, 202, 205, 216, 286, 309, 321
Antojos 17, 51, 85, 93, 98, 108, 120, 121, 124, 128, 129, 130, 131, 144, 150, 157, 159, 164, 166, 172, 173, 176, 177, 178, 245, 259, 262, 268, 282, 296, 326
Aperitivos
   Bombas de grasa de aceite de coco 295
   Hummus de ajo 290
   Manzanas Honeycrisp con mantequilla de coco y canela 294
   Pimientos shishito salteados, de dos maneras 292
   Rodajas de calabacín al horno con salsa de eneldo fresco 293
   Rodajas de col rizada tostada al curry 291
   Rollos de aguacate salado 295
   Sushi de calabacín 297
Apio
   Caldo sin huesos 306
   Ensalada cruda picada con aderezo de limón y estragón 304
   Las mejores verduras de verano frías 311
   Smoothie Bloody Mary 286
   Sopa de lentejas rojas y col rizada 308
Arándanos 175, 195, 207, 285, 289, 325, 340
Ardor de estómago 100, 102
«Arroz» frito con salsa picante 317
Aspartamo 121, 122, 123, 124
Atención quiropráctica 253, 254
Ayuno 168, 170, 171, 172, 173, 296
Azúcar y edulcorantes artificiales 117

B

Bajón de azúcar de los quince minutos 159
Banh Mi de hojas de berza 316
Baño
   De sal Epsom 226, 234
   Detox 265
Barattiero, Paul 217, 347, 354
Barron, Jon 109, 358
Batido Chunky Monkey 285

Batido proteínico de tarta de zanahoria 286
Bayas picadas con menta y mantequilla de coco 324
Bebidas *light* 122
Bell, Robert Scott 330, 347, 354
Bicarbonato 56, 60, 61, 62, 66, 68, 103, 112, 129, 147, 151, 215, 216, 225, 226, 235, 247, 270, 327, 328, 351
Bisfenol A 34, 261
Bisque de pimientos rojos crudos radiantes 312
Bok choy con especias indias 320
Bol de burrito de quinoa 314
Bol de pecana para desayuno 290
Bollinger, Ty 92, 346, 358
Bombas de grasa de aceite de coco 295
Botiquín de salud 327
BPA (bisfenol A) 190, 197, 221, 261, 265, 270, 289, 299, 314, 336
Braggs Liquid Aminos 292, 298, 299, 306, 317
BreathPacer 252
Brócoli
   «Arroz» frito con salsa picante 317
   Caldo sin huesos 306
Brown, Bobbi 112, 346
Burns, George 275

C

Cacahuetes 50, 140, 145, 151, 152, 153, 176, 201, 273, 339
Cacao
   Batido Chunky Monkey 285
   Chocolate caliente sin lácteos 325
   Mousse de chocolate con aguacate 323
   Yogur helado de plátano con chocolate 326
Café 11, 23, 31, 33, 46, 47, 104, 129, 131, 149, 150, 158, 162, 172, 222, 234, 237, 260, 282
   Enemas de 237
Cafeína 24, 57, 92, 102, 105, 111, 114, 131, 149, 150, 155, 162, 222, 233, 237, 259, 262
Calabacín
   Caldo sin huesos 306
   Linguine de calabacín con espinacas y pesto de limón 315
   Rodajas de calabacín al horno con salsa de eneldo fresco 293
   Sushi de calabacín 297
Calabaza
   Calabaza cidra a la marinara 318
   Caldo sin huesos 306
Calcio 54, 57, 60, 61, 62, 65, 66, 81, 87, 109, 110, 112, 128, 129, 136, 137, 138, 146, 147, 151, 154, 186, 191, 196, 202, 203, 205, 210, 225, 226, 228, 247, 322, 351

Caldo de huesos 148, 149
Caldo sin huesos 306
Cáncer
   De colon 43, 147, 219, 238
   De esófago 43
Captación de yodo 194, 200
Carbohidratos, reducir los 93
Carbón activado 327
Carne roja 147, 177
Carr, Kris 105
Caseína 136
Cebolla
   «Arroz» frito con salsa picante 317
   Bisque de pimientos rojos crudos radiantes 312
   Calabaza cidra a la marinara 318
   Ensalada de aguacate, tomate y cebolla 301
   Ensalada de aguacate, zanahoria y jengibre 305
   Ensalada de col rizada marinada favorita del doctor Daryl con su aderezo 298
   Ensalada tailandesa de quinoa 300
   Gazpacho 310
   Pimientos rellenos de quinoa 319
   Rollos de aguacate salado 295
   Salsa picante del Dr. Daryl 317
   Sopa de lentejas rojas y col rizada 308
Cebolla verde
   Banh Mi de hojas de berza 316
   Bol de burrito de quinoa 314
   Caldo sin huesos 306
Cebolletas
   Ensalada de pomelo y berros 303
Cebollino
   Ensalada de col rizada con tahini verde 299
Cetonas 160, 162, 164, 165, 173, 355
Cetosis 162, 163, 165, 173, 174
   zona de 173
Chestnut, James 75, 359
Chía
   Batido Chunky Monkey 285
   Batido proteínico de tarta de zanahoria 286
   Desayuno guerrero de chía 288
   Fresca 283
   Gachas calientes de invierno 289
   Pudín de chía, coco y vainilla original 322
   Smoothie explosión omega matinal 285
   Yogur helado de plátano con chocolate 326
Chirivía
   Caldo sin huesos 306
Chocolate caliente sin lácteos 325
Cilantro
   Banh Mi de hojas de berza 316
   Bol de burrito de quinoa 314
   Ensalada de aguacate, tomate y cebolla 301

ÍNDICE TEMÁTICO

Ensalada de col y manzana con remolacha 305
Ensalada de pomelo y berros 303
Filetes de coliflor con jengibre, cúrcuma y comino 313
Gazpacho 310
Pimientos rellenos de quinoa 319
Smoothie detox del doctor Green 284
Sopa de zanahoria al curri 309
Clorofila 61, 72, 93, 150, 153, 175, 177, 185, 187, 222, 311
    Consumo de 93, 153
Cobre 96
Coco rallado
    Bombas de grasa de aceite de coco 295
    Desayuno guerrero de chía 288
    Pudín de chía, coco y vainilla original 322
Coenzima Q10 (CoQ10) 80
Col
    «Arroz» frito con salsa picante 317
    Caldo sin huesos 306
    Ensalada de col y manzana con remolacha 305
    Filete de coliflor con jengibre, cúrcuma y comino 313
    Suculenta sopa de verduras de invierno 310
Coles de Bruselas con pistachos y limón 321
Colesterol 39, 53, 65, 68, 69, 80, 81, 82, 85, 86, 130, 140, 233, 268, 322
Colorado 214, 361
Col rizada
    Batido Chunky Monkey 285
    Caldo sin huesos 306
    Ensalada cruda picada con aderezo de limón y estragón 304
    Ensalada de col rizada con tahini verde 299
    Ensalada de col rizada marinada favorita del doctor Daryl con su aderezo 298
    Ensalada verde de primavera con aderezo de jalapeño y menta 302
    Las mejores verduras de verano frías 311
    Rodajas de col rizada tostada al curri 291
    Sopa de lentejas rojas y col rizada 308
Combinar alimentos 169
Compresas de aceite de ricino 235
CoQ10 80, 81
Cortés, Hernán 21
Cortisol 36, 96, 162, 241, 249, 253
Cromo 130, 219
Cuerpos cetónicos 160, 164, 172, 189
Cúrcuma 95, 129, 175, 176, 198, 234, 265, 280, 282, 283, 307, 309, 313, 314

D

Dalio, Ray 251
Dátiles
    Ensalada de aguacate, zanahoria y jengibre 305
    Ensalada de col rizada marinada favorita del doctor Daryl con su aderezo 298
    Ensalada tailandesa de quinoa 300
    Leche de almendra y cáñamo 281
    Mousse de chocolate con aguacate 323
    Pudín de chía, coco y vainilla original 322
    Smoothie de panecillo de canela 287
Davis, William 134
Depuración 11, 12, 57, 110, 232, 233, 235, 238, 298, 352, 353
Desafío de siete días 51
Desayunos
    Bol de pecana para desayuno 290
    Desayuno guerrero de chía 288
    Gachas calientes de invierno 289
Deshidratación 131, 221, 246
Desintoxicación diaria 209, 231
Desodorantes 35
Diabetes
    Cetoacidosis diabética 165
    Tipo 2 33, 84, 96, 98, 118, 126, 147, 173, 223
Diatómico, hidrógeno 216
Dieta
    Alcalina 16, 21, 25, 54, 57, 72, 90, 92, 110, 148, 163, 173, 180, 205, 224, 296, 318, 326
Dietéticos
    Ácidos 260, 262
    Amortiguadores 68
Dietilenglicol 142
Di Noia, Jennifer 196
Drenaje del sistema linfático 209, 230

E

Edulcorantes artificiales 30, 48, 51, 57, 72, 89, 117, 121, 122, 123, 124, 127, 135, 141, 169, 203, 260, 262, 352
EEI (esfínter esofágico inferior) 100
Efecto Bohr 210
Ejercicios de alcalinización 41
Endibias
    Banh Mi de hojas de berza 316
Enfermedad
    Alzhéimer 93, 94, 95, 96, 218
    Cáncer 7, 15, 18, 35, 43, 44, 45, 56, 73, 75, 79, 82, 86, 87, 88, 89, 90, 91, 92, 93, 101, 118, 119, 120, 121, 122, 123, 124, 126, 137, 138, 143, 147, 151, 152, 153, 158,

172, 178, 185, 192, 196, 197, 198, 211, 214, 216, 219, 229, 232, 233, 238, 241, 259, 305, 309, 312, 329, 330, 346, 355, 356
   Cardiovascular 80, 84
   Celíaca 218, 332
   Crónica 30, 56, 75, 78, 143, 159, 176
   Degenerativas 43, 66, 79
   Diabetes 33, 84, 85, 96, 97, 98, 118, 120, 121, 122, 126, 147, 172, 173, 223, 359
   Osteoporosis 57, 66, 75, 108, 109, 110, 133, 137, 146, 228
Ensaladas
   Arcoíris 166, 172, 264, 265
   Ensalada cruda picada con aderezo de limón y estragón 304
   Ensalada de aguacate, tomate y cebolla 301
   Ensalada de aguacate, zanahoria y jengibre 305
   Ensalada de col rizada con tahini verde 299
   Ensalada de col rizada marinada favorita del doctor Daryl con su aderezo 298
   Ensalada de col y manzana con remolacha 305
   Ensalada de pomelo y berros 303
   Ensalada tailandesa de quinoa 300
   Ensalada verde de primavera con aderezo de jalapeño y menta 302
Entrantes
   «Arroz» frito con salsa picante 317
   Banh Mi de hojas de berza 316
   Bok choy con especias indias 320
   Bol de burrito de quinoa 314
   Calabaza cidra a la marinara 318
   Coles de Bruselas con pistachos y limón 321
   Filetes de coliflor con jengibre, cúrcuma y comino 313
   Linguine de calabacín con espinacas y pesto de limón 315
   Pimientos rellenos de quinoa 319
Envejecimiento 76, 78, 112, 125, 159, 194, 216, 217, 225, 231, 258, 286, 321, 329, 346
Enzimas digestivas 216
EPO 213
Equilibrio del pH 30, 90
Eritritol 126
Eritropoyetina 213
Esclerosis 44
Esfínter esofágico inferior 100
Especies reactivas de oxígeno 119, 217
Espinacas
   Batido proteínico de tarta de zanahoria 286
   Calabaza cidra a la marinara 318
   Caldo sin huesos 306
   Las mejores verduras de verano frías 311

Linguine de calabacín con espinacas y pesto de limón 315
Rollos de aguacate salado 295
Smoothie de panecillo de canela 287
Smoothie detox del doctor Green 284
Smoothie detox de menta verde 288
Smoothie explosión omega matinal 285
Esprintar 241
Estado ácido 17, 23, 32, 117
Estragón
   Calabaza cidra a la marinara 318
   Ensalada cruda picada con aderezo de limón y estragón 304
Estreñimiento 40, 42, 101, 133, 203, 235, 260, 288, 311, 322
Estrés 17, 24, 33, 34, 36, 37, 42, 50, 57, 58, 65, 70, 71, 85, 86, 90, 92, 96, 105, 110, 111, 112, 132, 159, 162, 210, 218, 219, 241, 244, 247, 249, 250, 251, 253, 254, 255, 263, 272, 328
   Gestión del 253
Etileno 271
Exfoliación 231

F

Fármacos con estatinas 69, 85
Fatiga 40, 55, 105, 118, 134
Fibra 55, 66, 111, 117, 120, 121, 127, 130, 163, 180, 185, 191, 192, 196, 197, 200, 202, 203, 205, 206, 207, 223, 224, 235, 267, 268, 305, 310, 322
Flanery, Sean Patrick 27
Formaldehído 123
Fowler, Sharon 123, 362
Frambuesas
   Bayas picadas con menta y mantequilla de coco 324
Fresas
   Bayas picadas con menta y mantequilla de coco 324
Fructosa 33, 97, 98, 106, 107, 108, 114, 124, 125, 126, 127, 140, 142, 145, 260, 263, 304
Fruta con canela y jengibre con salsa dulce de tahini 324

G

Gachas calientes de invierno 289
Garbanzos
   Ensalada cruda picada con aderezo de limón y estragón 304
   Hummus de ajo 290
Gazpacho 310

Gedgaudas, Nora 164, 362
Gel energético 246
GERD 44, 79, 99, 371
Gérmenes 77
Glicación 93
   Avanzada 93
Glucosa 53, 87, 90, 91, 93, 96, 97, 107, 120, 125, 131, 147, 160, 168, 211, 241, 243
Gluten 37, 38, 41, 47, 70, 92, 112, 132, 133, 134, 135, 136, 151, 152, 205, 206, 237, 262, 273, 287, 299, 300, 315, 324, 337, 342, 343
Granada
   Ensalada de pomelo y berros 303
   Pudín de chía, coco y vainilla original 322
Grasas
   Esenciales 354
   Malas 163
   Saludables 20, 48, 50, 55, 61, 68, 72, 83, 127, 129, 140, 158, 159, 160, 162, 163, 165, 167, 170, 172, 173, 174, 175, 176, 178, 183, 184, 189, 191, 204, 224, 262, 264, 271, 284, 285, 301, 324
   Saturadas saludables 82, 189
   Trans 140, 146, 287, 313
Gratitud 252, 253

H

HBOT 214
Hibbeln, Joe 144, 347, 368
Hidratación alcalina 209, 214
Hidrógeno molecular 95, 104, 130, 187, 214, 216, 217, 218, 219, 220, 221, 264, 265, 353, 354
Hidrosol de plata 330, 331, 351
Hierba de trigo 237
Hinojo
   Caldo sin huesos 306
   Ensalada cruda picada con aderezo de limón y estragón 304
   Suculenta sopa de verduras de invierno 310
Hipócrates 37, 71, 168, 277
Hojas de berro
   Caldo sin huesos 306
   Ensalada de pomelo y berros 303
Hojas de berza
   Banh Mi de hojas de berza 316
   Caldo sin huesos 306
Hojas de mostaza 185, 306
Homocisteína 84, 85, 94
Hummus de ajo 290

I

IBP (inhibidores de la bomba de protones) 101, 102
Inflamación 5, 11, 29, 41, 42, 43, 44, 51, 79, 81, 82, 83, 84, 86, 87, 93, 94, 102, 119, 133, 143, 159, 172, 192, 193, 194, 197, 203, 217, 218, 234, 282, 285, 304, 322, 328, 329, 353
Infusión *detox* trituradora del ácido 234, 264
Infusiones de hierbas 73, 172
Inhibidores de la bomba de protones 101
Inhibidores de los receptores de la H2 101
Insulina
   Resistencia a la 96, 98, 107, 126
   Sensibilidad a la 95, 122, 123, 134, 166, 172
Intestinos 36, 40, 71, 100, 133, 170, 201, 237
Irrigación colónica 237, 238

J

Jalapeño
   Ensalada de aguacate, tomate y cebolla 301
   Ensalada de pomelo y berros 303
   Ensalada verde de primavera con aderezo de jalapeño y menta 302
   Rollos de aguacate salado 295
Jengibre
   Banh Mi de hojas de berza 316
   Bok choy con especias indias 320
   Ensalada de pomelo y berros 303
   Filetes de coliflor con jengibre, cúrcuma y comino 313
   Fruta con canela y jengibre con salsa dulce de tahini 324
   Infusión *detox* trituradora del ácido 234
   Sopa fría de jengibre con tomate y especias 312
Judías verdes
   Caldo sin huesos 306

K

Kéfir 39, 73, 141, 337
Kimopoulos, Artemis 364

L

Lácteos 30, 33, 41, 49, 51, 57, 62, 71, 72, 89, 90, 108, 109, 110, 111, 134, 136, 137, 141, 145, 149, 201, 237, 260, 262, 268, 280, 325, 326
La verdad sobre el cáncer 92
Leche
   De almendra 141, 197, 325
   De almendra y cáñamo 281

De soja 138, 141, 145, 273
De vaca 136, 137, 138, 141, 197
Dorada de coco 282
Leche de coco
  Batido Chunky Monkey 285
  Desayuno guerrero de chía 288
  Gachas calientes de invierno 289
  Leche dorada de coco 282
  Rodajas de calabacín al horno con salsa de eneldo fresco 293
  Smoothie de panecillo de canela 287
  Smoothie explosión omega matinal 285
  Smoothie energético de proteínas vegetales 204
  Sopa de zanahoria al curri 309
Leches vegetales y tónicos curativos
  Chai de nuez de macadamia 282
  Chía fresca 283
  Leche de almendra y cáñamo 281
  Leche dorada de coco 282
  Limonada alcalina 284
Lechuga
  Ensalada de aguacate, zanahoria y jengibre 305
  Ensalada de col rizada marinada favorita del doctor Daryl con su aderezo 298
  Ensalada de col y manzana con remolacha 305
  Rollos de aguacate salado 295
Lechuga romana
  Ensalada de col rizada marinada favorita del doctor Daryl con su aderezo 298
  Smoothie detox de menta verde 288
Lectinas 188, 201
Leptina 87, 107, 108, 120, 122, 123, 127, 218
Levadura 37, 39, 73, 97, 111, 113, 140, 149, 153, 155, 300, 310, 319
Lima
  Bol de burrito de quinoa 314
  Ensalada de pomelo y berros 303
  Gazpacho 310
  Smoothie detox de menta verde 288
  Sopa de zanahoria al curri 309
Limonada alcalina 284
Limones
  Agua de limón 232
  Bok choy con especias indias 320
  Calabaza cidra a la marinara 318
  Coles de Bruselas con pistachos y limón 321
  Ensalada de aguacate, zanahoria y jengibre 305
  Ensalada de col rizada con tahini verde 299
  Ensalada de col y manzana con remolacha 305
  Ensalada verde de primavera con aderezo de jalapeño y menta 302
  Gazpacho 310
  Hummus de ajo 290
  Infusión *detox* trituradora del ácido 234
  Las mejores verduras de verano frías 311
  Limonada alcalina 284
  Linguine de calabacín con espinacas y pesto de limón 315
  Rodajas de calabacín al horno con salsa de eneldo fresco 293
  Smoothie Bloody Mary 286
  Smoothie detox del doctor Green 284
  Sushi de calabacín 297
Limpieza de sales de óxido de magnesio 238
Lipoproteínas de baja densidad 68
Longevidad 16, 25, 76, 78, 79, 82, 86, 93, 106, 159, 160, 168, 240

M

Magnesio 54, 57, 60, 61, 62, 65, 66, 81, 109, 110, 112, 120, 121, 128, 129, 136, 138, 147, 151, 154, 160, 177, 191, 203, 210, 225, 226, 238, 239, 247, 322, 351
Maíz 82, 86, 97, 106, 107, 114, 124, 125, 126, 140, 142, 144, 145, 146, 151, 152, 201, 260, 263, 339, 340, 344
Mantequilla de almendras 50, 152, 174, 176, 190, 207, 246, 285, 287, 324, 326
  Batido Chunky Monkey 285
  Batido proteínico de tarta de zanahoria 286
  Fruta con canela y jengibre con salsa dulce de tahini 324
  Smoothie de panecillo de canela 287
  Smoothie explosión omega matinal 285
  Yogur helado de plátano con chocolate 326
Mantequilla de coco
  Bayas picadas con menta y mantequilla de coco 324
  Manzanas Honeycrisp con mantequilla de coco y canela caliente 294
  Smoothie energético de proteínas vegetales 204
Mantequillas de frutos secos 334, 339
Manzanas
  Ensalada de col y manzana con remolacha 305
  Fruta con canela y jengibre con salsa dulce de tahini 324
  Limonada alcalina 284
  Manzanas Honeycrisp con mantequilla de coco y canela caliente 294
Máquina de chi 231
Marinara 318
Máscaras de entrenamiento de oxígeno a gran altura 212, 353
MCT (triglicéridos de cadena media) 130, 150, 177, 189, 190, 229, 335

Meditación 132, 250, 251, 252, 253, 263
   calmante 251
Menta
   Banh Mi de hojas de berza 316
   Bayas picadas con menta y mantequilla de coco 324
   Ensalada de pomelo y berros 303
   Smoothie detox de menta verde 288
Mercola, Joseph 119, 358, 365
Mercurio 89, 125, 202, 232, 236, 262, 266, 352
Metanol 123
Microbioma 36, 39, 42, 68, 71, 73, 77, 100, 112, 138, 185, 266
Minerales alcalinos 34, 57, 81, 112, 128, 129, 138, 147, 167, 200, 203, 283
Mittleman, Stu 240, 347
Mousse de chocolate con aguacate 323
Mucoide, placa 237
Mung, brotes de alubias
   Banh Mi de hojas de berza 316

N

Nestle, Marion 118
Nitrógeno ureico en la sangre 147
Nueces
   Bok choy con especias indias 320
   Desayuno guerrero de chía 288
Nueces de macadamia
   Chai de nuez de macadamia 282
   Desayuno guerrero de chía 288

O

Obesidad 69, 98, 106, 107, 108, 121, 133, 173, 203, 214
Orégano
   Calabaza cidra a la marinara 318
Orgánicos, productos 36, 49, 261, 265, 268
Osteoporosis 57, 66, 75, 108, 109, 110, 133, 137, 146, 228
Oxalato de calcio 186
Oxigenación 183, 209
Oxígeno 33, 35, 67, 86, 88, 89, 90, 91, 92, 119, 120, 209, 210, 211, 212, 213, 214, 216, 217, 225, 240, 241, 243, 244, 263, 330, 353, 354
Oxigenoterapia hiperbárica 214

P

Pai, Sunil 94, 367
Palmer, B. J. 276, 346
Pan de Ezequiel 205

Pastoreo 149
Patatas
   Caldo sin huesos 306
Pepinos
   Banh Mi de hojas de berza 316
   Bisque de pimientos rojos crudos radiantes 312
   Ensalada cruda picada con aderezo de limón y estragón 304
   Ensalada de aguacate, tomate y cebolla 301
   Ensalada verde de primavera con aderezo de jalapeño y menta 302
   Gazpacho 310
   Las mejores verduras de verano frías 311
   Smoothie Bloody Mary 286
   Smoothie detox del doctor Green 284
   Smoothie detox de menta verde 288
Pera
   Fruta con canela y jengibre con salsa dulce de tahini 324
Perejil
   Ensalada de col rizada con tahini verde 299
   Gazpacho 310
   Smoothie detox del doctor Green 284
   Sopa fría de jengibre con tomate y especias 312
   Suculenta sopa de verduras de invierno 310
Perfil automático vertical 84
Perlmutter, David 39
Pescado graso 177
PH
   De la orina 55, 57, 58, 68, 111, 200, 250, 264
   De la saliva 52, 54, 55, 56, 58, 59, 60, 61, 62, 355
   Del cuerpo 54, 55
   Sanguíneo 38, 54, 55, 67, 90, 211
Piel, problemas de la 29, 112
Pimientos
   Bisque de pimientos rojos crudos radiantes 312
   Bok choy con especias indias 320
   Ensalada de aguacate, zanahoria y jengibre 305
   Ensalada de col rizada con tahini verde 299
   Ensalada de col rizada marinada favorita del doctor Daryl con su aderezo 298
   Gazpacho 310
   Pimientos rellenos de quinoa 319
   Pimientos shishito salteados, de dos maneras 292
Piñones
   Bok choy con especias indias 320
Plátano
   Batido Chunky Monkey 285
   Batido proteínico de tarta de zanahoria 286
   Leche de almendra y cáñamo 281
   Smoothie de panecillo de canela 287

Yogur helado de plátano con chocolate 326
Polisorbato 142
Postres
   Bayas picadas con menta y mantequilla de coco 324
   Chocolate caliente sin lácteos 325
   Fruta con canela y jengibre con salsa dulce de tahini 324
   Mousse de chocolate con aguacate 323
   Pudín de chía, coco y vainilla original 322
   Yogur helado de plátano con chocolate 326
Potasio 57, 60, 61, 62, 65, 66, 112, 128, 129, 147, 154, 191, 196, 210, 225, 226, 233, 247, 305, 306, 321, 351
Pretzels 340
Probióticos 72, 73, 104, 111, 140, 187, 228, 238, 239, 331, 332
Productos lácteos 49, 51, 71, 89, 90, 108, 109, 136, 137, 145, 149, 237, 260, 268
Proteína C reactiva de alta sensibilidad 44, 84
Proteína de pescado 183, 200, 201
Proteínas animales 29, 30, 33, 111, 146, 149, 165, 167, 169, 186, 273
Prozac 34, 221
Prueba del índice de ácido omega-3 Alkamind 86
Prueba del pH 56, 111
Pudín de chía, coco y vainilla original 322
Puerros
   Caldo sin huesos 306
   Suculenta sopa de verduras de invierno 310
PureVia 126

Q

Quemar grasas 157
Quemar las naves 21
Quinoa
   Bol de burrito de quinoa 314
   Ensalada tailandesa de quinoa 300
   Gachas calientes de invierno 289
   Pimientos rellenos de quinoa 319

R

Radicales libres 69, 130, 139, 143, 172, 216, 217
Radical libre del oxhidrilo 217
Rebounders 244
Reflujo ácido 16, 29, 99, 102, 260, 329
Reflujo gastroesofágico 44, 79, 99, 102
Remolacha
   Caldo sin huesos 306
   Ensalada cruda picada con aderezo de limón y estragón 304

Ensalada de col y manzana con remolacha 305
Ensalada verde de primavera con aderezo de jalapeño y menta 302
Respiración
   Sentada 212
   Siseante 212
Ripa, Kelly 5, 158, 286, 346
Robbins, Tony 21, 174, 257, 346, 355, 368
Rodajas de calabacín al horno con salsa de eneldo fresco 293
Rodajas de col rizada tostada al curri 291
Rohn, Jim 115
Rollos de aguacate salado 295
Romero
   Calabaza cidra a la marinara 318
   Suculenta sopa de verduras de invierno 310
ROS (especies reactivas de oxígeno) 119, 217
Rúcula
   Ensalada tailandesa de quinoa 300
   Las mejores verduras de verano frías 311

S

Sacarina 123, 124, 340
Sal de mesa 153, 200, 225, 273
Sales de Epsom 226, 234
Sales marinas 154
Sales minerales 20, 65, 66, 67, 121, 154, 177, 200, 225, 226, 352
Salsa de eneldo 293
Salsa picante del Dr. Daryl 317
Sauna infrarroja 236
Saunas 237
Sedentarismo 255
Semillas de alcaravea
   Bisque de pimientos rojos crudos radiantes 312
   Sopa fría de jengibre con tomate y especias 312
Semillas de cáñamo
   Batido Chunky Monkey 285
   Batido proteínico de tarta de zanahoria 286
   Desayuno guerrero de chía 288
   Ensalada de col y manzana con remolacha 305
   Ensalada verde de primavera con aderezo de jalapeño y menta 302
   Gachas calientes de invierno 289
   Leche de almendra y cáñamo 281
   Smoothie de panecillo de canela 287
   Smoothie explosión omega matinal 285
   Smothie energético de proteínas vegetales 204
   Yogur helado de plátano con chocolate 326
Semillas de girasol
   Ensalada cruda picada con aderezo de limón y estragón 304

Ensalada de col y manzana con remolacha 305
Ensalada verde de primavera con aderezo de jalapeño y menta 302
Semillas de sésamo
   Ensalada de col rizada con tahini verde 299
   Ensalada de pomelo y berros 303
   Ensalada tailandesa de quinoa 300
   Pimientos shishito salteados, de dos maneras 292
Setas 151, 187, 334, 338, 342, 343, 344
Shelton, Herbert M. 185
Shoyu
   Ensalada de aguacate, zanahoria y jengibre 305
Síndrome del intestino permeable 37, 132, 138, 332
Singer, David 161
Sircus, Mark 66, 369
Sisson, Mark 173, 370
Sistema inmunológico 77, 90, 136, 189, 212, 231, 233, 249, 251, 331
Sistema linfático 70, 113, 209, 213, 230, 231, 255, 304, 329
Sistema nervioso 89, 112, 125, 212, 225, 249, 252, 253, 254, 281
SKU, etiquetas 269
Smoothies
   Batido Chunky Monkey 285
   Batido proteínico de tarta de zanahoria 286
   Smoothie Bloody Mary 286
   Smoothie de panecillo de canela 287
   Smoothie detox del doctor Green 284
   Smoothie detox de menta verde 288
   Smoothie explosión omega matinal 285
Sopas
   Bisque de pimientos rojos crudos radiantes 312
   Caldo sin huesos 306
   Gazpacho 310
   Las mejores verduras de verano frías 311
   Sopa de lentejas rojas y col rizada 308
   Sopa de zanahoria al curri 309
   Sopa fría de jengibre con tomate y especias 312
   Suculenta sopa de verduras de invierno 310
Spinning 240, 260
Stevia 126, 150, 284, 296
Sucralosa 124
Suculenta sopa de verduras de invierno 310
Sulfuro 196, 353
Suplementos líquidos 227
Sushi de calabacín 297

T

Tahini
   Aderezo de tahini 299
   Ensalada de aguacate, zanahoria y jengibre 305
   Ensalada de col rizada con tahini verde 299
   Ensalada tailandesa de quinoa 300
   Fruta con canela y jengibre con salsa dulce de tahini 324
   Hummus de ajo 290
   Sopa fría de jengibre con tomate y especias 312
Tamari
   Ensalada de aguacate, zanahoria y jengibre 305
   Ensalada de col rizada con tahini verde 299
   Ensalada tailandesa de quinoa 300
   Fruta con canela y jengibre con salsa dulce de tahini 324
TDAH 79, 113, 114
Test
   ¿De dónde procede tu acidez? 260
   ¿Tienes un esceso de ácido? 46
   ¿Utilizas grasas o azúcar como combustible? 161
Tomates
   Calabaza cidra a la marinara 318
   Ensalada de aguacate, tomate y cebolla 301
   Ensalada de aguacate, zanahoria y jengibre 305
   Ensalada de col rizada con tahini verde 299
   Ensalada de col rizada marinada favorita del doctor Daryl con su aderezo 298
   Ensalada tailandesa de quinoa 300
   Gazpacho 310
   Linguine de calabacín con espinacas y pesto de limón 315
   Pimientos rellenos de quinoa 319
   Rollos de aguacate salado 295
   Smoothie Bloody Mary 286
   Sopa fría de jengibre con tomate y especias 312
Tónicos curativos 198, 279
Toxicidad 17, 32, 33, 40, 70, 72, 75, 78, 79, 82, 87, 89, 90, 96, 97, 105, 133, 150, 211, 231, 232, 237, 262, 263, 265, 328
Trago de chía 235
Trastorno por déficit de atención e hiperactividad 113
Tres comidas alcalinas al día 166
Trifosfato de adenosina 80, 90
Triglicéridos 85, 86, 98, 107, 126, 129, 150, 172, 177, 189, 295
   De cadena media 129, 150, 177, 189, 295
Truvia 126

U

Úlcera péptica 99
Úlceras 42, 43, 101, 103, 199

V

VAP (perfil automático vertical) 84
Verdolaga 191, 193
Verduras crucíferas 183, 194, 195
Verduras de hojas oscuras 176
Verduras marinas 200
Verduras ricas en almidón 183
Vinagre 49, 102, 103, 149, 151, 153, 177, 299, 300, 304, 305, 306
Vinagre de sidra
   Ensalada cruda picada con aderezo de limón y estragón 304
   Ensalada de aguacate, zanahoria y jengibre 305
   Ensalada de col rizada con tahini verde 299
   Ensalada de col y manzana con remolacha 305
   Ensalada tailandesa de quinoa 300
Vitamina
   A 199, 268, 312
   C 128, 129, 187, 199, 216, 233, 286, 312, 321
   D 95, 228, 229, 230
   K2 81

W

Warburg, Otto 86, 90, 210

Y

Yodo 194, 199, 200
Yoga 132, 212, 240, 244
Yogur 25, 49, 73, 119, 125, 136, 140, 141, 151, 176, 198, 260, 326
Yogur helado de plátano con chocolate 326

Z

Zanahoria(s)
   «Arroz» frito con salsa picante 317
   Banh Mi de hojas de berza 316
   Batido proteínico de tarta de zanahoria 286
   Caldo sin huesos 306
   Ensalada cruda picada con aderezo de limón y estragón 304
   Ensalada de aguacate, zanahoria y jengibre 305
   Sopa de lentejas rojas y col rizada 308
   Sopa de zanahoria al curry 309
   Suculenta sopa de verduras de invierno 310
Zinc 130, 138, 151, 191, 196, 202, 203, 205
Zona de mantenimiento esencial 173
Zonulina 37, 132
Zumo/batido verde 182
Zumo de fruta 273, 339
Zumo verde
   Smoothie detox de menta verde 288